Nordic Walking

Autorin:

Dr. Petra Mommert-Jauch

Kontaktadresse:

Dr. Petra Mommert-Jauch
Humboldtstr. 34
78166 Donaueschingen

www.isr-gesundheitsakademie.de

oder

Deutsches Walking Institut e. V.
Alte Wolterdingerstr. 68
78166 Donaueschingen

www.walking.de

Aus Gründen der besseren Lesbarkeit haben wir uns entschlossen, durchgängig die männliche (neutrale) Anredeform zu nutzen, die selbstverständlich die weibliche mit einschließt.

Petra Mommert-Jauch

Nordic Walking

Kursmanual

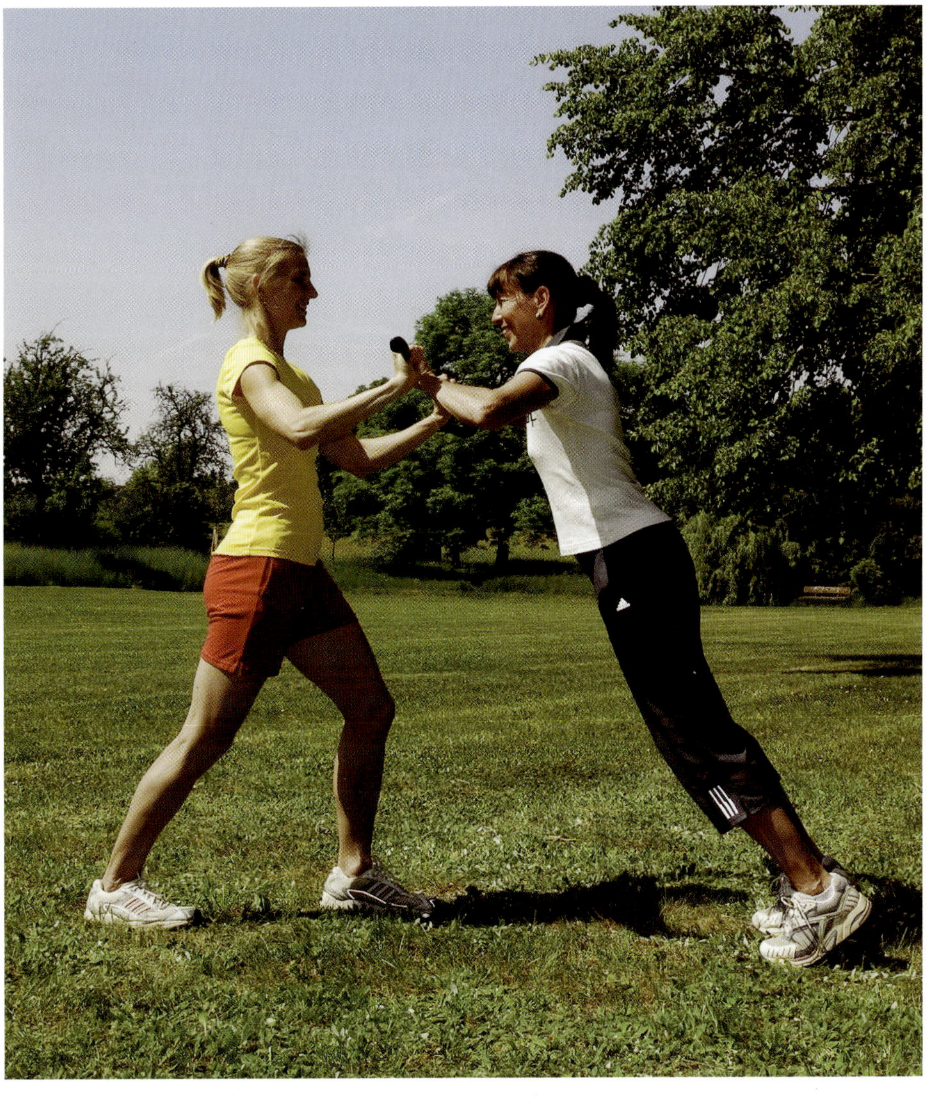

Meyer & Meyer Verlag

Papier aus nachweislich umweltverträglicher Forstwirtschaft.
Garantiert nicht aus abgeholzten Urwäldern!

Nordic Walking
Kursmanual

Bibliografische Information der Deutschen Nationalbibliothek
Die Deutsche Nationalbibliothek verzeichnet diese Publikation in der Deutschen Nationalbibliografie; detaillierte bibliografische Daten sind im Internet über http://dnb.d-nb.de abrufbar.

3. überarbeitete Auflage 2010
Auckland, Beirut, Budapest, Cairo, Cape Town, Dubai, Graz, Indianapolis, Maidenhead, Melbourne, Olten, Singapore, Tehran, Toronto
Member of the World
Sport Publishers' Association (WSPA)
Druck und Bindung: B.O.S.S Druck und Medien GmbH
ISBN 978-3-89899-598-6
E-Mail: verlag@m-m-sports.com
www.dersportverlag.de

INHALT

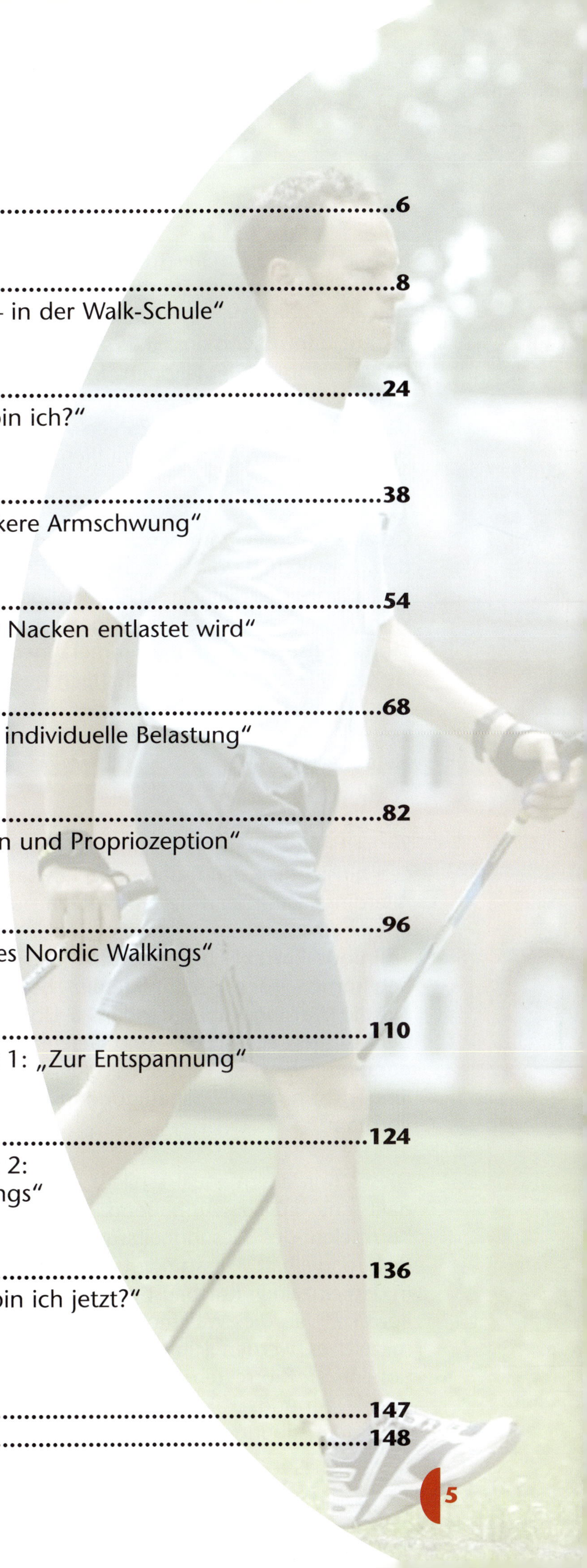

VORWORT

VORWORT

Nordic Walking ist eine Trendsportart im Gesundheitssport mit ständig steigenden Zuwachsraten. Das Deutsche Walking-Institut geht davon aus, dass zur Zeit in Deutschland 1-2 Millionen Menschen regelmäßig Walking betreiben, 30-40 % davon mit Stöcken. Diese Zahlen werden in den nächsten Jahren vermutlich noch erheblich wachsen.

Gerade in unserer immer älter werdenden Gesellschaft, die in zunehmendem Maße von Inaktivität und Zivilisationskrankheiten bedroht wird, gewinnen sanfte Einstiegssportarten immer mehr Gewicht. Es gilt als wissenschaftlich gesichert, dass moderat betriebener Sport vielfältige gesundheitsförderliche Potenziale aufweist.

Nordic Walking besitzt durch die Ganzkörperbeanspruchung besondere Chancen hinsichtlich der Trainingseffektivität. Allerdings kann man diesen Nutzen nur erreichen, wenn das Nordic Walking-Training korrekt durchgeführt wird. Schlimmer noch: Technikfehler beim Nordic Walking können sogar zu Überbelastungen des Muskel- und Gelenkapparats führen und Verspannungen oder längerfristig sogar Schädigungen hervorrufen.

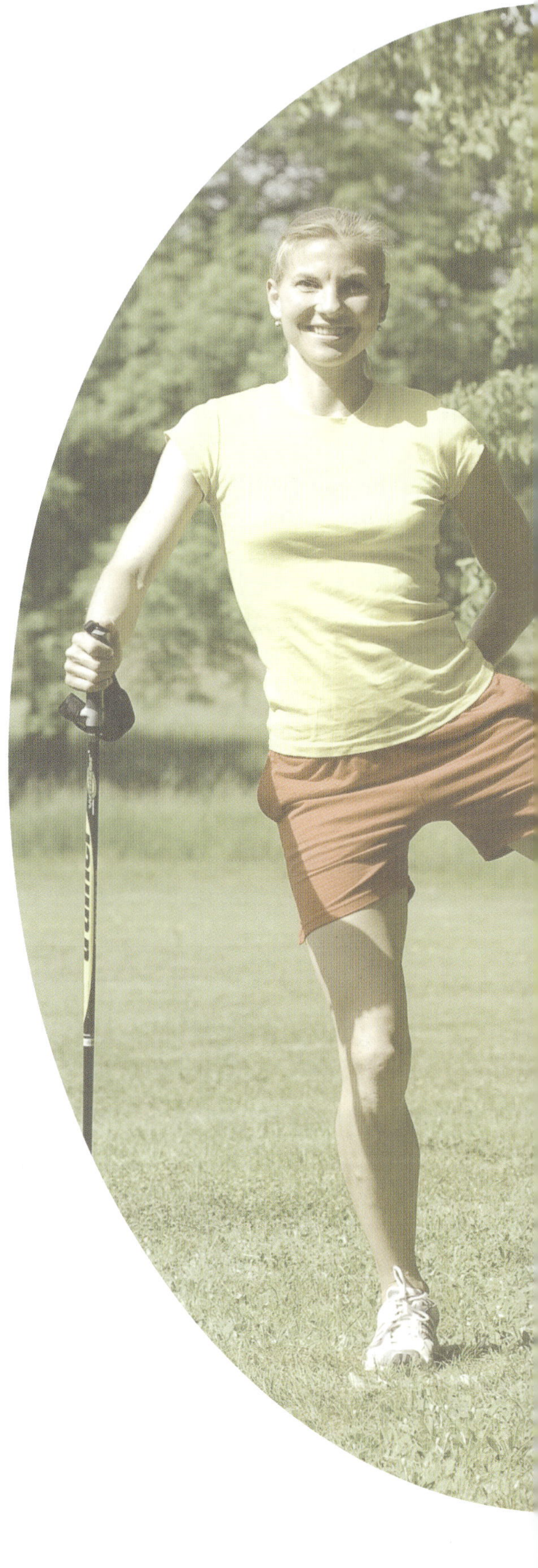

Dieses Kursleitermanual schließt eine didaktische Lücke. Aufbauend auf den Kernzielen des Gesundheitssports, werden modellhaft Kursstunden vorgestellt. In den einzelnen Kursbausteinen wird die korrekte Nordic Walking-Technik vermittelt, es werden Hintergrundinformationen zum korrekten Training gegeben und Dehnungs-, Entspannungs- und Kräftigungsübungen vorgestellt.

Gesundheitssport, der den Ansprüchen des § 20 SGBV genügen soll, muss festgelegte Qualitätskriterien erfüllen. Dazu gehören sowohl eine klare Bestimmung der Zielgruppe, eine Definition der Kursziele, die Erfüllung methodischer Standards hinsichtlich der Gestaltung jeder Kurseinheit sowie Hinweise zur Überprüfung des Kurserfolgs.

Die Anforderungen an Gesundheitssport sind erfüllt, wenn ein Nordic Walking-Kurs Gesundheitswirkungen erzielt, wenn eine Verhaltensänderung herbeigeführt wird und wenn es gelingt, die Bewegungsverhältnisse zu verbessern.

Gesundheitswirkungen zielen dabei immer gleichzeitig auf die Stärkung der physischen und psychischen Ressourcen sowie auf die Bewältigung von Beschwerden und auf die Verbesserung des Wohlbefindens. Verhaltenswirkungen meinen die Bindung an sportliche Aktivität durch Reduktion der Sportbarrieren und Verhältniswirkungen zielen vor allem auf die Verbesserung der Angebotsqualität durch Ausbildung qualifizierter Kursleiter, die Angebotsvernetzung und die Sicherung der Angebotsqualität.

Dieses Kursleitermanual entstand am Deutschen Walking-Institut (DWI) und wurde von Dr. Petra Mommert-Jauch verfasst. Sie ist die einzige Expertin, die sich mit ihrer Promotion zur Qualitätssicherung von Walking-Kursen auch wissenschaftlich in diesem Feld qualifiziert hat. Dies bietet eine Garantie, dass dieses Buch allen Anforderungen hinsichtlich der wissenschaftlichen Fundierung, aber auch der praktischen Umsetzbarkeit genügt.

Das Deutsche Walking-Institut ist die führende Ausbildungseinrichtung im Bereich Walking und Nordic Walking und ist bundesweit tätig.

Die Kooperation mit den Universitäten Karlsruhe und Konstanz sowie international mit dem UKK-Institut in Tampere (Finnland) gewährleistet den hohen fachlichen Standard des DWI.

Partner des DWI sind dabei sowohl die Sportverbände als auch die Leistungserbringer im Gesundheitswesen.

Wir wünschen den Kursleiterinnen und Kursleitern viel Spaß bei der Lektüre dieses Buches, aber insbesondere viel Erfolg und positive Erfahrungen bei der Umsetzung der Kursinhalte mit ihrer Nordic Walking-Gruppe.

Klaus Bös

DWI
DEUTSCHES WALKING INSTITUT

Prof. Dr. Klaus Bös
Universität Karlsruhe &
Deutsches Walking-Institut

1

KURSEINHEIT 1

KURSEINHEIT 1
„Vom Walking zum Nordic-Walking – in der Walk-Schule“

Sequenz	Inhalte	Ziele	Medien	Dauer
1. Einstieg/ Theorie	• Begrüßung • Klärung von Kleidung und Schuhwerk • Organisation der Nordic Walking-Einheit und des Nordic Walking-Kurses • Erklären eingesetzter Hilfsmittel (Pulsuhren und Nordic Walking-Stöcke, Theraband usw.)	Kennenlernen des KLs und des Kurskonzepts	Pulsuhr, Nordic Walking-Stöcke, eventuell Thera-band	20 min
2. Erwär-mung	„Begrüßungswalken“	Kennenlernen der TN, Gruppenatmos-phäre schaffen		10 min
3. Technik 4. Ausdauer	• Einführung in die Basis-technik beim Walken • Freies und experimentel-les Walken auf einem größeren Platz	Handlungskompe-tenz für das indivi-duelle Walken schaf-fen		30 min
5. Regenera-tion und Ent-spannung	• Bewusstes Atmen üben zur Entspannung • Atemtechniken beim Nordic Walking	Spannung lösen über den Atem als Selbsthilfe für den Alltag		10 min
6. Funktio-nelle Übun-gen	Dehnung der Waden- und Schienbeinmuskulatur	Handlungskompe-tenz vermitteln: Wie halte ich mich beweglich?	Bordstein-kante, Holzstück, Stein o. Ä.	10 min
7. Abschluss/ Reflexion/ Hausaufgabe	• Kurze Reflexion der Kurseinheit • Ankündigung des Themenschwerpunkts für die nächste Einheit • Austeilen des Risiko-checks für den Walk-Test • Hausaufgabe: Ruhepuls messen	• Vermittlung von Handlungskom-petenz und eigenverantwort-lichem Handeln • Interesse schaffen für Signale des Körpers		10 min

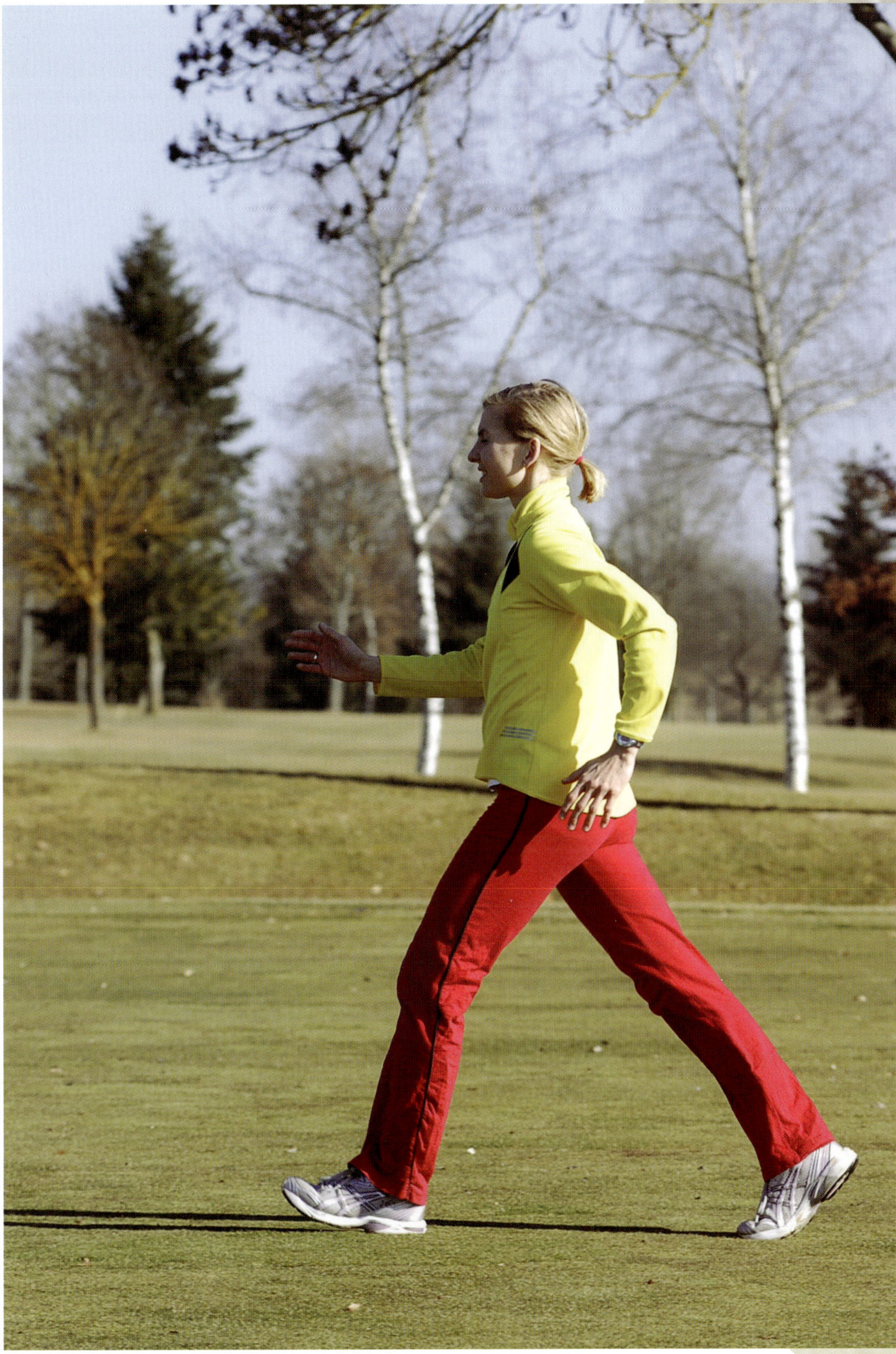

KURSEINHEIT 1

1 Weitergehende Hinweise zu den Sequenzen der ersten Kurseinheit

Informationen für den Kursleiter

1 Organisationshinweise

1.1 Es wäre günstig, die erste Kurseinheit auf einem Sportplatz bzw. Rasenplatz durchzuführen, da der Kursleiter (KL) alle Teilnehmer (TN) gut im Blick haben und sich ein Bild bezüglich der motorischen bzw. koordinativen Voraussetzungen bzw. Leistungsfähigkeit der TN machen kann.

1.2 Der KL stellt die eingesetzten Hilfsmittel (Pulsuhren und Nordic Walking-Stöcke, Theraband) und eventuell auch funktionelle Kleidung vor (Regenjacke, Walking-Schuhe, Funktionsunterwäsche usw.) und sollte diese zu Demonstrationszwecken auch parat halten.

1.3 Der KL sollte sich während der kurzen Ausführungen zu den Nordic Walking-Stöcken die Körpergröße der einzelnen Personen notieren, um für die folgende Kurseinheit die passenden Stöcke für die TN bereithalten bzw. einstellen (bei Teleskopstöcken) zu können (Achtung! Besser zu kurze als zu lange Stöcke auswählen!). Zur Feststellung der richtigen individuellen Stocklänge sind die drei folgenden Anhaltspunkte zu berücksichtigen.

2 Hintergrundinformationen

2.1 Ein wichtiger Gesichtspunkt bei den im Kurskonzept aufgeführten Atem- und Entspannungsübungen besteht darin, dass sich die Atem- bzw. Entspannungsübungen unkompliziert und jederzeit in den Alltag einbauen lassen. So werden die Atem- bzw. Entspannungsübungen alle im Stehen ausgeführt, bedürfen keiner organisatorischen Hilfsmittel und sind mit wenig Zeitaufwand verbunden.

2.2 Im Kursmanual werden verschiedene Dehnübungen beschrieben, die – je nach Leistungsfähigkeit und den körperlichen Voraussetzungen der Gruppe – alternativ eingesetzt werden können. Es finden sich neben intermittierenden Dehnübungen auch statische Dehnübungen, die für die TN häufiger leichter durchzuführen sind und deshalb auch eher im Alltag umgesetzt werden können.

Die Faustregeln des DWI:

1. Körpergröße in cm x 0,65 = Stocklänge in Zentimeter.
2. Aufrecht stehen. Den Stock, am Griff haltend, senkrecht auf den Boden stellen. Wenn sich zwischen Unterarm und Oberarm ein 90°-Winkel bildet, einen Stock auswählen, der eine Einheit (in der Regel 5 cm) kürzer ist.
3. Es sollte sich mit der gewählten Stocklänge ein individuell harmonisches Gefühl bei richtiger technischer Ausführung ergeben.

EINFÜHRUNG

Erste Sequenz „Einstieg/Theorie“

1.1 Klärung von Kleidung, Schuhwerk und Zubehör

In Stichworten:

- Das „Zwiebelschalenprinzip“ bei der Kleidung.
- Schweißoptimierte Unterwäsche.
- Regenbekleidung.
- Trinkgurt.
- (Nordic)Walking-Schuhe.

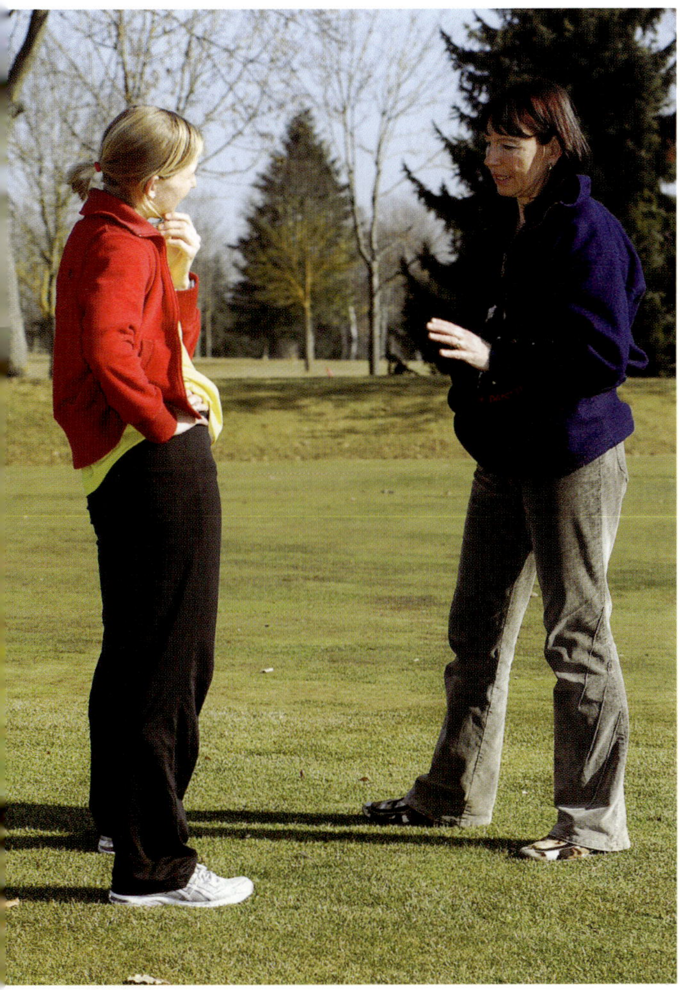

Abb. 1: *Kleidung, Schuhwerk und Zubehör beim Nordic Walking*

Nordic Walking ist eine kostengünstige Sportart. Zu Beginn reicht es aus, bequeme und luftige Kleidung zu tragen. Sowohl für den Sommer als auch für den Winter gilt, dass sich die Teilnehmer nicht zu warm anziehen. Dicke Kleidung führt leicht zu einem Hitzestau und damit zu einem rapiden Leistungsabfall, wenn nicht sogar zu Herz-Kreislauf-Beschwerden. Daher sollte der KL empfehlen, die Kleidung nach dem altbekannten „Zwiebelprinzip“ übereinander zu schichten, z. B. Funktionsunterwäsche, T-Shirt, Sweatshirt, Regenjacke. Dann ist es möglich, während des Trainings eine oder mehrere Kleidungsstücke umzubinden und diese nach dem Training wieder anzuziehen. Auf diese Weise lassen sich Unwohlsein, Auskühlungen und Erkältungen vermeiden.

Wenn die TN regelmäßig Nordic Walking betreiben möchten, – und das ist schließlich bei jedem Wetter möglich – dann sollten sie sich Kleidung aus atmungsaktivem Material zulegen. Insbesondere ein atmungsaktives Unterhemd empfiehlt sich zu jeder Jahreszeit. Die atmungsaktiven Materialien, z. B. Drylite, Coolmax oder andere hochwertige Synthetikfasern, nehmen die Feuchtigkeit der Haut auf und geben sie nach außen an die oberen Textilschichten ab. Auch bei der Regenjacke sollte auf atmungsaktives und natürlich zugleich Wasser abweisendes Material geachtet werden. Eine „billige“ Regenhaut schützt zwar vor dem Eindringen des Wassers, hat aber zugleich den Effekt, dass man vom eigenen Schweiß durchnässt wird. Empfehlenswert ist in jedem Fall eine Jacke aus GoreTex-Material, die einen hohen Tragekomfort bietet und auch sehr haltbar ist.

1 EINFÜHRUNG

Bei Sonne und auch bei Regen empfiehlt sich eine Schirmmütze. Bei Minusgraden sollte ein Stirnband oder eine Mütze getragen werden, da die meiste Körperwärme über den Kopf abgegeben wird. In den kalten Monaten sollte man auch an dünne Handschuhe denken. Empfehlenswert sind spezielle Nordic Walking-Handschuhe, die es inzwischen im Fachhandel zu kaufen gibt. Sicherlich kann man aber auch zunächst dünne Baumwoll- oder Fleecehandschuhe oder die Innenhandschuhe von dicken Skihandschuhen einsetzen.

Gerade in den Sommermonaten sollte den Teilnehmern empfohlen werden, einen Trinkgurt mitzunehmen. Er lässt sich komfortabel um die Hüften tragen und man kann während des Walkens genug Flüssigkeit zu sich nehmen.

Der richtige (Nordic)Walking-Schuh ist das wichtigste Kleidungsstück beim Nordic Walking. Einerseits soll er den Fuß stabilisieren und führen, auf der anderen Seite dämpft er den Aufprall optimal und reduziert damit die Belastung für die Gelenke. Dennoch sollte die Sohle eines guten (Nordic)Walking-Schuhs so flexibel sein, dass sich der Fuß gut abrollen lässt und nicht en bloc nach unten fällt, wie es bei starren Sohlen mit extremem Dämpfungssystem oder auch beim ausgesprochenen Wanderschuh der Fall ist. Außerdem mindert ein Nordic Walking-Schuh durch sein griffiges Profil die Ausrutschgefahr. Der richtige Schuh verhindert somit Schäden an Gelenken und Bändern und reduziert die Unfallgefahr.

Der klassische Walking-Schuh zeichnet sich durch das Obermaterial Vollleder aus und besitzt ein auf die Walking-Belastung abgestimmtes Dämpfungssystem. Falls die TN zu Anfang eine Investition in einen (Nordic)Walking-Schuh scheuen, eignen sich zumindest in den trockenen Monaten des Jahres auch gute Lauf- bzw. Joggingschuhe für das Nordic Walking. Das luftdurchlässige Obermaterial der Joggingschuhe macht sich insbesondere beim Walken bei warmer Witterung und forciertem Walken positiv bemerkbar. Trekking- oder Wanderschuhe sind weniger gut geeignet.

Beim Schuhkauf sollte man sich Zeit nehmen und stets in ein Fachgeschäft gehen. Wichtig ist es, den Schuh an die persönliche Fußform anzupassen. Einige Fachgeschäfte, vor allem aber Schuhorthopädiegeschäfte, bieten eine Analyse der Fußform an. Ein Fußabdruck auf der speziellen Messplatte zeigt, ob Normal-, Senk-, Hohl-, Knick- oder Spreizfüße vorliegen. Entsprechend gibt es Hilfsmittel vom Schuhorthopädiegeschäft, wie z. B. Schmetterlingsrollen, Quergewölbestützen, Supinations-/Pronationskeile, Einlagen mit Rand usw. Vor allem, wenn der Fuß beim Abrollen stark nach innen fällt (proniert), ist es sinnvoll, sich Hilfen in Form von besonderen Einlagen an den Schuh anpassen oder sogar einbauen zu lassen.

Wichtig ist es, den Schuh lieber etwas groß zu kaufen. Beim Nordic Walking erwärmen sich die Füße und dehnen sich aus. Vorher gut passende Schuhe werden dann schnell zu eng. Die Folge sind Druckstellen und schmerzhafte Blasen.

1.2 Organisation bzw. Aufbau des Nordic Walking-Kurses und der -Einheit

Der Nordic Walking-Kurs umfasst 10 Kurseinheiten à 90 Minuten, die 1 x wöchentlich durchgeführt werden. Treffpunkt und Zeitpunkt werden vom Kursleiter festgelegt und um Pünktlichkeit wird gebeten, da aus Sorgsamspflicht und Haftungsgründen nur gemeinsam auf die Strecke gegangen werden kann.

Die einzelne Nordic Walking-Einheit setzt sich zusammen aus

1. einem Informationsteil,
2. einem Erwärmungsteil,
3. einer Sequenz, die sich mit der Walk-Technik beschäftigt,
4. einem Ausdauerteil,
5. einer Sequenz zur Regeneration und/oder Entspannung,
6. einer Sequenz zu funktionellen Übungen und
7. einem Reflexionsteil, in dem die Kursstunde nochmals besprochen wird und „Hausaufgaben“ zur Disposition stehen.

1.3 Vorstellen und Erklären von Zweck und Handhabung eingesetzter Hilfsmittel (Pulsuhren und Nordic Walking-Stöcke)

Pulsuhren oder auch Herzfrequenzmessgeräte genannt, dienen zur individuellen Kontrolle der Belastung. Gerade als Anfänger ist man sich häufig unsicher, ob man sich nicht zu hoch oder zu gering belastet. Außerdem geben solche „Messfühler“ Personen mit Herz-Kreislauf-Beschwerden und vorgegebenen Belastungslimits (z. B. bei der Einnahme von Medikamenten) Sicherheit. Im Kursgeschehen werden die Pulsuhren vor allem beim Walking-Test benutzt, um eine möglichst geringe Fehlerrate bei der Auswertung der Testdaten zu gewährleisten.

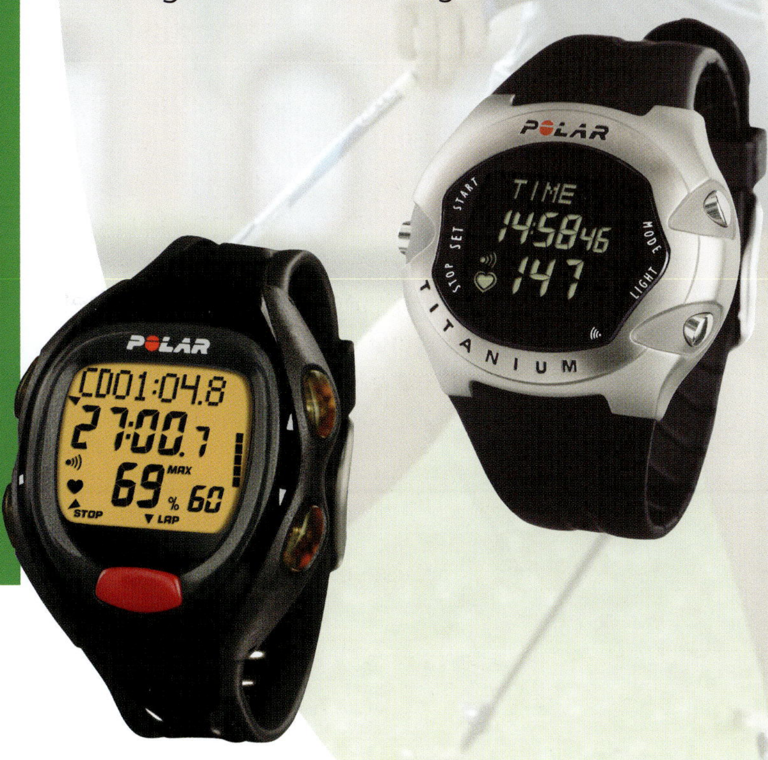

Abb. 2: *Pulsuhren*

Die Nordic Walking-Stöcke, die im Kurs eingesetzt werden, sollten aus einem karbonhaltigen Material bestehen und damit eher gelenkschonend wirken. Reine Alustöcke sind aus Gelenkgründen eher weniger zu empfehlen. Falls der Verein für verschiedene Gruppen Nordic Walking-Stöcke anschaffen möchte, sollte er auf die Teleskopvariante der Nordic Walking-Stöcke zurückgreifen. Sie lassen sich auf die individuellen Körpergrößen einstellen. Die Nordic Walking-Stöcke sind kürzer als die normalen Langlaufstöcke und man kann mit ihnen dank der Pads (Gummipropfen) an den Stockspitzen sowohl auf dem weichen Boden (Wald) als auch auf Asphalt trainieren, wobei Letzteres auch wieder aus Gelenk- und Vibrationsgründen weniger zu empfehlen ist.

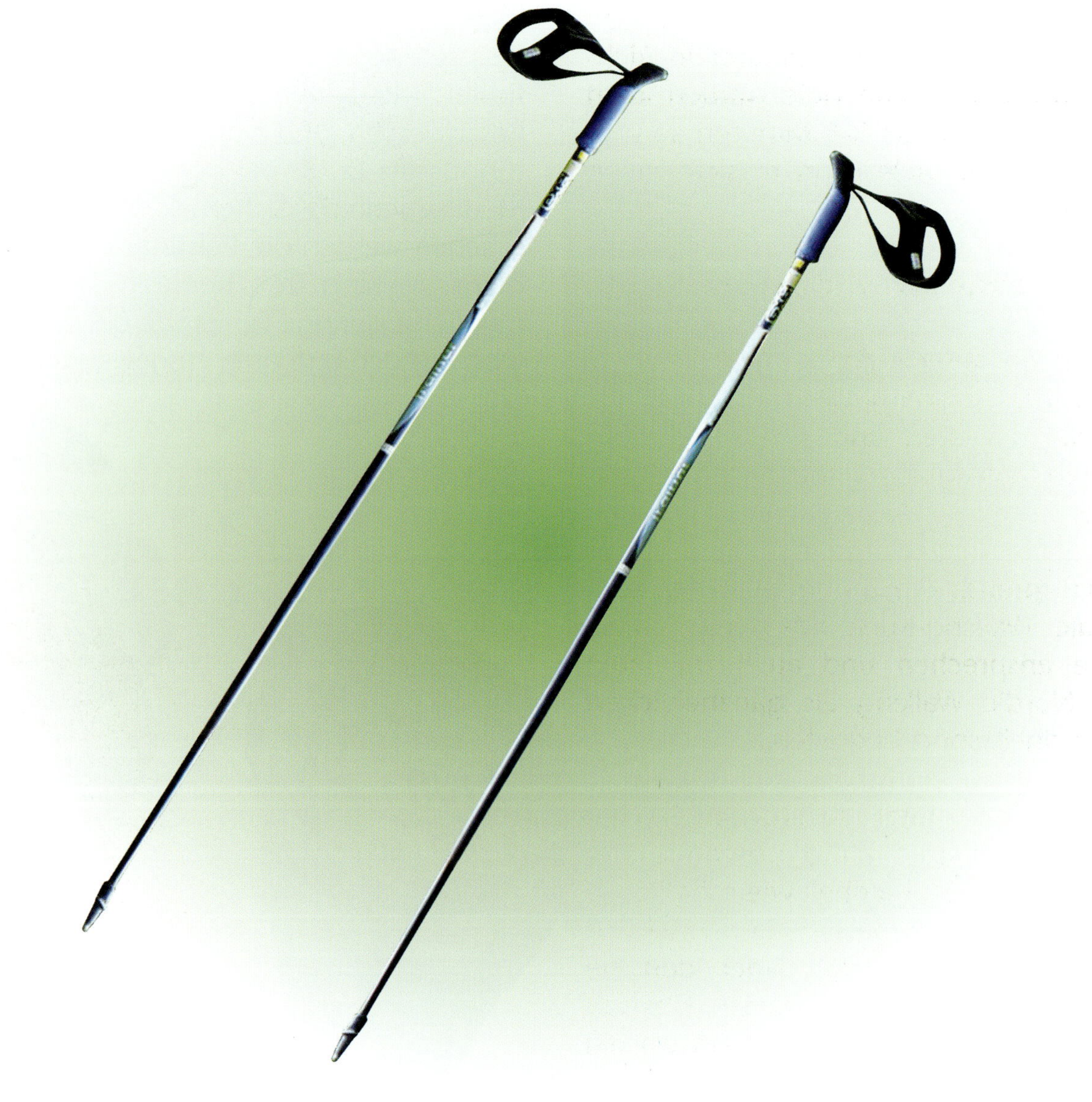

Abb. 3: *Stöcke*

Zweite Sequenz „Erwärmung“

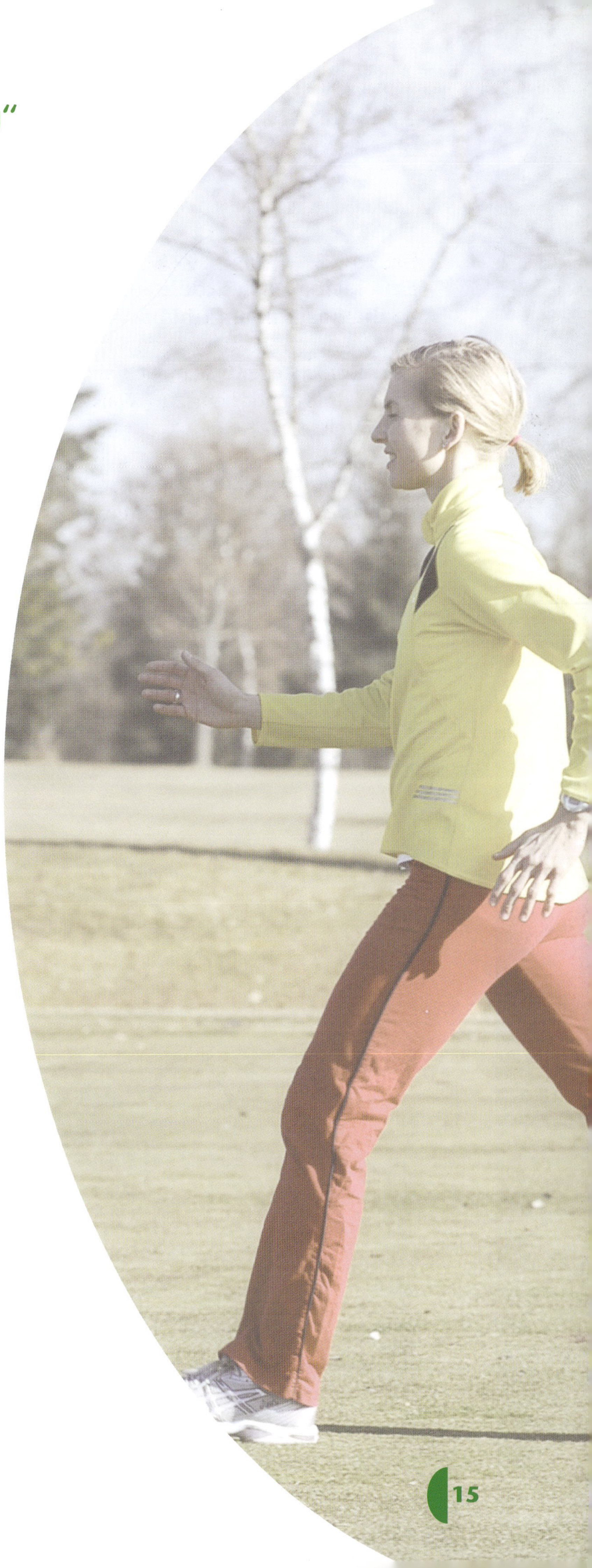

Eine spielerische Variante zur Erwärmung – „Begrüßungswalken“

Alle Teilnehmer (TN) bilden einen großen Kreis.

Aufgabe 1: Jeder merkt sich seinen Standplatz, „walkt“ dann von diesem los in Richtung Kreismitte, um dort einen anderen TN per Handschlag zu begrüßen, seinen Namen zu sagen und sich gleichzeitig den des anderen zu merken, walkt dann wieder zu seinem Standplatz zurück und startet von neuem in Richtung Kreismitte. Wie viele Namen kann jeder innerhalb von 3-5 Minuten „erwalken“ und wie viele kann er sich davon merken?

Besprechung mit der Gruppe

Was ist bei dieser Aufgabenstellung ungewohnt bzw. schwer gefallen?
(Schnelles Gehen und sich gleichzeitig Namen in Verbindung mit Personen merken zu müssen, Orientierung ...)

Konsequenz: Beziehung herstellen zum Nordic Walking-Kurs: Wir wollen viele Sinne ansprechen und auch trainieren und Nordic Walking als ganzheitlichen Gesundheitssport begreifen.

Aufgabe 2: Jetzt sollen die TN im Kreis walken und auf Kommando des Kursleiters (KL) so schnell wie möglich zu einem TN walken, dessen Namen sie sich vorher gemerkt hatten oder den sie nochmals gerne wissen würden. Danach wieder zurück auf der Kreisbahn walken (2-4 Minuten).

Dritte Sequenz „Technik"

Eine kleine Walk-Schule – Einführung in die Basistechnik beim Walken

In dieser ersten Kurseinheit werden nur grobe Informationen zur Walk-Technik vermittelt:

a) Fußabrollverhalten: Bewusstes Abrollen des Fußes mit bewusstem Abdruck vom Großzehenballen.

b) Knieverhalten: Das Knie vorne beim Aufkommen des Fußes leicht gebeugt halten.

c) Schulterachsen-Beckenachsen-Rotation: Rechte (linke) Schulter und linke (rechte) Beckenhälfte werden gleichzeitig und bewusst nach vorne geschwungen.

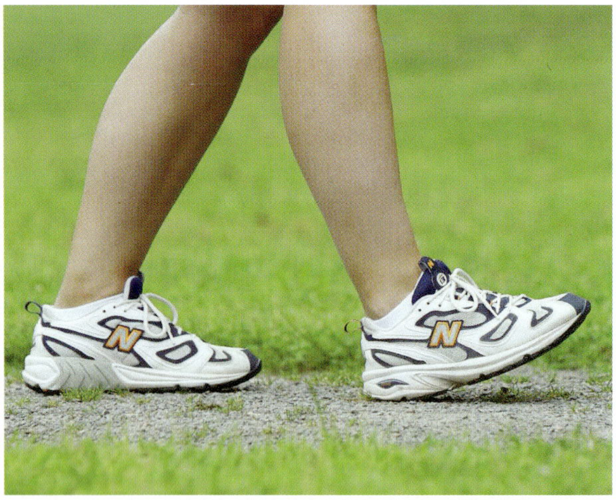

Abb. 4: *Fußabrollverhalten*

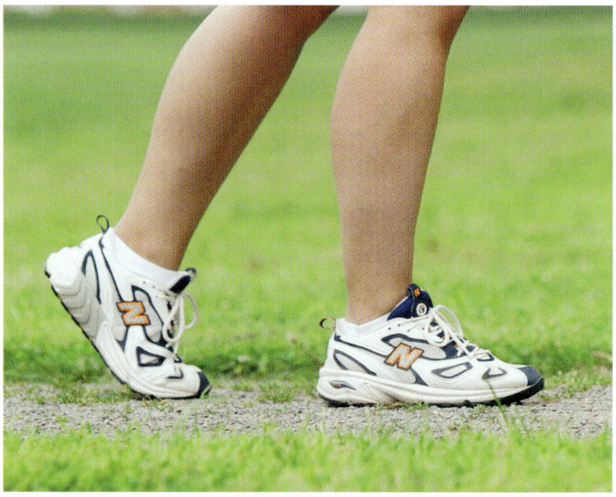

Abb. 5: *Bewusster Abdruck vom Großzehenballen*

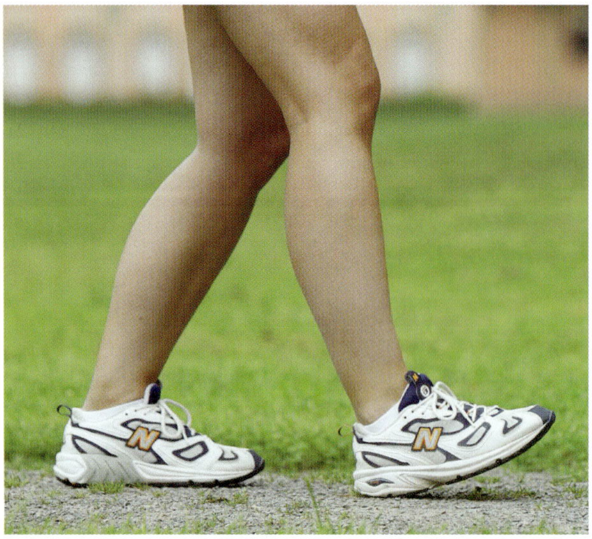

Abb. 6: *Knieverhalten richtig*

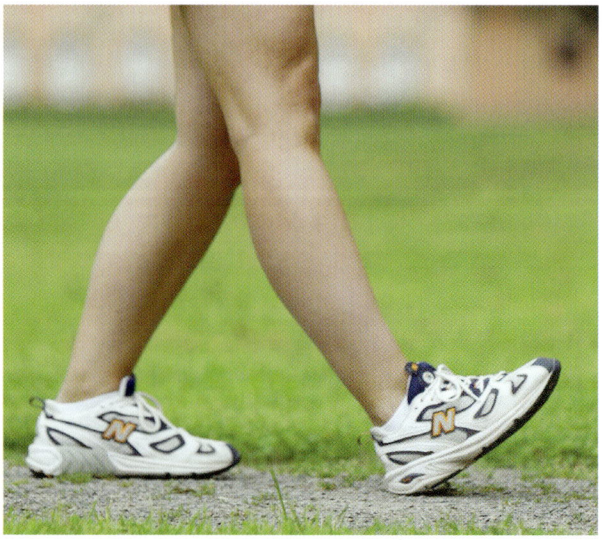

Abb. 7: *Knieverhalten falsch*

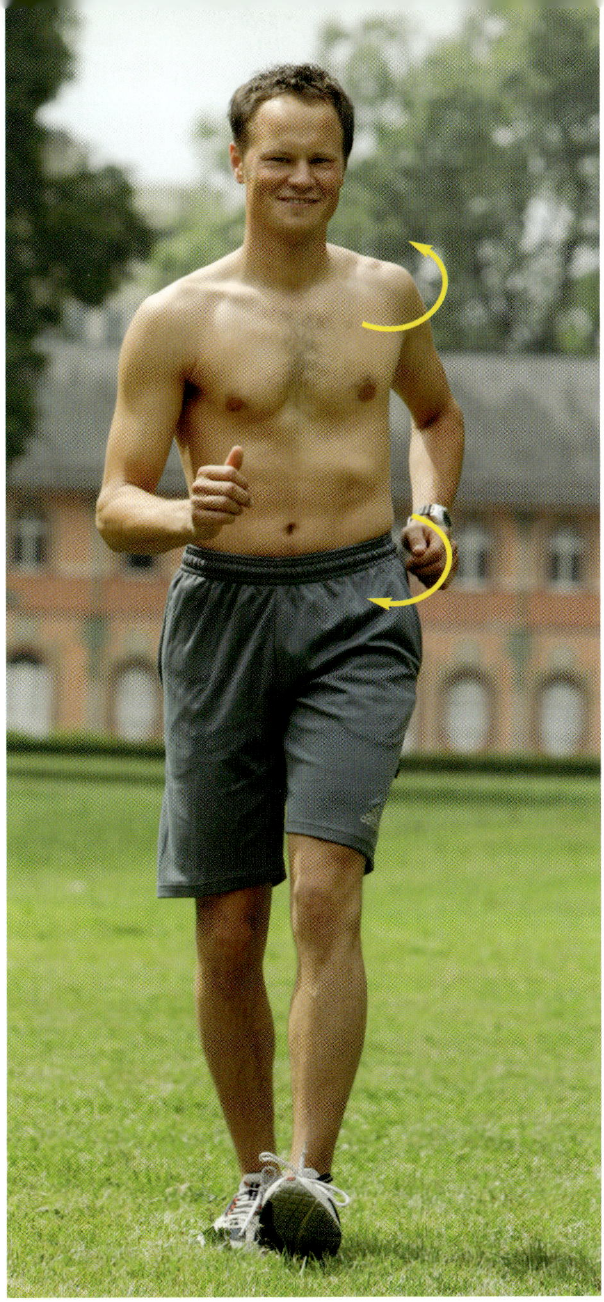

Abb. 8: *Schulterachsen-Beckenachsen-Rotation*

Zur Vorbereitung auf den Arm- und Stokkeinsatz beim Nordic Walking werden zusätzlich die folgenden Technikmodule besprochen:

d) Die Arme werden locker und in der Ausführung lang geschwungen und nicht wie beim Walking angewinkelt.
e) Die Hände werden beim Armschwung nach hinten bewusst geöffnet und gespreizt und beim Pendeln des Arms nach vorne geschlossen.

Auf die verschiedenen Technikmodule wird in den Techniksequenzen der einzelnen Kurseinheiten immer wieder eingegangen.

Die 10 Punkte der (Nordic) Walking-Basistechnik

1. Die Fersen flächig und nicht scharfkantig aufsetzen.
2. Den Fuß aktiv vom Großzehenballen abdrücken.
3. Die Fußspitzen in Gehrichtung aufsetzen.
4. Die Knie vorne leicht gebeugt halten.
5. Die Arme gegengleich schwingen.
6. Nur für Walker: Die Arme anwinkeln und seitlich neben dem Körper mitschwingen. Die Arme bleiben beim Vorwärts- und Rückwärtsschwingen gebeugt.
   Für Nordic Walker: Die Stöcke werden mit vorwiegend langem Arm geschwungen!
7. Die Schultern locker mitschwingen.
8. Die Schulterachse rotiert gegen die Beckenachse: linke (rechte) Schulter und rechtes (linkes) Becken schwingen diagonal zueinander.
9. Den Brustkorb anheben.
10. Ca. 5-10 m nach vorne schauen.

1 HAUPTTEIL

Vierte Sequenz „Ausdauer"

Freies und experimentelles Walken auf einem größeren Platz.

Aufgaben:

Die Teilnehmer sollen alleine, später partnerweise oder in Gruppen mit verschiedenen Aufgabenstellungen in Schlangenlinien, Kurven und auch geradeaus über den Platz walken:

a) Jeder probiert verschiedene Tempi, in der Basistechnik walkend, aus.

b) In Zeitlupe versuchen, so langsam wie möglich zu gehen: Dabei ein Bein so langsam wie möglich von der Abdrukkphase über die Flugphase hin bis zum Aufsetzen nach vorne führen („Gehen in Schwerelosigkeit").

c) Synchron neben einem Partner walken, dem man sich zuvor nochmals mit Namen vorgestellt hat. Immer wieder Partnerwechsel auf das Zeichen des KLs.

d) Schrittlängen verändern mit und ohne Partner.

e) Rückwärts gehen mit Partner (ein Partner geht vorwärts und hält den rückwärts gehenden Partner an der Hand). Aufmerksam machen auf das meist bessere Fußabrollverhalten rückwärts im Gegensatz zu vorwärts.

f) Lockeres Walken, jeder wie er will.

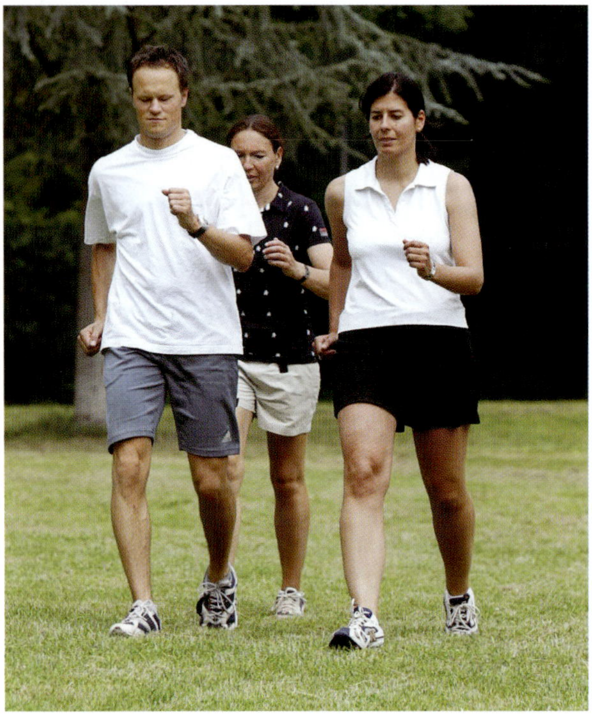

Abb. 9: *Synchron walken in Schrittlänge und -geschwindigkeit*

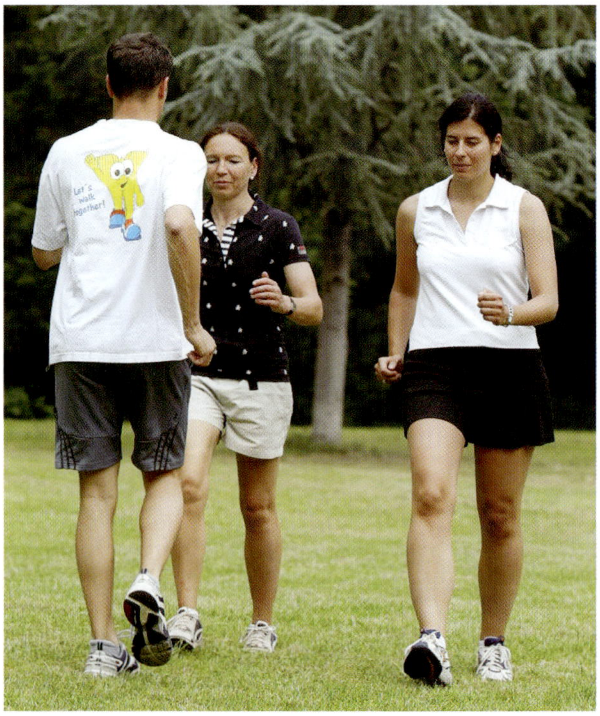

Abb. 10 : *Rückwärts gehen mit Partner zur Koordination und zum bewussten Abrollen des Fußes*

ABSCHLUSS

Fünfte Sequenz „Regeneration/ Entspannung/Atmung"

Aufgabe 1: Der TN steht aufrecht und soll versuchen, so tief wie möglich in den Körper einzuatmen und bewusst länger auszuatmen als einzuatmen. Dabei soll er wahrnehmen, wohin er atmet (Brust- oder Bauchatmung?).

Information: Die Bauchatmung stellt im Vergleich zur reinen Brustatmung zwar die qualitativ bessere Atemvariante dar, allerdings ist während des Walkens, aus Gründen der schnelleren Versorgung mit Sauerstoff, die Brustatmung eher umsetzbar als die Bauchatmung.

Aufgabe 2: Der TN steht aufrecht und soll versuchen, über die Nase ein- und über den Mund auszuatmen und danach nur über den Mund ein- und auszuatmen.

Information: Die TN sollen wahrnehmen, bei welcher Variante eine größere Sauerstoffzufuhr möglich ist. Die reine Mundatmung wird beim forcierten Walking aus Gründen des erhöhten Sauerstoffbedarfs die Variante der Wahl sein.

Aufgabe 3: Der TN steht aufrecht und soll versuchen, stoßweise über den Mund auszuatmen.

Information: Auf eine tiefe Ausatmung folgt immer auch eine tiefere Einatmung. So provoziert das stoßartige Ausatmen, beispielsweise beim flotten Bergaufwalken, meist auch die entsprechende Sauerstoffzufuhr durch ein entsprechend tiefes Einatmen. Außerdem trägt das stoßartige Ausatmen dazu bei, dass sich Seitenstechen vermeiden lassen bzw. kompensiert werden können.

Sechste Sequenz „Funktionelle Übungen"

Dehnen – aber richtig (Hinweise zur Ausführung von Dehnübungen)

Die Beweglichkeit trainieren, bedeutet, die Fähigkeit zu verbessern, Bewegungen mit einem großen Bewegungsumfang ausführen zu können. Dies fördert auch Kraft und Koordination. Um die Dehnfähigkeit zu verbessern, müssen Übungen ausgeführt werden, bei denen man in die Gelenkendstellungen geht (sich an den momentan maximal möglichen Bewegungsspielraum herantastend). In diesem maximalen Bewegungsspielraum werden dann verschiedene Dehntechniken angewandt: gehaltenes Dehnen (Stretching), dynamisches Dehnen (in der Dehnung leicht intermittierend mit kleinen Bewegungsausschlägen in eine noch größere Dehnung hineinfedern) oder in der gehaltenen Dehnung gleichzeitig die zu dehnende Muskelgruppe kontrahieren. Die intermittierende Dehnform bietet sich vor allem auch als Regenerationsmaßnahme nach dem Walken an. Die statischen Dehnformen sind als Regenerationsmaßnahme nicht ideal, da es bei diesen Dehnformen zu einer Verengung der Gefäße und damit zu einem ungenügenden Abtransport von Stoffwechselendprodukten und andererseits zu ungenügendem Zufluss von Sauerstoff an den Muskel kommt.

Die oben genannten Dehntechniken zur Beweglichkeitserweiterung können alternativ und abwechselnd angewandt werden. Das intermittierende Dehnen bietet sich vor allem auch zum Ende der Trainingseinheit hin an, ersetzt aber nicht das 10-minütige Cool down in Form des „Auswalkens" als Regenerationsmaßnahme.

Grundprinzipien der dynamischen Dehnung

- *Eine stabile Ausgangsposition einnehmen.*
- *Die jeweiligen Bewegungen rhythmisch-intermittierend an der Bewegungsendgrenze ausführen (kein Zerren).*
- *Die Bewegung kontrolliert und nicht schnellkräftig ausführen.*
- *Die Bewegung jeweils 10-20 Sekunden ausführen und bis zu 3 x wiederholen.*
- *Die gedehnten Muskeln anschließend lockern.*
- *Bei den Übungen regelmäßig und ruhig atmen.*

Grundprinzipien der statischen Dehnung (Stretching)

- *Die jeweiligen Bewegungsendstellungen so einnehmen, dass ein Dehnvorgang im Sinne eines leichten Ziehens im Muskel zu spüren ist (kein Wippen).*
- *In der als leicht ziehend empfundenen Dehnstellung 10-20 Sekunden verharren und mit jeder Ausatmung die Dehnposition möglicherweise leicht erweitern.*
- *Die gedehnte Muskulatur anschließend lockern.*
- *Diese Abfolge, nämlich Dehnung und Lockerung, bei jeder Übung 2-3 x wiederholen.*
- *Bei den Übungen regelmäßig und ruhig atmen.*

Grundprinzipien der gehaltenen Dehnung mit gleichzeitiger Kontraktion der Muskelgruppe

- *Die jeweiligen Bewegungsendstellungen so einnehmen, dass ein Dehnvorgang im Sinne eines leichten Ziehens im Muskel zu spüren ist (kein Wippen).*
- *In der als leicht ziehend empfundenen Dehnstellung diese Muskelgruppe gleichzeitig gegen einen Widerstand (z. B. Boden, Stamm, Hand, Partner o. Ä.) kontrahieren und ca. 10 Sekunden in dieser Position verharren.*
- *Die gedehnte Muskulatur anschließend ohne Kontraktion und Widerstand noch einmal statisch nachdehnen und später lockern.*
- *Diese Abfolge, nämlich in der Dehnung anspannen, dann lockern und statisch nochmals nachdehnen, bei jeder Übung 2-3 x wiederholen.*
- *Bei den Übungen regelmäßig und ruhig atmen.*

6.1 Dehnung der Wadenmuskulatur

- Stand frontal zu einem Laternenpfahl/Baum/Partner. Beide Hände stützen am Pfahl/Baum oder den Schultern des Partners ab. Weite Schrittstellung.

- Der Fußballen des hinteren Fußes steht, wenn möglich, auf/an einer Erhöhung (Bordsteinkante, kleiner Ast, Stein o. Ä.), die Ferse des hinteren Fußes steht auf dem Boden auf.

- Ist keine Erhöhung vorhanden, werden die Zehen des hinteren Fußes im Schuh aktiv nach oben gehoben.

- Intermittierend und statisch dehnen.

- Es ist auch möglich, beide Füße parallel auf eine kleine Erhöhung zu stellen und beide Fersen vorsichtig nach unten absinken zu lassen. Intermittierend und statisch dehnen (Abb. 11).

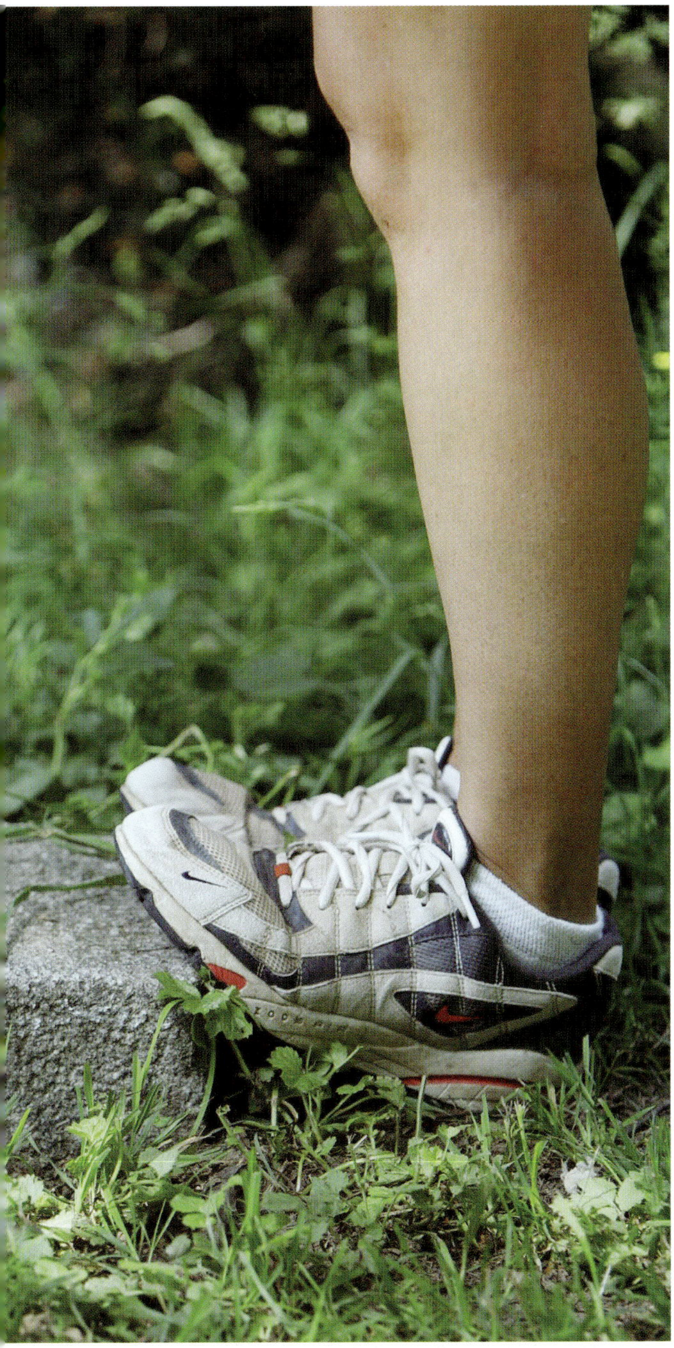

Abb. 11: *Dehnung der Wadenmuskulatur bei forcierter Vordehnung mithilfe eines Steins*

- Möchte man die tief liegende Wadenmuskulatur mit in die Dehnung integrieren, wiederholt man den Vorgang, nur wird das hintere Knie leicht eingebeugt.

6.2 Dehnung der Schienbeinmuskulatur

- Im Stand (auch hier eventuell mit Stütze wie oben), das Standbein steht leicht gebeugt vorne, den Fußrist des zu dehnenden Beins nach hinten auf den Boden so weit wie möglich auflegen.
- Jetzt den Fußrist in Richtung Boden nach unten drücken und versuchen, ihn statisch nach vorne zu ziehen.

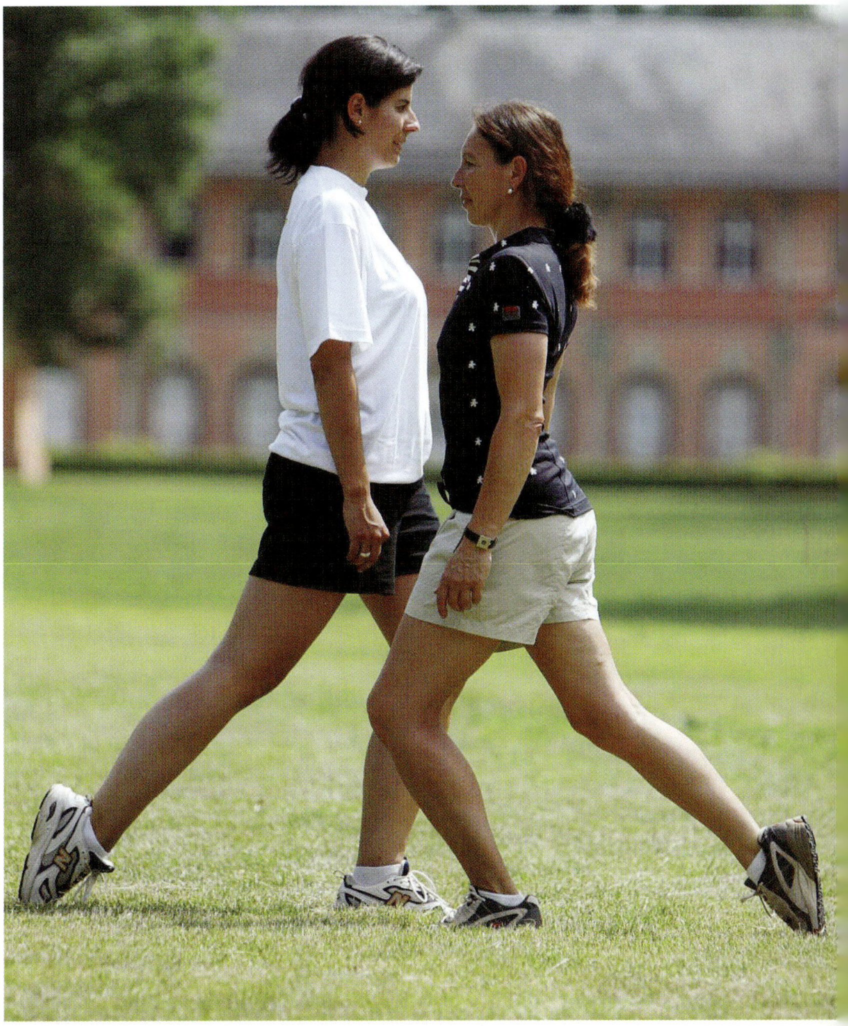

Abb. 12: *Dehnung der Schienbeinmuskulatur*

ABSCHLUSS

Siebte Sequenz „Reflexion/Hausaufgabe“

7.1 Kurze Reflexion der Kurseinheit

Fragen an die Teilnehmer:

Sind Probleme oder Schmerzen aufgetreten? War es zu anstrengend bzw. sehr ermüdend?

7.2 Ankündigen des Themenschwerpunkts

Der Walking-Test, als *freiwilliger* Leistungstest, wird angekündigt und in wenigen Worten erklärt. Es wird darauf hingewiesen, 2-3 Stunden vor dem Walking-Test keine schwere Nahrung mehr zu sich zu nehmen und auch keinen Alkohol zu trinken. Herzpatienten, Bluthochdruckpatienten, Diabetespatienten und auch Patienten mit psychischen Erkrankungen sollten vor diesem Test ihren Hausarzt gefragt haben, ob ein solcher Maximaltest für sie in Frage kommt. Den Teilnehmern wird dann nebenstehender Risikocheck ausgeteilt.

Falls sie eine der fünf aufgeführten Fragen mit „ja“ beantworten, sollten sie vor der Testdurchführung einen Arzt um Zustimmung bitten.

Für Personen, die schon länger als zwei Jahre keinen regelmäßigen Sport getrieben haben, ist der Risikocheck ein Muss. Bei Unsicherheiten, vor allem, wenn Fragen eindeutig bejaht werden, sollte vorher ein Arzt konsultiert werden.

Wenn Ältere (Personen über 70 Jahre) und Risikopersonen die Leistungsfähigkeit mit dem Walking-Test überprüfen möchten, ist es erforderlich, dies unter fachlicher Kontrolle und auch erst nach Absprache mit dem beratenden Arzt zu tun.

Der Risikocheck vor dem Walking-Test:

1. Sind Sie herzkrank oder haben Sie einen hohen Blutdruck?
2. Haben Sie akute Gelenkschmerzen?
3. Waren Sie in den letzten sechs Monaten ernstlich krank?
4. Sind Sie zur Zeit krank oder fühlen Sie sich unwohl?
5. Nehmen Sie herzfrequenzsenkende Medikamente, z. B. Betablocker?

7.3 Hausaufgaben

Die TN sollen in den nächsten sieben Tagen ihren Ruhepuls notieren und beim nächsten Kurstag zusammen mit ihrer Altersangabe mitbringen (an drei Tagen gemessen, morgens nach dem Aufwachen in der Horizontalen bleibend, 15 Sekunden lang den Puls am Handgelenk zählen und mit 4 multiplizieren).

Die Bedeutung des Ruhepulses als einfaches Kriterium zur Feststellung des momentanen Fitnessniveaus und/oder auch als mögliches erstes Anzeichen für eine kommende Infektion wird vom KL kurz erklärt. Einen Ruhepuls > 80 Schläge/Minute sollte man zum Anlass nehmen, den TN zu bitten, den Arzt aufzusuchen. Möglicherweise liegt auch ein versteckter Infekt vor, was bedeutet, dass der TN erst nach Normalisierung des Ruhepulses und Gesundung am Walking teilnehmen sollte. Ein Ruhepuls von 50-60 Schlägen/Minute deutet auf eine recht gute Fitness hin. Die Messung des Pulses wird entweder an der Hals- oder Handschlagader vorgenommen oder mit einem Herzfrequenzmesser (falls nicht zu unbequem beim Schlafen). Man spürt den Puls am besten, indem Zeige-, Mittel- und Ringfinger flach nebeneinander auf die Schlagader gelegt werden. Oder man legt die flache Hand auf die Höhe der Herzspitze und zählt dort die Schläge mit. Die Anzahl der Schläge in 15 Sekunden wird mit dem Faktor 4 multipliziert. Dies ergibt die Anzahl der Herzschläge pro Minute.

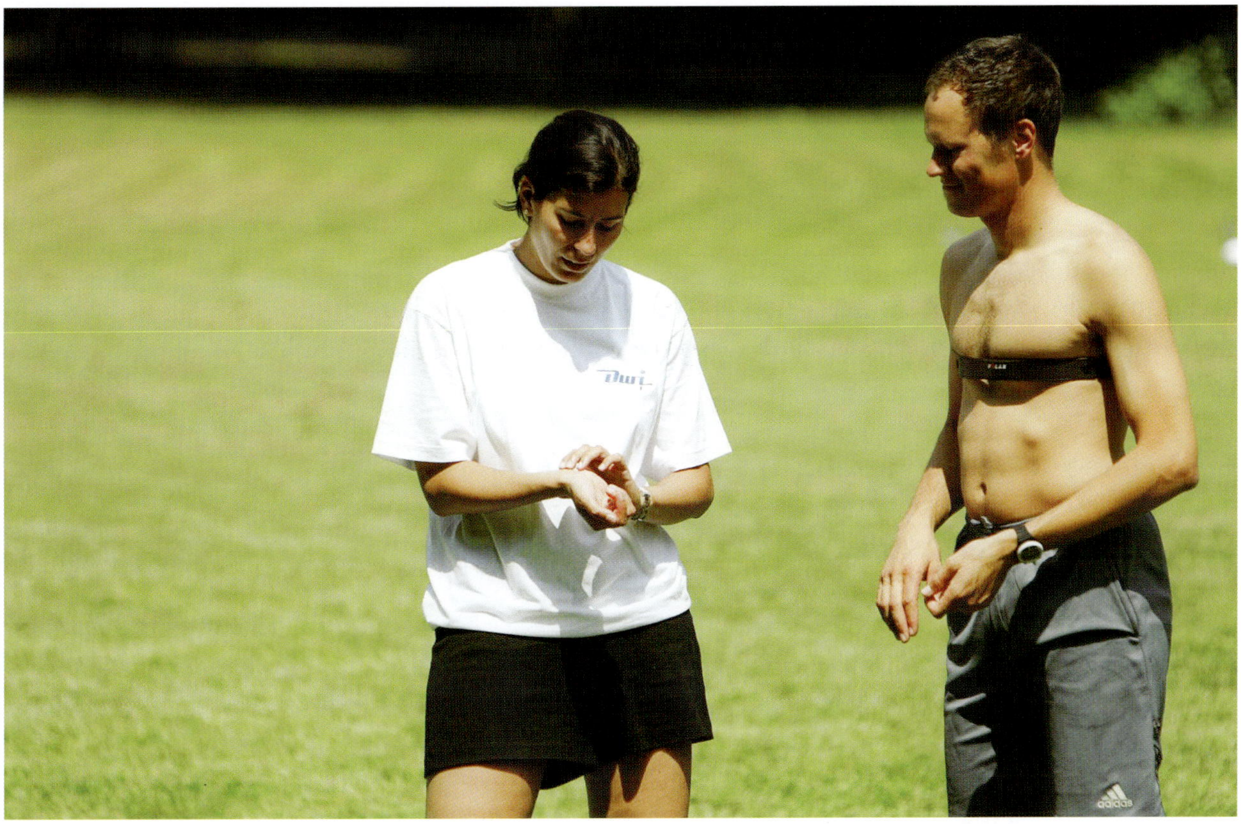

Abb. 13: *Pulsmessung*

KURSEINHEIT 2

„Der 2000-m-Walking-Test: Wie fit bin ich?"

Sequenz	Inhalte	Ziele	Medien	Dauer
1. Einstieg/ Theorie	• Begrüßung • Ruhepulsmessungen und Altersangaben (einsammeln und Info) • Walking-Test (Erklärung zu Durchführung und Bedeutung) • Risikocheck	Informieren über Möglichkeit der Selbsttestung	Pulsmessgeräte	15 min
2. Erwärmung	• Wiederholung der Basis-Walk-Technik • Üben verschiedener Geschwindigkeiten • Üben der Armführung beim NW	Ängste nehmen vor der Testung		20 min
3. Technik	Technikanweisungen, integriert in die Erwärmung			
4. Ausdauer	Walking-Test: • Messung und Eintragung von Walk-Zeit und Belastungspuls	Selbsteinschätzung lernen, korrigieren	Pulsmessgeräte, Walk-Test-protokoll, Stoppuhr, Stift	Ca. 30 min
5. Regeneration und Entspannung	Gemeinsames Auswalken im Stadion	Lockerlassen können		10 min
6. Funktionelle Übungen	Dehnungen mit Stöcken: Waden-, Schienbein-, vordere Oberschenkel- und Hüftbeugemuskulatur	Handlungskompetenz vermitteln: Beweglichkeit		10 min
7. Abschluss/ Reflexion/ Hausaufgabe	• Kurze Reflexion der Kurseinheit • Ankündigung des Themenschwerpunkts • Hausaufgabe	• Interesse schaffen für Signale des Körpers (auch in Verbindung mit der Psyche)		5 min

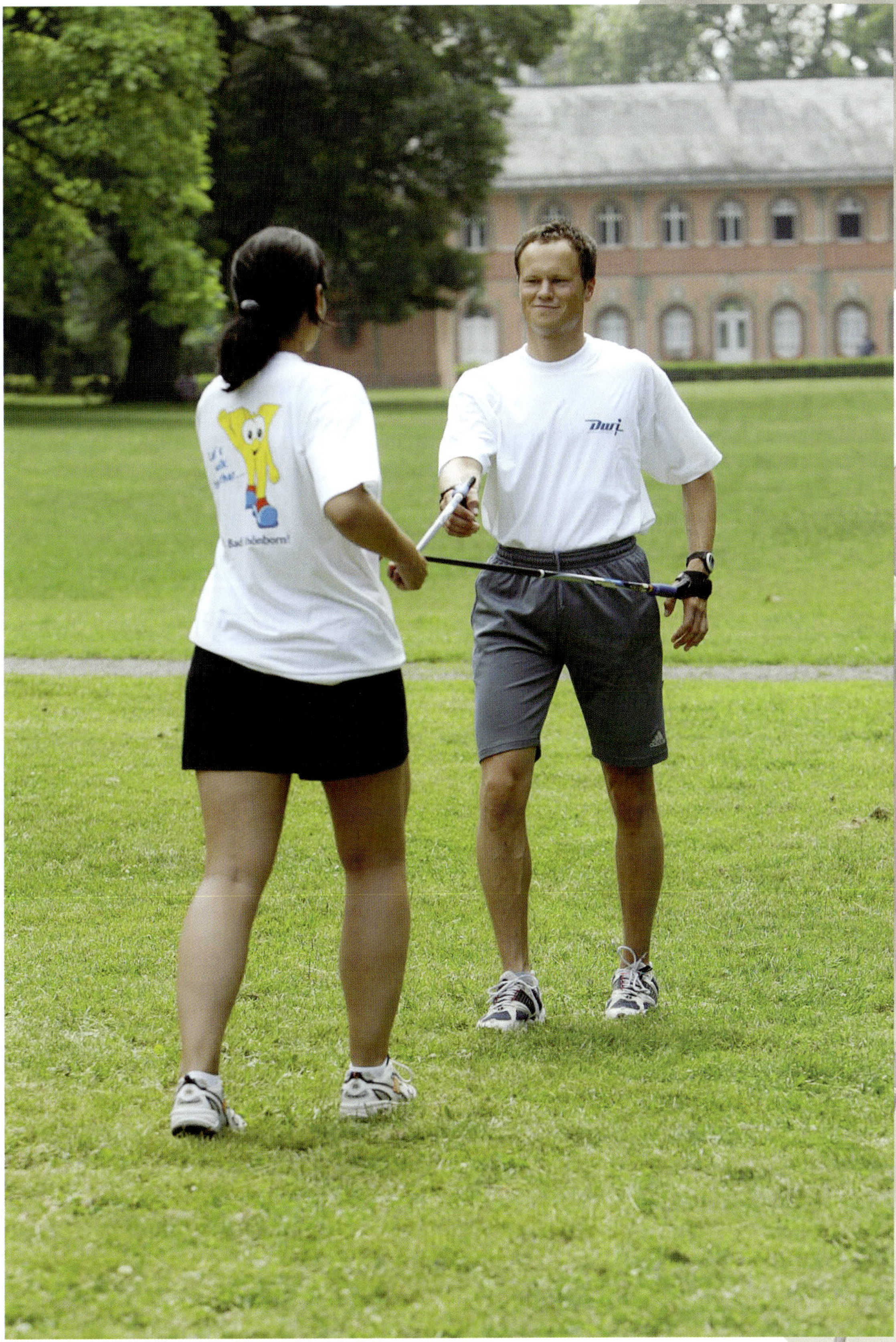

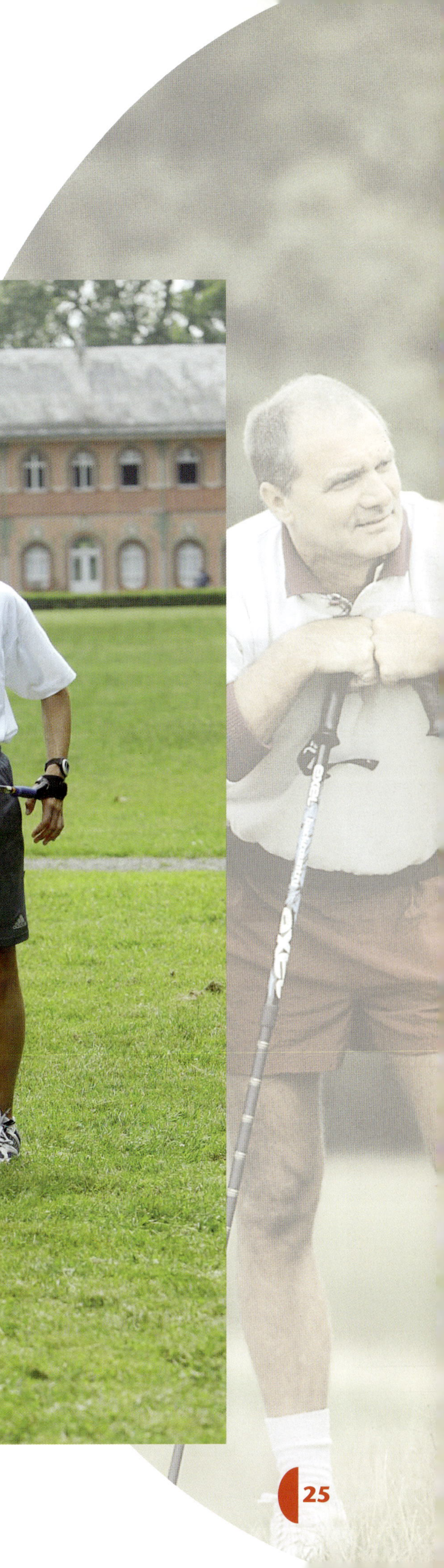

2 Weitergehende Hinweise zu den Sequenzen der zweiten Kurseinheit

Informationen für den Kursleiter

1 Organisationshinweise

1.1 Die Wahl der Teststrecke

Suchen Sie ein flaches Gelände. Markieren Sie den Start. Messen Sie eine Strecke von 2.000 m ab (z. B. mit einem Messrad vom städtischen Bauhof). Einfacher ist es, wenn Sie einen Sportplatz mit einer 400-m-Laufbahn aufsuchen. Dann müssen die TN fünf Runden walken (= 2.000 m).

1.1 Messgeräte

Der Testleiter braucht eine Uhr mit Sekundenanzeiger oder, noch besser, eine Stoppuhr. Denn die Walking-Zeit jedes Testteilnehmers wird in Minuten und Sekunden gestoppt.

Für die Testteilnehmer wäre jeweils ein Pulsmessgerät ideal, anhand dessen Sie beim Einlauf ihren Belastungspuls ablesen könnten, ansonsten benötigen Sie eine Uhr mit Sekundenzeiger oder eine Stoppuhr, um 10 Sekunden lang (dann mit 6 multipliziert) den Puls zu messen. Leider hat man sich schnell verzählt, wenn man außer Puste ist. Optimal ist es deshalb, wenn jeder Testteilnehmer ein elektronisches Herzfrequenzmessgerät angelegt bekommt. Man muss dann beim Übertreten der Ziellinie nur die Frequenz ablesen und notieren.

Der Testleiter benötigt einen Stift und eine vorgefertigte Liste mit den Namen aller Testteilnehmer. Auf der Liste müssen die Startzeit, die Endzeit, die reine Walking-Zeit und die Herzfrequenz notiert werden können (eine entsprechende Kopiervorlage finden sie auf S. 37). Wer möchte, kann zusätzlich noch Ausgangspuls und Erholungspuls notieren.

1.2 Zum Start

Notieren Sie sich die an die TN ausgegebenen Startnummern und die jeweiligen Startzeiten in Minuten und Sekunden. Lassen Sie die TN im Abstand von 30-60 Sekunden starten. Achten Sie darauf, dass keiner der TN in Atemnot gerät, denn ein zu hoher Puls verfälscht das Testergebnis genauso wie ein zu niedriger Puls. Korrigieren Sie sofort, wenn Sie sehen sollten, dass gejoggt wird.

1.3 Im Ziel

Nach Erreichen der Ziellinie wird die Endzeit in Minuten und Sekunden gestoppt und zusammen mit dem Belastungspuls eingetragen. Die Netto-Walk-Zeit wird errechnet (= Endzeit minus Startzeit). Fragen Sie den TN sofort nach Erreichen des Ziels nach dem Belastungspuls (abgelesen auf der Pulsuhr) und dem individuellen Anstrengungsgrad (siehe Borg-Skala S. 37) und notieren Sie alle Werte in die Walk-Test-Tabelle (S.37).

1.4 Auswertung

Anhand der Tabellen (S. 31), die vergrößert an einer Stelle des Stadions aufgehängt wurden, kann jeder TN nach Bekanntgabe seiner Netto-Walk-Zeit und anhand der Überprüfung seines Belastungspulses sein Fitnessniveau einordnen.

Die in Frauen und Männer getrennten Auswertungstabellen sind so zu handha-ben, dass für jede Altersgruppe je drei Gehzeiten bzw. – intervalle angegeben sind. In der Mitte stehen die Zeiten, die von einer repräsentativen Anzahl von Testpersonen durchschnittlich erzielt wurden, links davon die eher unterdurchschnittlichen, rechts die eher überdurchschnittlichen Ergebnisse.

1.5 Wichtig ist auch die Pulsfrequenz!

Die Gehzeit, alleine betrachtet, reicht nicht aus, um das Testergebnis zu bewerten. Wichtig ist es, die Gehzeit im Verhältnis zum Belastungspuls zu sehen. Der Belastungspuls dient als Richtschnur für die Bewertung der Walking-Testleistung: Beim Walking-Test sollte ein Testpuls von 80-95 % der maximalen Herzfrequenz erreicht werden. In Tab. 3 (S. 32) findet sich das ideale Testpulsintervall, je nach Altersgruppe angegeben.

2 Hintergrund-informationen

2.1 Die Ruhepulsmessungen werden zusammen mit der Altersangabe des jeweiligen Teilnehmers eingesammelt und folgendermaßen berechnet: Die drei Ruhepulsmessungen werden gemittelt und der individuelle Belastungspuls nach folgender Formel für jeden Teilnehmer errechnet und bei der dritten Kurseinheit mitgebracht (siehe auch Info zur Belastungspulsmessung in der dritten Kurseinheit, S. 40). Dabei geht man zu Anfang von einer Trainingsintensität (% Hfmax) von 60-70 % und später auch 80 % der maximalen Leistungsfähigkeit aus und setzt alle drei Werte in u. g. Formel ein. So hat jeder TN drei individuelle Belastungspulse mit einmal einer Trainingsintensität von 60 %, 70 % und einmal von 80 %.

Individueller Belastungspuls:

Für Männer:

(220 – Alter – Ruhepuls) x % HFmax + Ruhepuls

Für Frauen:

(226 – Alter – Ruhepuls) x % HFmax + Ruhepuls

Beispiel: Ein 50jähriger Mann mit einem Ruhepuls von 60 Schlägen/Minute will mit 70% seiner maximalen Leistungsfähigkeit trainieren: (220 – 50 – 60) x 0,7 + 60 = 137. Dann liegt sein individueller Belastungspuls bei 137 Schlägen/Minute.

2.2 Am wichtigsten ist der Risikocheck für alle Testteilnehmer. Beantwortet ein Teilnehmer eine der im Risikocheck aufgeführten fünf Fragen mit „ja", sollte er vor der Testdurchführung einen Arzt um Zustimmung bitten.

Für Personen ab 40 Jahren, die schon länger als zwei Jahre keinen regelmäßigen Sport getrieben haben, ist der Risiko-check ein Muss. Bei Unsicherheiten, vor allem, wenn Fragen eindeutig bejaht werden, sollte vorher ein Arzt konsultiert werden.

Wenn Ältere (Personen über 70 Jahre) und Risikopersonen die Leistungsfähigkeit mit dem Walking-Test überprüfen möchten, ist es erforderlich, dies auch erst nach Absprache mit dem beratenden Arzt zu tun.

Erste Sequenz „Einstieg/Theorie"

1.1 Ruhepulsmessungen und individueller Belastungspuls

Die Ruhepulsmessungen werden zusammen mit der Altersangabe des jeweiligen Teilnehmers eingesammelt.

1.2 Bedeutung und Organisation des Walk-Tests

Die Bedeutung und die Organisation des Walk-Tests wird erklärt und darauf hingewiesen, dass in der 10. Kurseinheit erneut ein Walk-Test stattfindet:

Beim Walking-Test wird eine 2.000 m lange Strecke so schnell wie möglich gewalkt (HFmax: 80-90 %). Am Ende werden die Walking-Zeit und der Belastungspuls gemessen. Unter Berücksichtigung von Geschlecht, Alter und relativem Körpergewicht kann man mit diesem Testverfahren den körperlichen Leistungs- und Gesundheitszustand überprüfen und darüber hinaus Richtwerte für die Gestaltung des Walking-Trainings erhalten.

Der Walking-Test gehört zu den wissenschaftlich anerkannten Ausdauertestverfahren, mit dem die maximale Sauerstoffkapazität (VO_2 max.) geschätzt werden kann (die maximale Sauerstoffaufnahmekapazität ist das Bruttokriterium für die Ausdauerleistungsfähigkeit).

Mit dem Walking-Test lässt sich das allgemeine Fitnessniveau bestimmen, es einem vorgegebenen Walking-Programm zuordnen und das Walking-Training planen. Die langfristige Dokumentation der Testdaten lässt zudem Aussagen zum individuellen Leistungsverlauf zu.

1.3 Risikocheck

Die TN werden nach dem Risikocheck gefragt, den sie in der ersten Kurseinheit ausgeteilt bekommen haben.

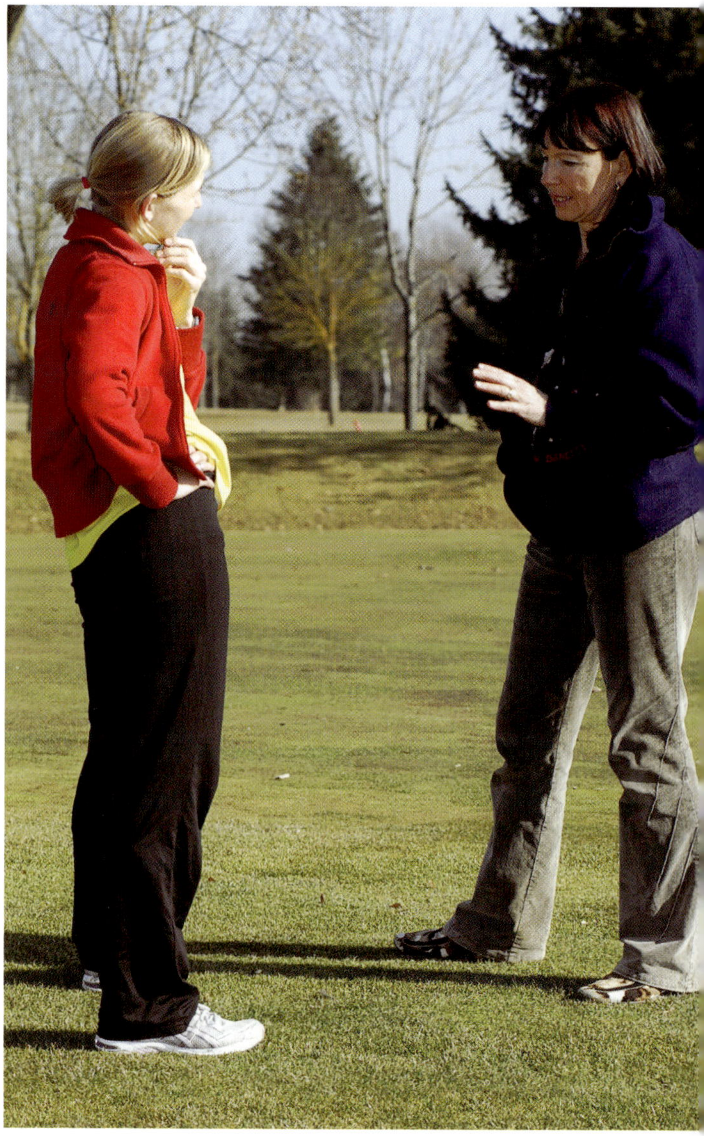

Zweite und dritte Sequenz „Erwärmung/Technik"

2.1 Wiederholung der Basistechnik

Es wird ganz besonders darauf hingewiesen, dass die Knie vorne beim Aufsetzen des Fußes leicht gebeugt sein sollten, die Fersen flächig aufzusetzen sind und nicht gejoggt werden darf.

- Die Knie vorne beim Aufsetzen leicht gebeugt halten.
- Die Fersen sind flächig aufzusetzen.
- Die Arme schwingen gegengleich zum Fußaufsatz aktiv und gewinkelt mit.
- Bewusst gleichmäßig atmen und vor allem die Ausatmung intensivieren.

2.2 Üben verschiedener Geschwindigkeiten

Der KL gibt per Handschlag oder per Ansage Geschwindigkeitsstufen von 1-5 vor und wechselt diese auch spontan ab. Die TN versuchen, fünf verschiedene Geschwindigkeitsstufen „sehr langsam" – „langsam" – „mittelschnell" – „zügig/flott" – „maximal schnell" umzusetzen und spontan auf die Ansagen des KLs zu reagieren.

Am Ende der Übung sollten die TN etwa 1-2 Minuten maximal schnell gewalkt sein, um ein Gefühl für die Geschwindigkeit beim Walking-Test zu bekommen.

2.3 Üben der Armführung beim Nordic Walking

Während des Übens der verschiedenen Geschwindigkeiten wird die besondere Armführung des Nordic Walkens immer wieder eingeflochten:

- Besondere Beachtung der Schulter-Becken-Rotation.
- Die Arme lang nach hinten führen und locker nach vorne fallen lassen.
- Die Hand hinten bewusst öffnen (spreizen) und vorne versuchen zu schließen.

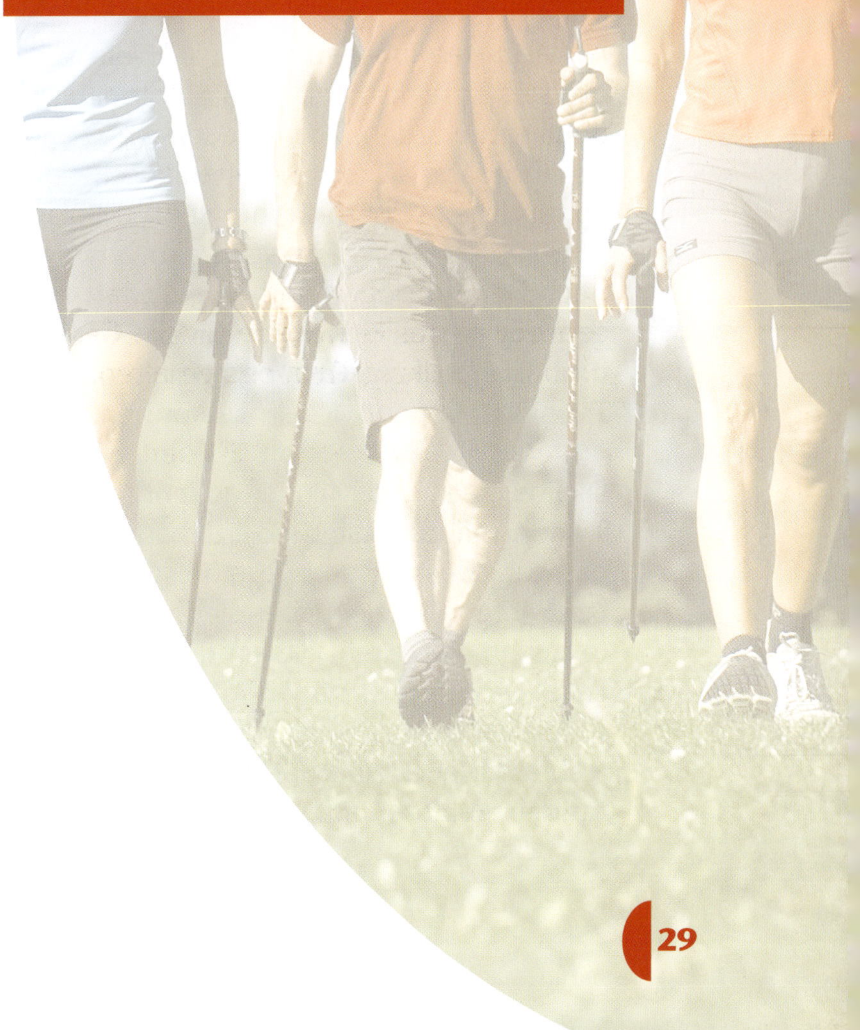

Vierte Sequenz „Ausdauer"

Vorbereitung und Durchführung des Walking-Tests

Materialien
Jeder TN erhält ein Pulsfrequenzmessgerät und legt dieses, nach Befeuchtung, am Brustkorb an. Stoppuhr und Testkarte liegen bereit.

Zum Start
Die TN stellen sich entsprechend der Nummernausgabe hintereinander auf.

Im Ziel
Nach Erreichen der Ziellinie wird die Endzeit in Minuten und Sekunden gestoppt und zusammen mit dem Belastungspuls eingetragen. Die Netto-Walk-Zeit wird errechnet.

Auswertung
Anhand der Tabellen (s. S. 31), die vergrößert an einer Stelle des Stadions aufgehängt wurden, kann jeder TN nach Bekanntgabe seiner Netto-Walk-Zeit und anhand der Überprüfung seines Belastungspulses sein Fitnessniveau einordnen. Der KL notiert sich die Zeiten der Teilnehmer selbstverständlich ebenso, um einen auf die Gruppe abgestimmten Trainingsplan entwickeln zu können.

Die in Frauen und Männer getrennten Auswertungstabellen sind so zu handhaben, dass für jede Altersgruppe je drei Gehzeiten bzw. -intervalle angegeben sind. In der Mitte stehen die Zeiten, die ein durchschnittliches Leistungsvermögen angeben, links davon die eher eine unterdurchschnittliche, rechts die eher eine überdurchschnittliche Ausdauerfähigkeit attestieren.

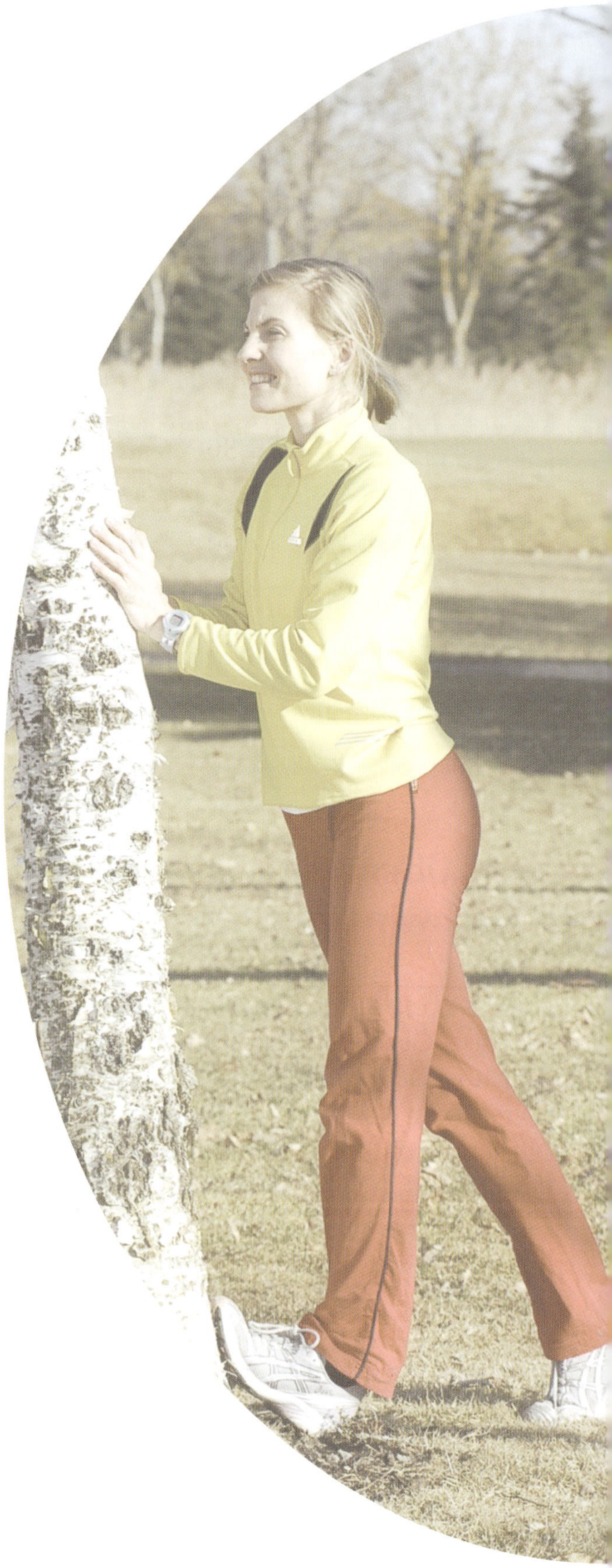

Tab. 1: Bewertung der Walking-Zeit für Männer

Durchschnittszeiten und Streuungsbreite bei Männern			
Alter	unterdurchschnittlich	***durchschnittlich***	überdurchschnittlich
20	> 15:15	**15:15-13:45**	< 13:45
25	> 15:30	**15:30-14:00**	< 14:00
30	> 15:45	**15:45-14:15**	< 14:15
35	> 16:00	**16:00-14:30**	< 14:30
40	> 16:15	**16:15-14:45**	< 14:45
45	> 16:30	**16:30-15:00**	< 15:00
50	> 16:45	**16:45-15:15**	< 15:00
55	> 17:00	**17:00-15:30**	< 15:30
60	> 17:15	**17:15-15:45**	< 15:45
65	> 17:45	**17:45-16:15**	< 16:15
70	> 18:00	**18:00-16:45**	< 16:45

Tab. 2: Bewertung der Walking-Zeit für Frauen

Durchschnittszeiten und Streuungsbreite bei Frauen			
Alter	unterdurchschnittlich	***durchschnittlich***	überdurchschnittlich
20	> 17:15	**17:15-15:45**	< 15:45
25	> 17:22	**17:22-15:52**	< 15:52
30	> 17:30	**17:30-16:00**	< 16:00
35	> 16:37	**17:37-16:07**	< 16:07
40	> 17:45	**17:45-16:15**	< 16:15
45	> 17:52	**17:52-16:22**	< 16:22
50	> 18:00	**18:00-16:30**	< 16:30
55	> 18:07	**18:07-16:37**	< 16:37
60	> 18:15	**18:15-16:45**	< 16:45
65	> 18:30	**18:30-17:00**	< 17:00
70	> 18:45	**18:45-17:15**	< 17:15

Wichtig ist auch die Pulsfrequenz!

Die Gehzeit, alleine betrachtet, reicht nicht aus, um das Testergebnis zu bewerten.

Wichtig ist es, die Gehzeit im Verhältnis zum Belastungspuls zu sehen.
Der Belastungspuls dient als Richtschnur für die Bewertung der Walking-Testleistung:

Beim Walking-Test sollte ein Testpuls von 80-95 % der maximalen Herzfrequenz erreicht werden. In der folgenden Tabelle wird das ideale Testpulsintervall, je nach Altersgruppe, angegeben.

Tab. 3: *Bewertung der Pulsfrequenz für Männer und Frauen*

Alter	Testpulswert 80-95 % Maximalpuls
20	160-190
25	156-185
30	152-181
35	148-176
40	144-171
45	140-166
50	136-162
55	132-157
60	128-152
65	124-147
70	120-143

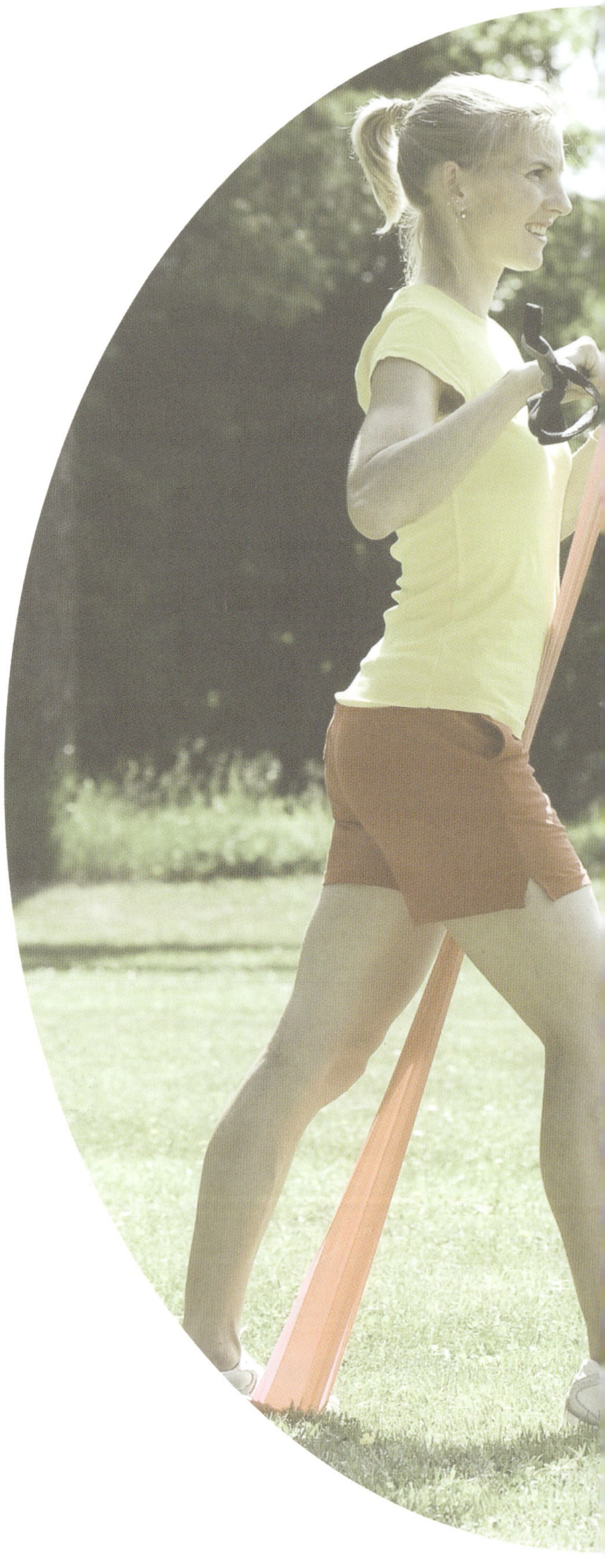

ABSCHLUSS

Fünfte Sequenz „Regeneration und Entspannung"

„Gemeinsames Auswalken im Stadion."

Wenn es witterungsbedingt möglich ist, ziehen alle TN (freiwillig) ihre Schuhe aus und walken in Strümpfen oder barfuß nach folgenden Anweisungen des KLs aus:

- Die Arme mit oder ohne mittig gefasste Stöcke locker neben dem Körper hängen und pendeln lassen und ebenfalls in den Beinen locker in einem gemäßigten Tempo vorwärts gehen (dabei zur Entlastung der Schienbeinmuskulatur bewusst mit dem Fuß etwas nach hinten „wegschleudern" wollen).
- Dann auch rückwärts gehen.
- Partnerweise hintereinander (oder einer vorwärts, der andere rückwärts) herwalken und dabei die Stöcke zwischen den Partnern locker im Diagonalmuster hin- und herschwingen lassen.

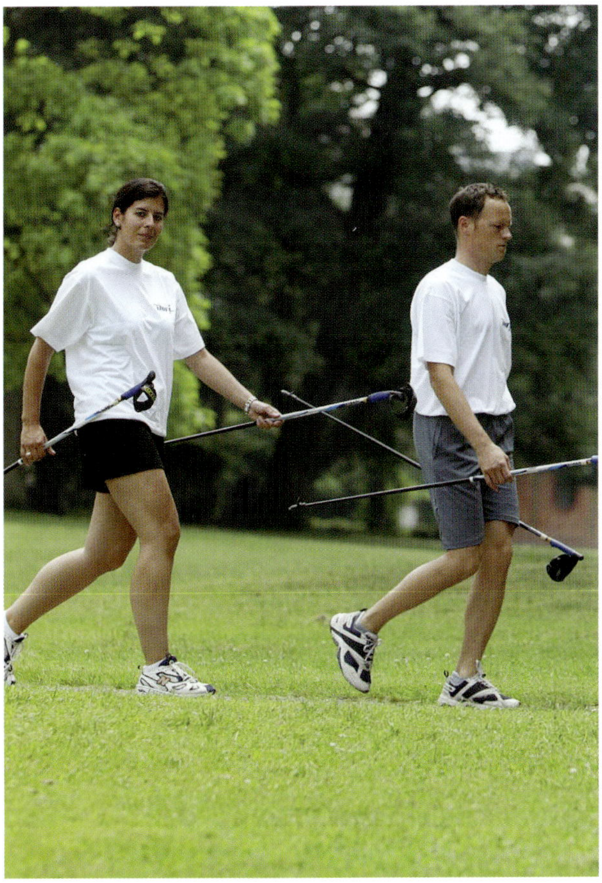

Abb. 14: *Das Schwingen der Stöcke lockert die Schultermuskulatur und hilft beim „diagonalen" Gang: Eine harmonische und gesunde Gegenrotation von Schulter- und Beckenachse*

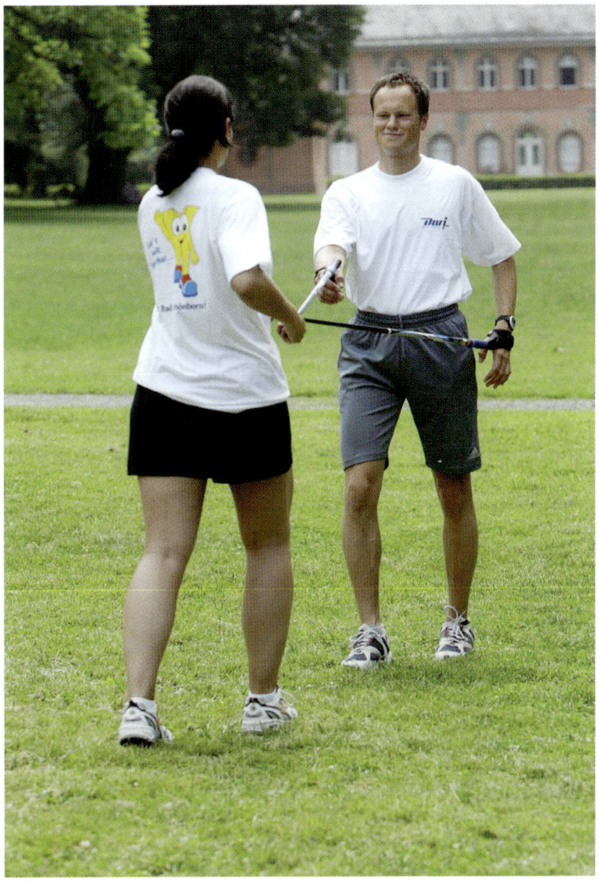

Abb. 15: *Rückwärts gehen mit Stöcken Achtung! Der Kursteilnehmer demonstriert ein Fehlerbild: Er geht im Passgang (rechtes Bein und rechter Arm bewegen sich gleichzeitig nach vorne)*

Sechste Sequenz „Funktionelle Übungen"

Die Dehnungen der Waden- und Schienbeinmuskulatur von der vorangegangenen Kurseinheit werden jetzt mit Zuhilfenahme der Stöcke wiederholt (S. 20/21). Zusätzlich erfolgt die Dehnung der vorderen Oberschenkel- und Hüftbeugemuskulatur.

6.1 Dehnung der Wadenmuskulatur mit Stöcken

- Stand frontal zu beiden Stöcken, die eng nebeneinander im Boden stecken.
- Der Fußballen eines Fußes wird senkrecht nach oben an die Stöcke herangepresst. Das Knie strecken.
- Jetzt versucht der TN, die Stöcke gegen den Druck des Fußballens an den Körper zu ziehen, um so die Dehnung in der Wade zu intensivieren.
- Das Körpergewicht wird nach vorne in Richtung Stöcke verlagert.
- Intermittierend und statisch dehnen.

6.2 Dehnung der Schienbeinmuskulatur

Die Dehnung der Schienbeinmuskulatur wird wie in der 1. KE durchgeführt. Die Stöcke werden vor dem Körper aufgestellt, um sich abstützen zu können.

6.3 Dehnung der vorderen Oberschenkelmuskulatur

- Im Stand: Eine Hand stützt auf einem aufgestellten Stock, um das Gleichgewicht besser halten und um sich so besser auf die Dehnung konzentrieren zu können.
- Das Standbein leicht beugen, den Fußrist des zu dehnenden Beins fassen und mithilfe der Hand den Oberschenkel nach hinten oben anheben und dort in der Endposition fixieren. Dabei bleibt der Rumpf unbedingt aufgerichtet. Gleichzeitig die Gesäßmuskulatur fest spannen. Eine Dehnspannung in der Oberschenkelvorderseite ist spürbar.
- Intermittierend und statisch dehnen.
- Bei der Dehnungsvariation mit Kontraktion jetzt in der Dehnposition den Fußrist wieder leicht in die Hand zurückdrücken und damit die subjektive Dehnspannung etwas aufheben.
- Diese Dehnung ist auch mithilfe eines Therabandes möglich, wenn der TN wegen auftretender Knieprobleme den Fußrist nicht mit der Hand fassen oder das Knie nach außen ausweichen würde.

6.4 Dehnung der Hüftbeugemuskulatur

- Im Ausfallschritt soll das hintere Bein weit vom vorderen Bein entfernt oder sogar auf einer Erhöhung (z.B. Bank) abgelegt werden. Das vordere Knie sollte nicht über die Fußspitze hinausragen! Man kann sich dabei auf die Stöcke aufstützen. Ein zusätzliches Gleichgewichtstraining ist es, diese Übung ohne Stockhilfe durchzuführen.
- Die Hüfte des hinteren Beins in Richtung Boden drücken und das hintere Bein so weit vom vorderen Bein entfernen, wie es ohne Schmerzen im Knie möglich ist. So lässt sich eine Dehnung im vorderen Leis-tenbereich erreichen.
- Den Oberkörper dabei aufrichten, wenn nicht sogar leicht nach hinten lehnen, da erst dann Ursprung und Ansatz des Hüftbeugers optimal voneinander entfernt liegen.
- Variante: Unter Zuhilfenahme eines Stocks, der weit nach hinten oben geführt und leicht auseinander gezogen werden soll, wird die Dehnung der Rumpfvorderseite (Flektoren) noch spürbarer.

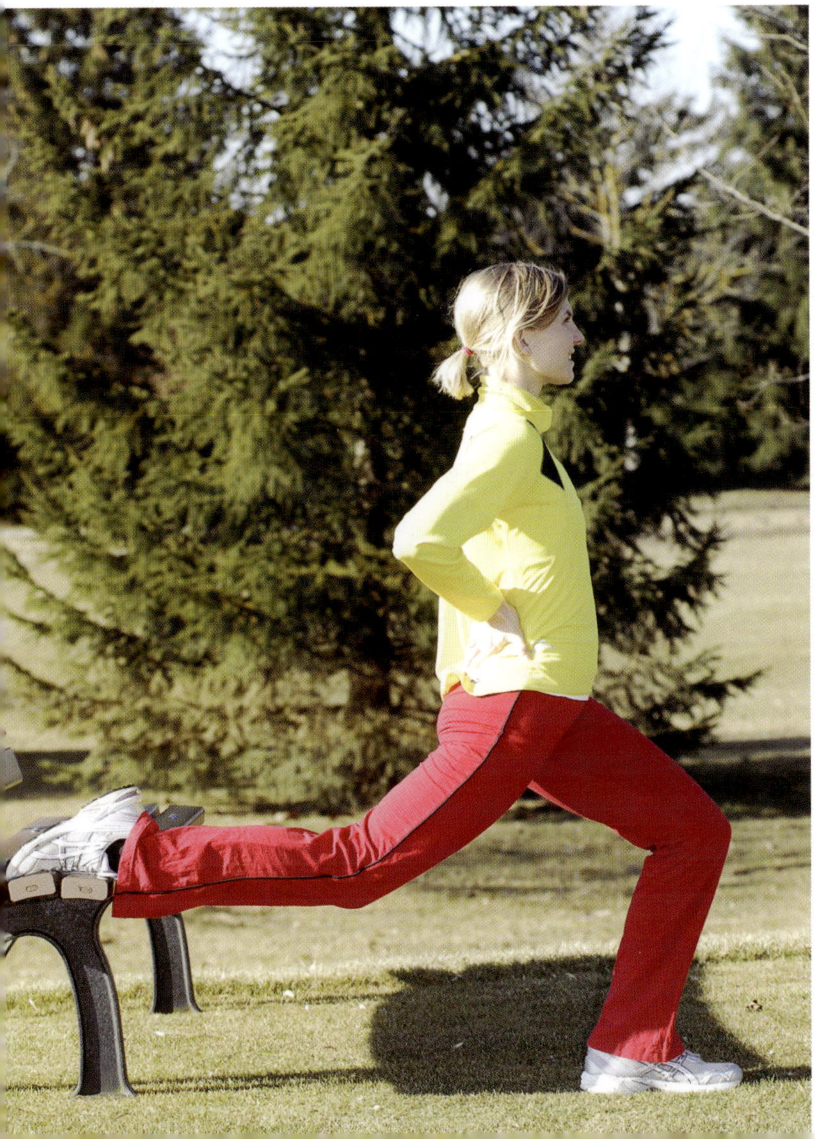

- Um das Becken zu fixieren, jetzt die Gesäßmuskulatur maximal anspannen und die Dehnung damit erhöhen.
- Bei der Dehnungsvariation mit Kontraktion den Hüftbeuger zusätzlich kontrahieren, indem mit dem Fußrist des hinteren Fußes leicht Druck in den Boden bzw. auf die Bank ausgeübt wird und mit diesem Fuß ein „statischer Zug" nach vorne zum anderen Bein hin stattfindet.

Abb. 16: *Dehnung Hüftbeuger*

ABSCHLUSS

Siebte Sequenz „Reflexion/Hausaufgabe“

7.1 Kurze Reflexion der Kurseinheit

Fragen an die Teilnehmer:

Sind Probleme oder Schmerzen beim Walking-Test aufgetreten? War es zu anstrengend? Kann man sich vorstellen, diesen Test nochmals in der letzten Kurseinheit durchzuführen?

7.2 Ankündigen des Themenschwerpunkts

In der nächsten Kurseinheit soll es vor allem um die Einführung in die Handhabung der Stöcke gehen.

7.3 Hausaufgaben

Die TN sollen in den nächsten sieben Tagen bei verschiedenen Gelegenheiten (z. B. beim entspannten Spazierengehen, beim gehetzten Einkauf oder beim langsamen Stadtbummel) bisweilen auf die Schulter-Becken-Rotation achten. *Bleibt der Oberkörper beim Vorwärtsgehen eher unbewegt oder kann die Schulterachse leicht mitrotieren? Wie kommt es, dass die Arme mitschwingen beim Gehen?*

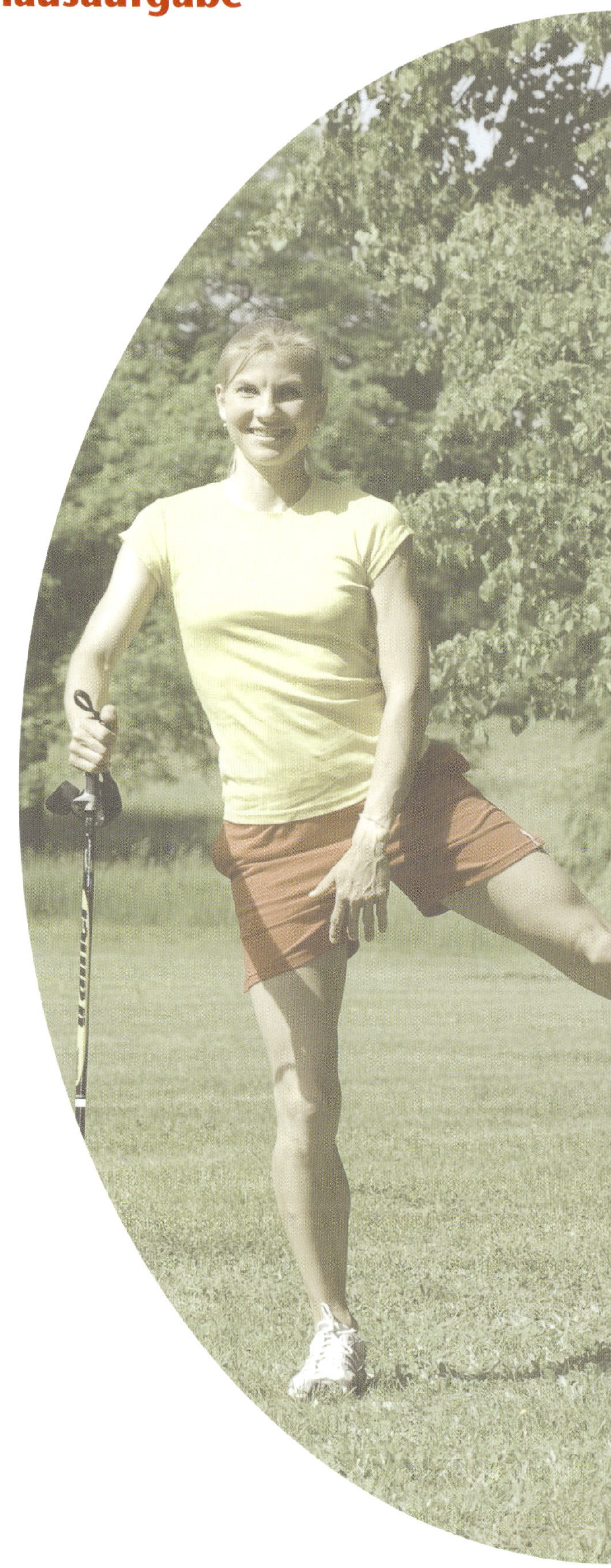

Tab. 4: Liste für den Walking-Test

Startnummer	Name	Startzeit	Gehzeit	Reine Gehzeit	Puls	Borg-Skala

Tab. 5: Messlatte der Anstrengung (Borg-Skala)

Skalenwert	Anstrengungsgrad	
6	Überhaupt keine Anstrengung	
7	Extrem leicht	
8		
9	Sehr leicht	
10		
11	Leicht	**Optimaler Trainingsbereich**
12		
13	Etwas schwer	
14		
15	Schwer	
16		
17	Sehr schwer	
18		
19	Extrem schwer	
20	Größtmögliche Anstrengung	

3

KURSEINHEIT 3

KURSEINHEIT 3
„Der richtige Stockeinsatz 1: Der lockere Armschwung"

Sequenz	Inhalte	Ziele	Medien	Dauer
1. Einstieg/ Theorie	• Begrüßung • „Hausaufgaben abfragen" und Ausgabe des individuellen Belastungspulses • Erläuterung des Stundenthemas: Der richtige Stockeinsatz	Informieren über die optimale individuelle Belastung und Informieren über Gefahren beim Nordic Walking durch eine falsche Technik	Stöcke	10 min
2. Erwärmung	• Spiele/Übungen zum weiteren Kennenlernen, Aufwärmen und zur Koordination	Gruppenatmosphäre optimieren, Vorbereitung auf den Diagonalschwung		10 min
3. Technik	Methodisch-didaktische Einführung in Nordic Walking: Schwerpunkt => „Schulter-Becken-Rotation und Armeinsatz"	Wahrnehmung des Rumpfeinsatzes und der Armführung beim Nordic Walking		45 min
4. Ausdauer	Nordic Walking (30 Minuten) mit einer Intensität von 60-70 % des individuellen Belastungspulses			
5. Regeneration und Entspannung	Langsames und bewusstes Gehen in Verbindung mit Lockerungsübungen der Schultern und Arme	Schulung der Körperwahrnehmung		10 min
6. Funktionelle Übungen	• Stabilisationsübung: „Der kurze Fuß" • Dehnungen mit Stöcken: Wie bisher und hintere Oberschenkelmuskulatur	Übungen zur Integration in den Alltag erlernen (Handlungskompetenz)		10 min
7. Abschluss/ Reflexion/ Hausaufgabe	• Kurze Reflexion der Kurseinheit • Ankündigung des zukünftigen Themenschwerpunkts • Hausaufgabe	Handlungskompetenz fördern und Selbstwirksamkeit erhöhen		5 min

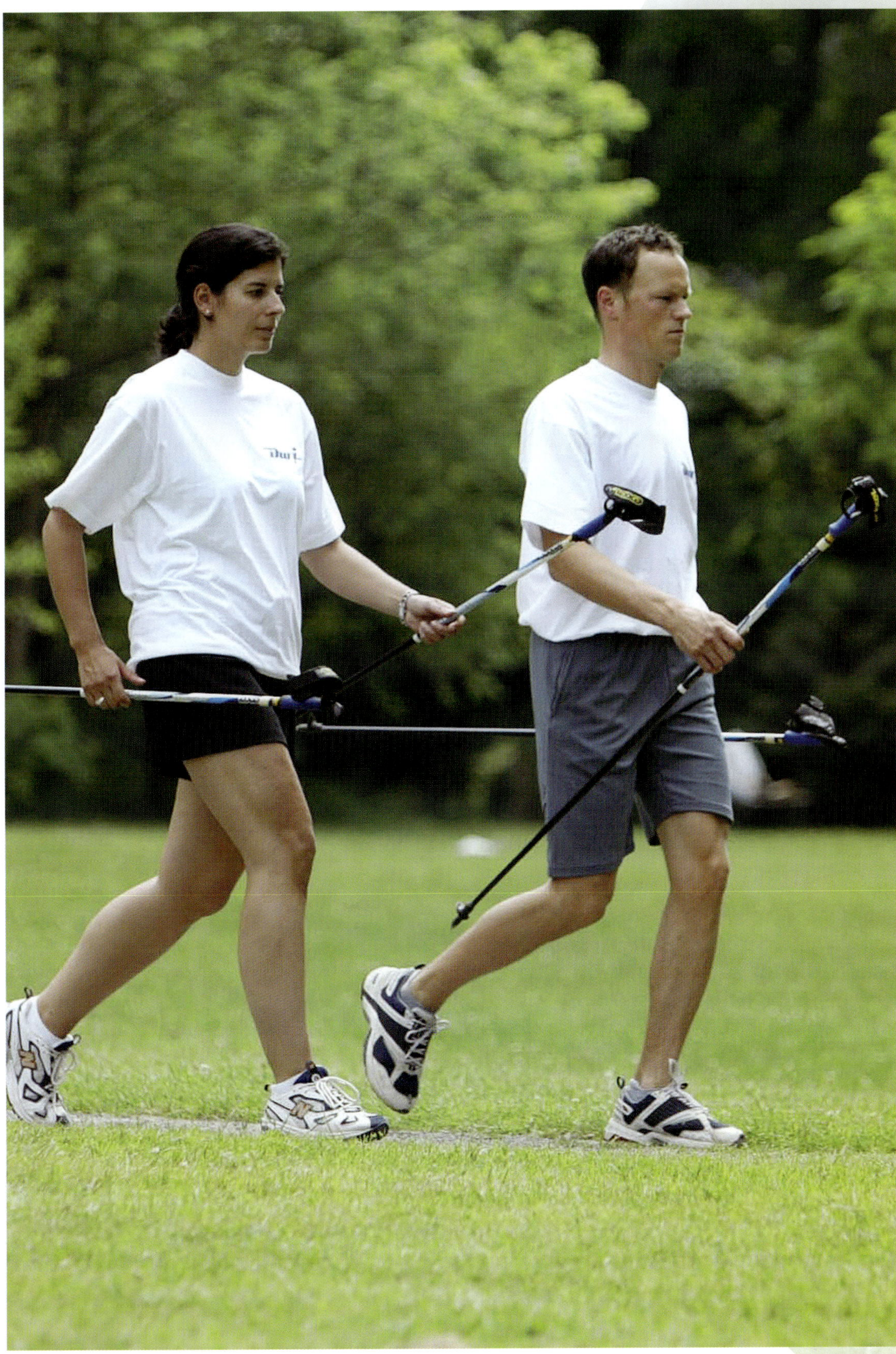

3 Weitergehende Hinweise zu den Sequenzen der dritten Kurseinheit

Informationen für den Kursleiter

1 Organisationshinweise

Der KL gibt jedem Teilnehmer auf einer kleinen Karteikarte den ausgerechneten individuellen Belastungspuls, abhängig von der gewünschten Belastung (60 %, 70 %, 80 %) aus und wirkt darauf hin, dass sich die Teilnehmer diese drei Belastungsangaben merken. Auf der Karteikarte steht auch die eingesetzte Formel zur Berechnung des individuellen Belastungspulses mit Beispiel. Der KL weist darauf hin, dass das Thema *Belastungssteuerung* speziell in der fünften Kurseinheit behandelt werden wird.

2 Hintergrundinformationen

2.1 „Hausaufgaben abfragen"

Die bereits angesprochene leichte Rumpfrotation – d. h., die Schulterachse rotiert bei jedem Schritt leicht gegen die Beckenachse – ist ein vollkommen natürlicher und funktioneller Bewegungsablauf. Hier bietet es sich an, jeden TN einen Schritt nach vorne machen zu lassen und auf diese Gegenrotation zur Balanceerhaltung hinzuweisen.

Genau diese minimale Rotation dient auch der nervalen Ansteuerung der tief liegendsten autochthonen Muskelschichten (u. a. Mm. multifidii, M. transversus), die wiederum die Stabilisation der Wirbelsäule gewährleisten. Die Ansteuerung durch diese Minimalbewegung, zusammen mit der bewussten Aufrichtung des Oberkörpers beim Nordic Walking und auch beim Walking, ist möglicherweise verantwortlich für die Reduktion von Rükkenschmerzen durch Nordic Walking bzw. Walking. Aus diesem Grund liegt der Schwerpunkt dieser Stunde auch genau auf dieser Rotation.

2.2 „Gefahren beim Nordic Walking durch eine falsche Technik"

Ein falscher Stockeinsatz und die dadurch provozierte Fehlansteuerung von Muskeln bzw. die Betätigung von „falschen" Muskeln belastet nicht nur den Bewegungsapparat mehr, sondern unterstützt zusätzlich eine Fehlhaltung. Wird beispielsweise der Stock eher vor dem Körper als hinter dem Körper eingesetzt, wird vermehrt die Brustmuskulatur angesprochen, die ihrerseits eine Kettenreaktion auslöst:

=> Die Brustmuskulatur zieht zunehmend den Schultergürtel nach vorne und oben.

=> Gleichzeitig müssen die sowieso schon viel zu sehr belasteten Hals- und Nackenmuskeln vermehrt Haltearbeit leisten und kollabieren unter zu wenig Sauerstoffzufuhr.

=> Alles in allem wird die runde Rumpfhaltung nach vorne innen intensiviert, dadurch der Atemraum eingeengt und Verspannungen im Halswirbelsäulen- und Nackenbereich verstärken sich.

2.3 „Koordinative Übungen zur Vorbereitung auf die Diagonaltechnik"

Diese Übungen sollten vor dem eigentlichen Nordic Walking-Training absolviert werden, da sie speziell so genannten *Passgängern* (z. B. linkes Bein und linker Arm bewegen sich gleichzeitig nach vorne) helfen können, leichter in die diagonale Arm-Bein-Koordination hineinzufinden.

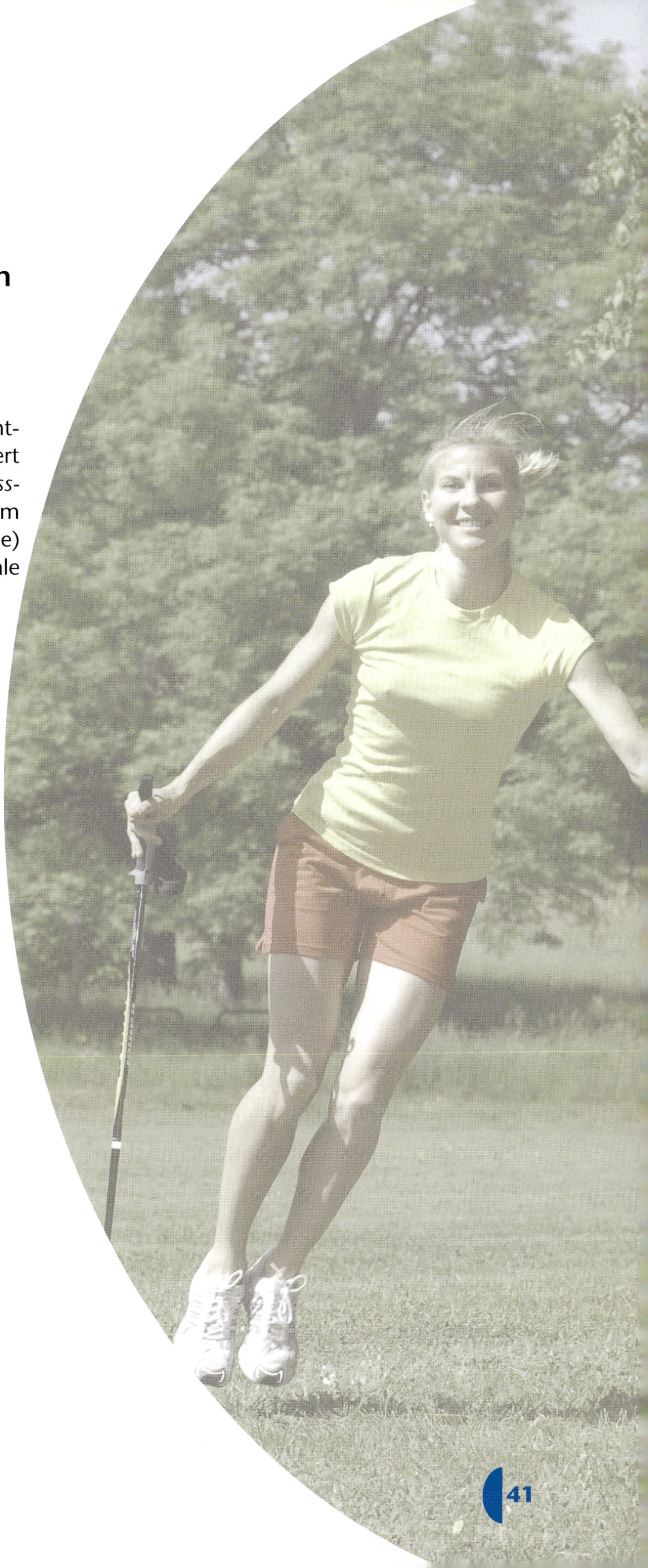

3

KURSEINHEIT 3

EINFÜHRUNG

Erste Sequenz „Einstieg/Information“

1.1 „Hausaufgaben abfragen“

Die TN werden nach ihren Erfahrungen gefragt, die sie bei der Beobachtung ihres Gangs – speziell der aktiven Rumpfrotation und des Armschwungs – gemacht haben. Der KL kündigt an, dass genau dieser Bewegungsbaustein heute bei der Einführung in die Nordic Walking-Technik im Vordergrund steht.

1.2 Gefahren beim Nordic Walking durch eine falsche Technik

Der KL weist darauf hin, dass vor allem die Technik darüber entscheidet, welche Belastung der Bewegungsapparat trägt. Entsprechend soll im Verlauf des Kurses auf verschiedene ausgewählte Bausteine der Nordic Walking-Technik im Besonderen eingegangen werden.

1.3 Besondere Fehlerbilder

a) Zu langer Schritt: Staucheffekt für Knie, Hüfte, Wirbelsäule.

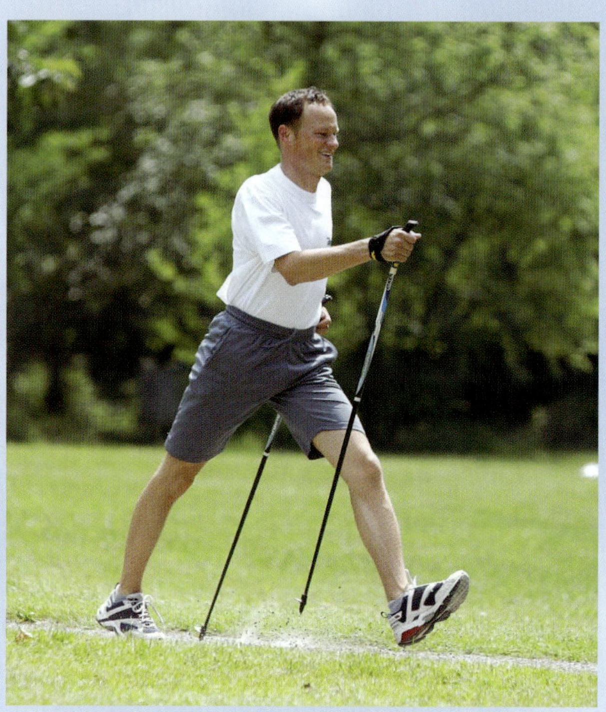

b) Zu steiles Aufkommen auf der Ferse und extendiertes Kniegelenk: Unökonomisch und ebenfalls Staucheffekt für Knie, Hüfte, Wirbelsäule.

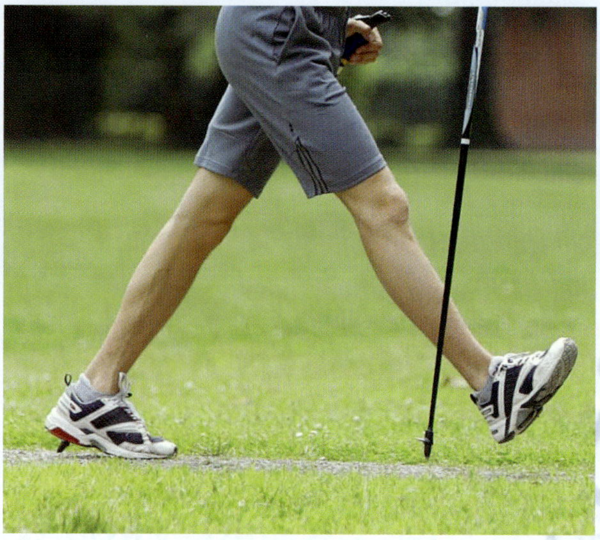

c) Das Becken kippt zur Seite ab, anstatt nach vorne zu rotieren: Keine Stabilisation, Mehr- und Fehlbelastung für Hüftgelenk und Wirbelsäule.

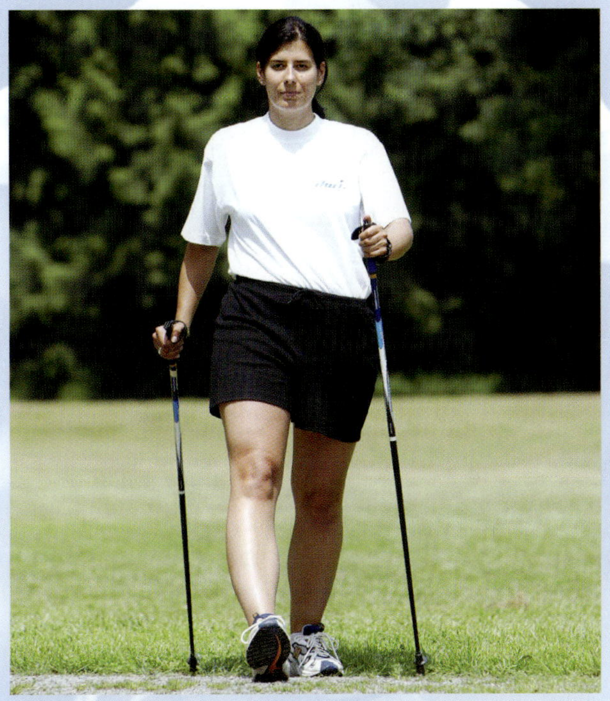

d) Der hohe Ellbogen beim Abstoß nach hinten: Unökonomischer Bewegungsablauf, Mehrbelastung für Schultergelenk und Halswirbelsäule, Fehlansteuerung der Schulterblattmuskulatur.

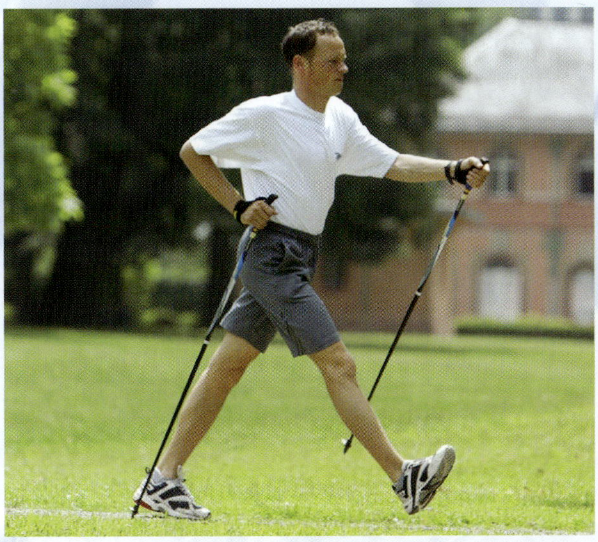

e) Stockeinsatz vor dem Körper: Unökonomischer Bewegungsablauf, fehlender Entspannungseffekt, zusätzliche Ansteuerung der Flektoren, Mehrbelastung von Schultergürtel und Nacken.

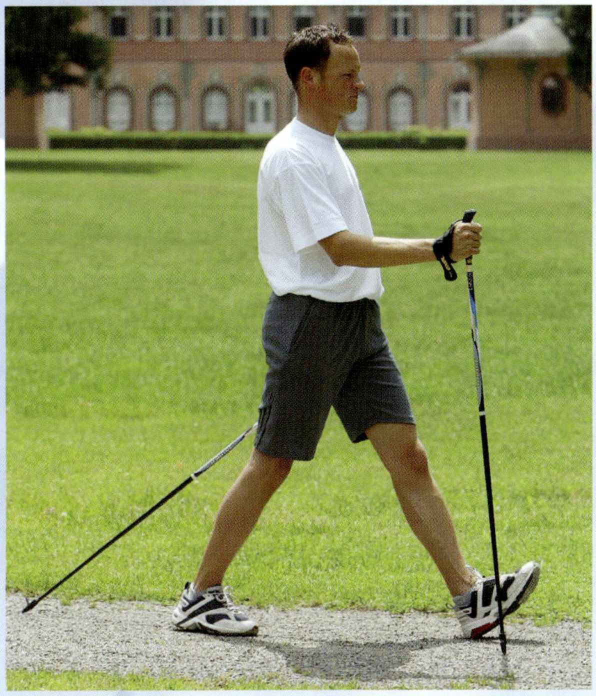

Zweite Sequenz „Erwärmung"

„Spiele zum weiteren Kennenlernen und Aufwärmen"

- „Sonnen- und Satellitenspiel" (ohne Stöcke)

Die „Sonne" (ein TN) steht in der Mitte eines Kreises, der durch 3-6 Personen (Satelliten) gebildet wird. Jeder Satellit steht mindestens 2-3 m entfernt von der Sonne und hat einen ganz bestimmten Blickwinkel auf die Sonne (er sieht z. B. das linke Ohr, die linke Schulter usw.). Nun dreht sich die Sonne in eine andere Position und die Satelliten versuchen, auf ihrer Kreisbahn bleibend, schnell wieder diesen Standpunkt einzunehmen, den sie vorher von der Sonne hatten (also sollte der o. g. Satellit wieder linkes Ohr und linke Schulter sehen können). Da die Sonne recht schnell kreist und immer wieder die Richtung ändert, müssen auch die Satelliten sich möglicherweise schnell und in verschiedene Richtungen bewegen und ihren Standplatz immer wieder wechseln.

Zusätzlich ruft die Sonne jetzt einzelne Namen auf, die dann die Aufgabe haben, in einer Schlangenlinie um alle anderen Satelliten durchzulaufen, so lange, bis ein weiterer Name aufgerufen wurde.

„Koordinative Übungen zur Vorbereitung auf die Diagonaltechnik"

Es ist sehr häufig der Fall, dass die Teilnehmer in den „Passgang" verfallen, sobald sie die Stöcke einsetzen sollen.

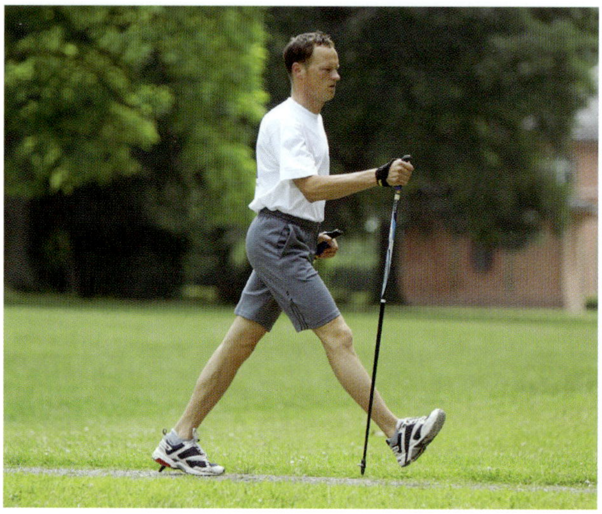

Abb. 17: *Fehlerbild „Passgang"*

Um die Diagonaltechnik vorzubereiten und nerval anzusteuern, empfehlen sich die folgenden Übungen:

- Jeder TN soll mit den Füßen vorwärts über Kreuz laufen und beide Arme um den Rumpf in Gegenrichtung herumschwingen lassen (z. B. rechtes Bein kreuzt vor linkem Bein, dann schwingen die Arme gleichzeitig nach rechts).
- S. o., nur dabei rückwärts gehen (z. B. rechtes Bein kreuzt hinter dem Körper nach links, dann schwingen die Arme gleichzeitig vor dem Körper nach links).
- „Schuhplattler": Die TN gehen vorwärts und berühren abwechselnd im Vorwärtsgehen mit der rechten Hand den linken Fuß und mit der linken Hand den rechten Fuß. Der Oberkörper bleibt möglichst aufrecht.
- S. o., nur beim Rückwärtsgehen.

HAUPTTEIL

Dritte Sequenz „Technik“

Step 1: Armführung

Flottes Walken mit

- bewusster Rumpfrotation,
- langer Armführung, vor allem nach hinten und lockerem Schwingen nach vorne und
- Schließen der Hände vorne und Öffnen der Hände hinten.

Step 2: Simulation des bewussten Stockeinsatzes nach hinten

Die Teilnehmer stellen sich partnerweise hintereinander (A vorne, B hinten) und schwingen ein Paar Stöcke zwischen sich vor und zurück im Wechsel.

Aufgabe 1: B soll in dem Moment, in dem A versucht, mit dem linken Stock nach hinten zu schwingen, leichten Widerstand geben. Ebenso mit dem rechten Stock. Der Widerstand von B soll den Widerstand des Bodens simulieren.

Aufgabe 2: S. o., nur mit Walken auf der Stelle.

Aufgabe 3: S. o., nur beim Vorwärtswalken.

Step 3: Die Rotation der Schulterachse bringt den Stock nach vorne

Aufgabe 1: Jetzt sollen die TN die Stöcke (nur durch die Handschlaufen fixiert) während des Vorwärtswalkens neben sich schleifen lassen. Der KL soll die TN darauf hinweisen und ihnen bewusst machen, dass die Stöcke nicht aus dem Ellbogen heraus nach vorne angehoben werden, sondern die Schulterachsenrotation das Nachvornebringen der Stöcke in ausreichendem Maße gewährleistet.

Aufgabe 2: S. o., nur sollen die TN jetzt bewusst Druck über die Handschlaufe auf den Stock ausüben und zwar dann, wenn die Stockspitze den Widerstand des Bodens spürbar werden lässt.

Aufgabe 3: S. o., jetzt soll bewusst entweder nur die rechte oder die linke Hand geschlossen werden. Zusammen mit dem Widerstand der Stockspitze in den Boden übt die Hand den Druck auf den Stock aus und provoziert einen kräftigen Vorwärtsschub. Sofort nach dem Schub soll dann die Hand bewusst geöffnet und der Stock losgelassen werden. Durch diesen Druckimpuls wird der Stock nach hinten oben weggeschleudert: „Der Stock fliegt beim Nordic Walking“.

Die o. g. Aufgabenstellungen werden immer wieder zu Hilfe genommen (auch in der folgenden Ausdauersequenz), wenn der KL bei einzelnen Teilnehmern eher ein Heben und Führen des Stocks als ein Schwingen feststellt.

Vierte Sequenz „Ausdauer“

Nordic Walking (30 Minuten) mit einer Intensität von 60-70 % des individuellen Belastungspulses.

Je nach Leistungszustand der Gruppe können auch Pausen bzw. ein langsameres Tempo gewählt werden. Zwischendurch sollen 1-2 kurze Belastungsmessungspausen durchgeführt werden. Es werden auch in dieser Sequenz immer wieder Technikbausteine angesprochen.

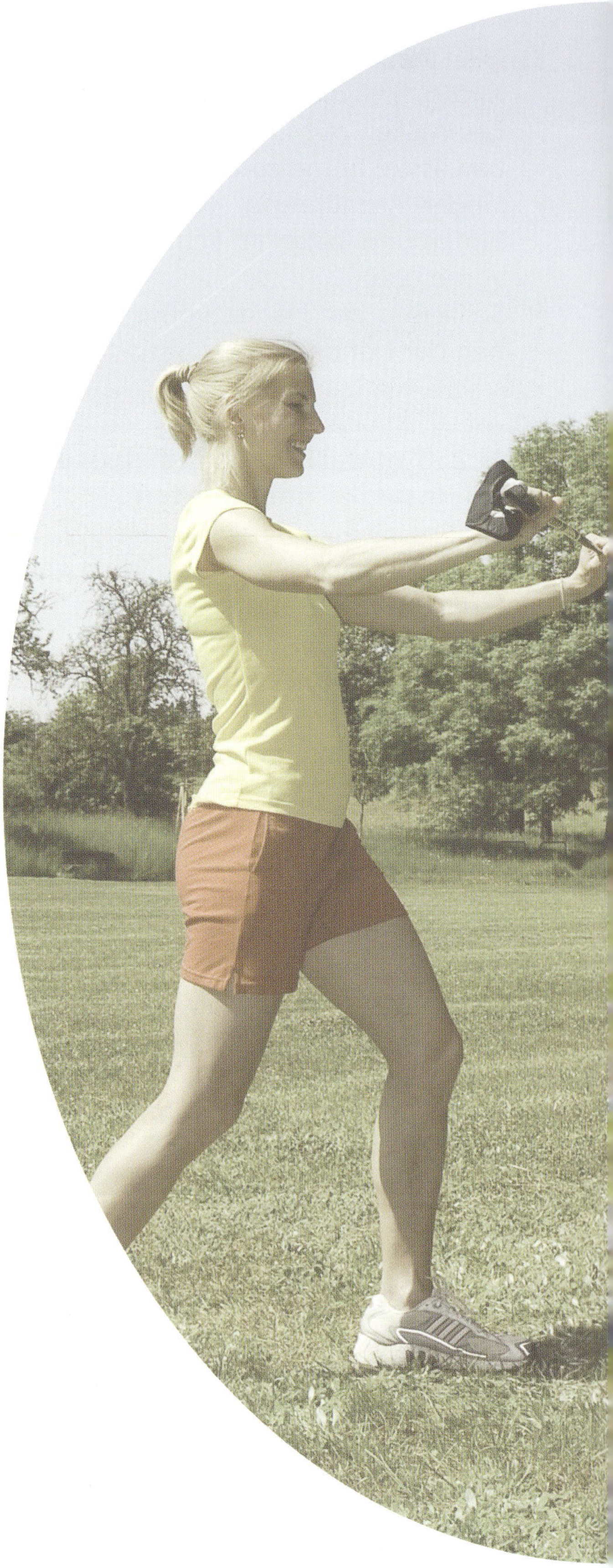

ABSCHLUSS

Fünfte Sequenz „Regeneration und Entspannung"

- Die Teilnehmer nehmen die Stöcke mittig in die Hände und gehen bewusst langsamer und atmen bewusst ein und aus.
- Die Teilnehmer schwingen ihre Schultern ganz bewusst locker mit. Dabei darf der Schwung auch sehr großzügig nach vorne und hinten ausgeführt werden.

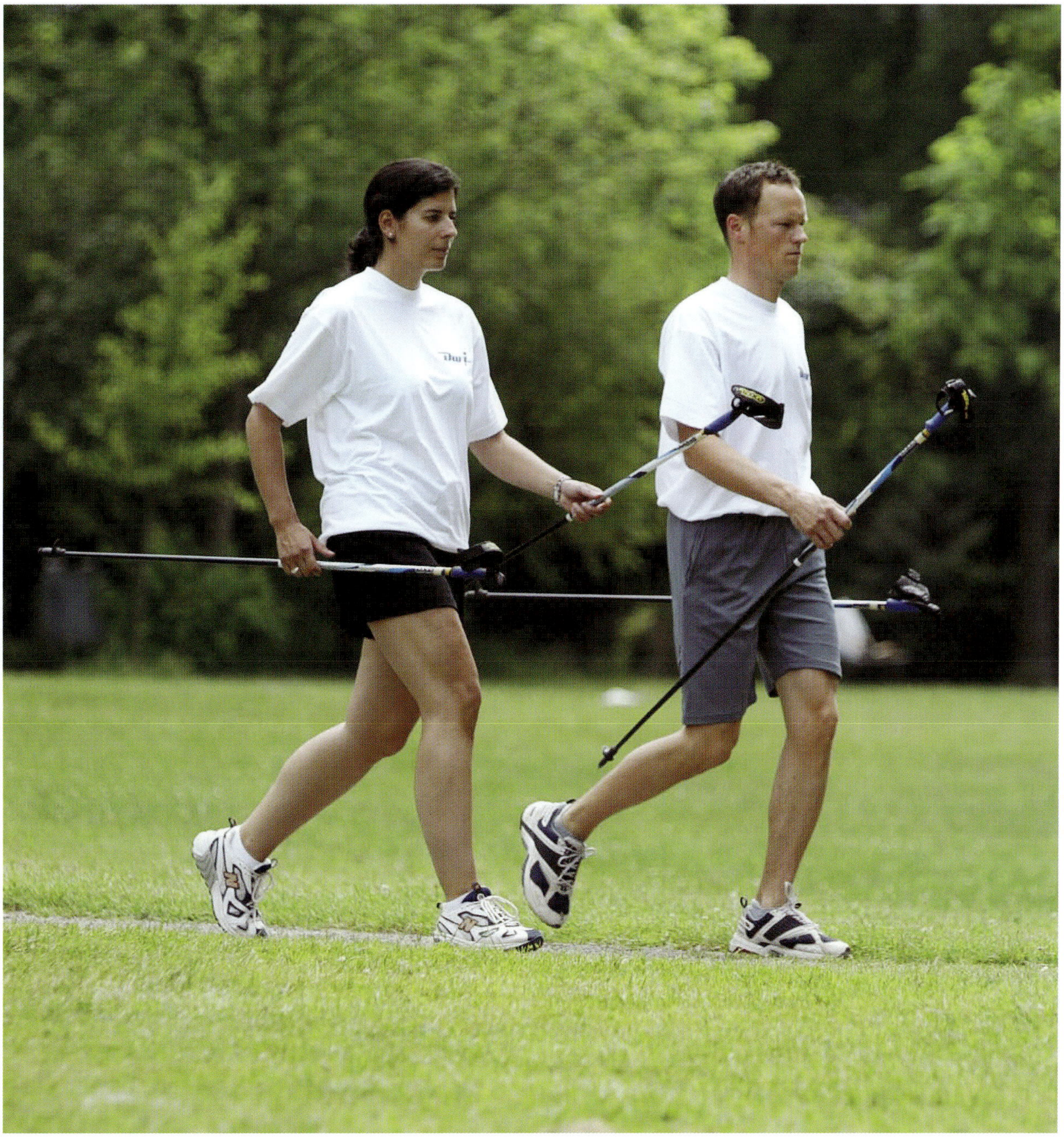

Abb. 18: *Regeneration und Entspannung*

ABSCHLUSS

- Zu Anfang kreisen die Teilnehmer die Schultern im Wechsel locker rückwärts.
- Die TN ziehen beide Schultern gleichzeitig extrem hoch, spannen Schultern, Arme und Hände an und lassen dann erst die Schultern fallen und anschließend Arme und Hände locker.

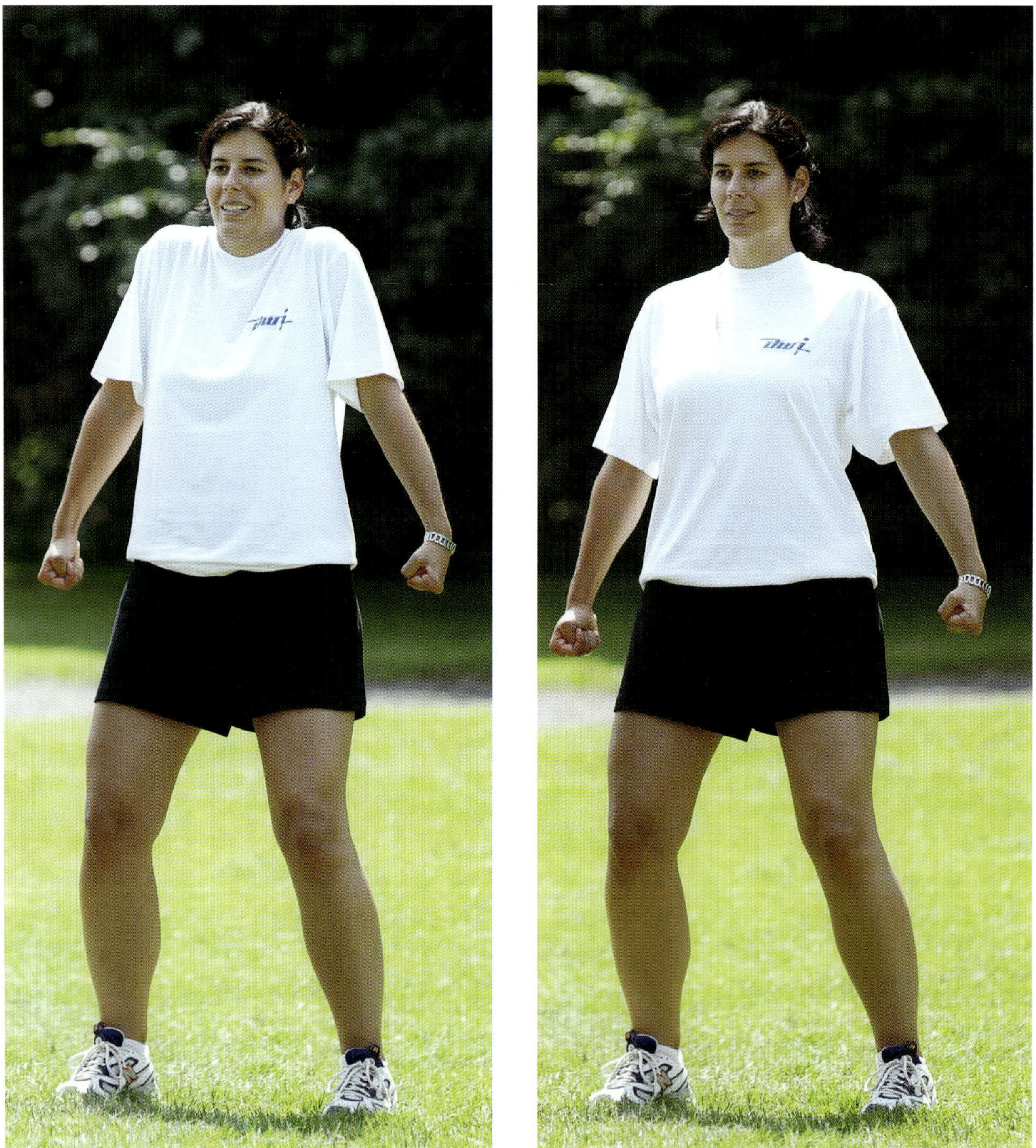

Abb. 19: *Schultern hochziehen und fallen lassen*

Sechste Sequenz „Funktionelle Übungen"

6.1 Kräftigung: Hinweise zur Ausführung von Stabilisations- bzw. Kräftigungsübungen

Die Kraft trainieren, heißt, die Fähigkeit zu verbessern, Widerstände, die durch den eigenen Körper oder Gewichte gebildet werden, zu überwinden, diesen Widerständen entgegenzuwirken oder sie zu halten.

Um die Kraft eines Muskels oder einer Muskelgruppe zu verbessern, können statische Kräftigungs- oder Stabilisationsübungen oder dynamische Kräftigungs- oder propriozeptive Übungen ausgeführt werden.

Grundprinzipien der dynamischen Kräftigung

- Aus koordinativen und physiologischen Gesichtspunkten heraus wäre es sinnvoll, die zu trainierende Muskulatur über einen möglichst langen Bewegungsweg hinweg zu trainieren. Auf Grund der Organisationsstruktur beim Nordic Walking ist das nicht immer möglich.
- Die Muskulatur ist bei dynamischen Kräftigungsübungen über 1-2 Übungsserien mit 10-15 Wiederholungen zu beanspruchen.
- Der zu überwindende Belastungswiderstand wird durch den eigenen Körper oder durch Hilfsmittel (Theraband oder Partner) gebildet.
- Die dynamischen Übungen sind nicht ruckartig, sondern geführt zu absolvieren.
- Unbedingt auf eine regelmäßige Atmung achten! Pressatmung ist in jedem Fall zu vermeiden! Grundsätzlich dann ausatmen, wenn die Belastung zunimmt, und stets einatmen, wenn die Belastung abnimmt.

Grundprinzipien der statischen Kräftigung

- Bei Stabilisations- und statischen Kräftigungsübungen ist eine Anspannungsdauer je nach Leistungsfähigkeit von 5-30 Sekunden zu empfehlen mit jeweils 3-5 Übungsserien.
- Wird die Muskulatur gegen einen Widerstand maximal angespannt, ist diese maximale Spannung nur etwa fünf Sekunden zu halten.
- Bei den Stabilisationsübungen ist die Spannung nicht unbedingt maximal, sondern so zu gestalten, dass die Position des Körpers gegen den Widerstand von außen bzw. die Bewegung der Extremitäten fixiert werden kann.
- Danach die Muskeln lockern.
- Diese Abfolge 3-5 x wiederholen.
- Während der ganzen Zeit gleichmäßig weiteratmen. Pressatmung unbedingt vermeiden!

Wichtige Basisübung und Grundprinzip bei allen Stabilisationsübungen mit und ohne Widerstand:

„Der kurze Fuß"

Bei allen zukünftigen Stabilisationsübungen im Stand wird der „kurze Fuß" eingesetzt, um die aufrichtende Muskulatur zu innervieren und die Rumpfmuskulatur und damit die Wirbelsäule zu fixieren. Bei der Arbeit gegen Widerstände von außen kommt es dann bei entsprechender Innervation der tief liegenden Bauch- (M. transversus) und Rückenmuskulatur (u. a. Mm. multifidii) zur segmentalen Stabilisation, die gerade auch in der Vorwärtsbewegung beim Walken, Nordic Walking oder Joggen wesentlich zum Schutz der Wirbelsäule beiträgt.

Anleitung des „kurzen Fußes":

- Hüftbreiter, aufrechter Stand.
- Ganz leichte Kniebeugung.
- Die Zehen spreizen, aber nicht vom Boden abheben.
- Die Fußballen in den Boden drücken (dadurch wird sich das Fußgewölbe leicht anheben. Darauf achten, dass sich die Zehen dabei nicht einkrallen.).
- Den Untergrund auseinander spannen, als wenn man ein Tuch unter sich auseinander spannen wollte.
- Die TN ziehen jetzt zusätzlich zur Anspannung durch den „kurzen Fuß" noch die auf Sternumhöhe ineinander gefassten Hände oder den Stock aktiv nach außen. Dabei werden die Schulterblätter unbedingt nach unten Richtung Becken gespannt.
- Zusätzlich wird die tief liegende Bauchmuskulatur (M. transversus) innerviert, indem die Beckenbodenmuskulatur angespannt, der Bauch von unten nach oben eingerollt und der Bauchnabel nach innen gezogen wird.

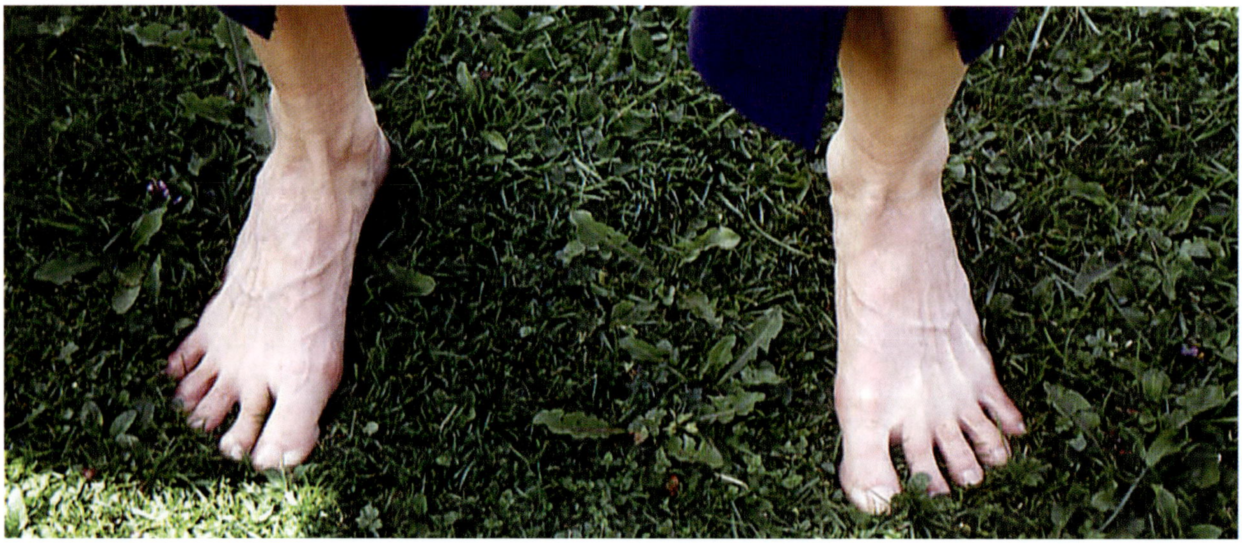

Abb. 20: *„Der kurze Fuß"*

6.2 Beweglichkeit

Die Dehnungen der Waden- und Schienbein-, vorderen Oberschenkel- und Hüftbeugemuskulatur der vorangegangenen Kurseinheiten werden wiederholt. Zusätzlich wird die hintere Oberschenkelmuskulatur gedehnt.

Dehnung der hinteren Oberschenkelmuskulatur

- Die Stöcke werden zum Aufstützen rechts und links vom zu dehnenden Bein aufgestellt. Einen Fuß mit der Ferse auf eine Erhöhung stellen und das Kniegelenk vorsichtig strecken. Bei jetzt auftretenden, stechenden oder elektrisierenden Schmerzen im Kniegelenk (nicht zu verwechseln mit dem typischen Dehnschmerz) das Kniegelenk wieder minimal einbeugen.
- Das Becken kippen (Tendenz Hohlkreuz) mit dem Gefühl, das Gesäß nach hinten wegzuschieben und das Hüftgelenk beugen, bis eine Dehnung in der Oberschenkelrückseite spürbar wird; den Rücken gerade halten.
- Bei der Dehnung mit Kontraktion wird in dieser Dehnposition jetzt mit der Ferse leicht auf die Erhöhung gedrückt und gleichzeitig ein leichter Zug nach hinten Richtung Becken ausgeübt.

Eine Variante: Bei gutem Wetter läßt sich die Dehnung der hinteren Oberschenkelmuskulatur auch im Liegen durchführen. Dabei wird das am Boden ausgestreckte Bein nach unten in den Boden gepresst. Das nach oben angehobene Bein wird durch leichten Zug mit dem Stock unterhalb der Kniekehle zum Oberkörper heran gezogen. Ein aktives intermittierendes Anziehen des Oberschenkels Richtung Oberkörper ist durchaus effektiv.

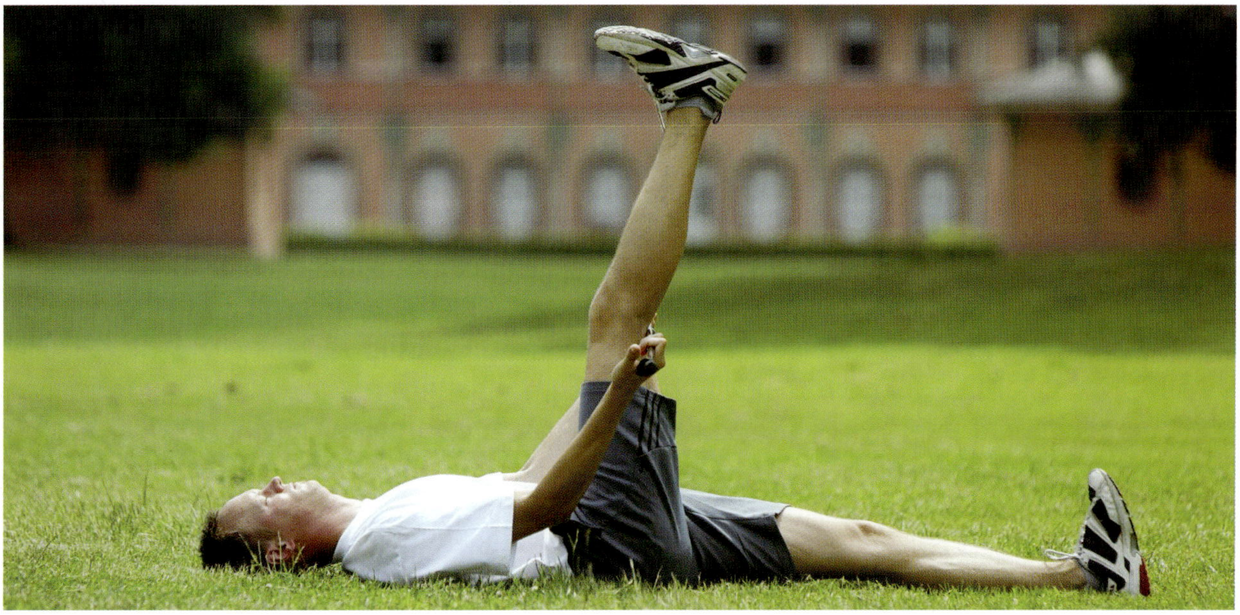

Abb. 21: *Dehnung der hinteren Oberschenkelmuskulatur im Liegen*

3 ABSCHLUSS

Siebte Sequenz „Reflexion/Hausaufgabe"

7.1 Kurze Reflexion der Kurseinheit

Fragen an die Teilnehmer:

Fühlen sich die Stöcke noch sehr fremd an oder hat man das Gefühl, sie bereits harmonisch in die Vorwärtsbewegung integrieren zu können? Wie ist man mit der Abdruckposition hinter dem Körper zurechtgekommen?

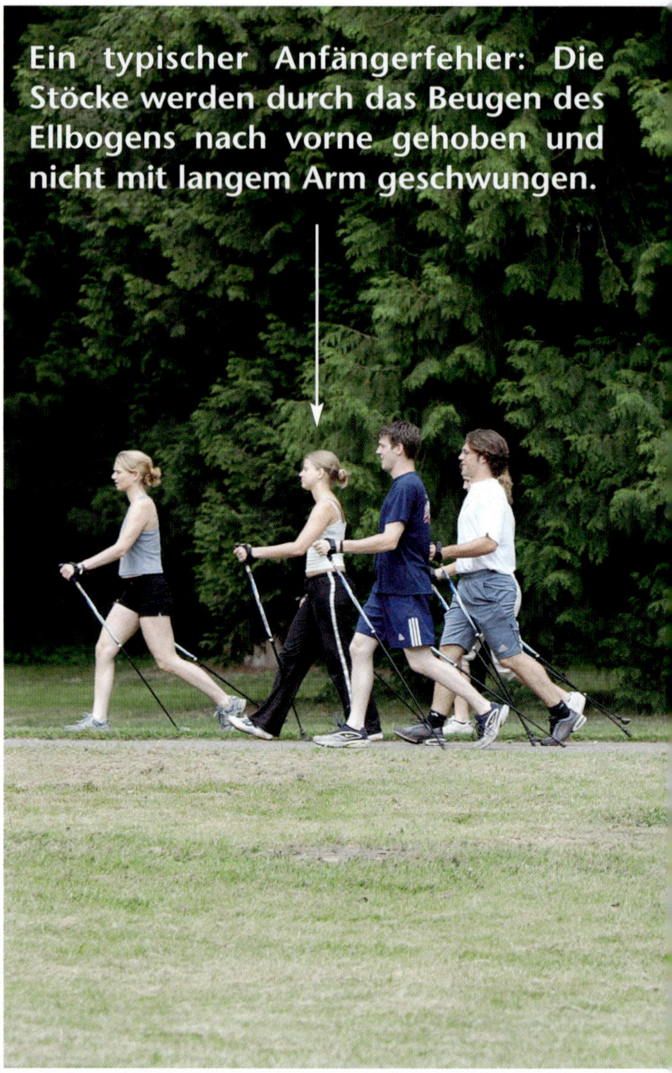
Ein typischer Anfängerfehler: Die Stöcke werden durch das Beugen des Ellbogens nach vorne gehoben und nicht mit langem Arm geschwungen.

7.2 Ankündigen des Themenschwerpunkts

In der nächsten Kurseinheit soll es vor allem darum gehen, sich auf den richtigen Einsatz der Schulter- und Nackenmuskulatur beim Nordic Walking zu konzentrieren.

7.3 Hausaufgaben

- Die TN sollen in den nächsten Tagen beobachten, ob und zu welchen Gelegenheiten die Nackenmuskulatur verspannt bzw. angespannt wird.
- Die TN sollen versuchen, bei alltäglichen Gelegenheiten (z. B. beim Warten an der Bushaltestelle, an der Kasse oder beim Zähneputzen) hin und wieder den „kurzen Fuß" einzusetzen.
- Die TN sollen in den nächsten sieben Tagen versuchen, aktiv zu werden, indem sie entweder zusätzlich walken oder/und pro Tag mindestens eine Treppe (mindestens 10 Stufen hoch) hochsteigen und dabei ihren Puls wahrnehmen. Aufgabe soll es über den Kurs hinweg sein, zu beobachten, ob das Treppensteigen zunehmend leichter fällt.

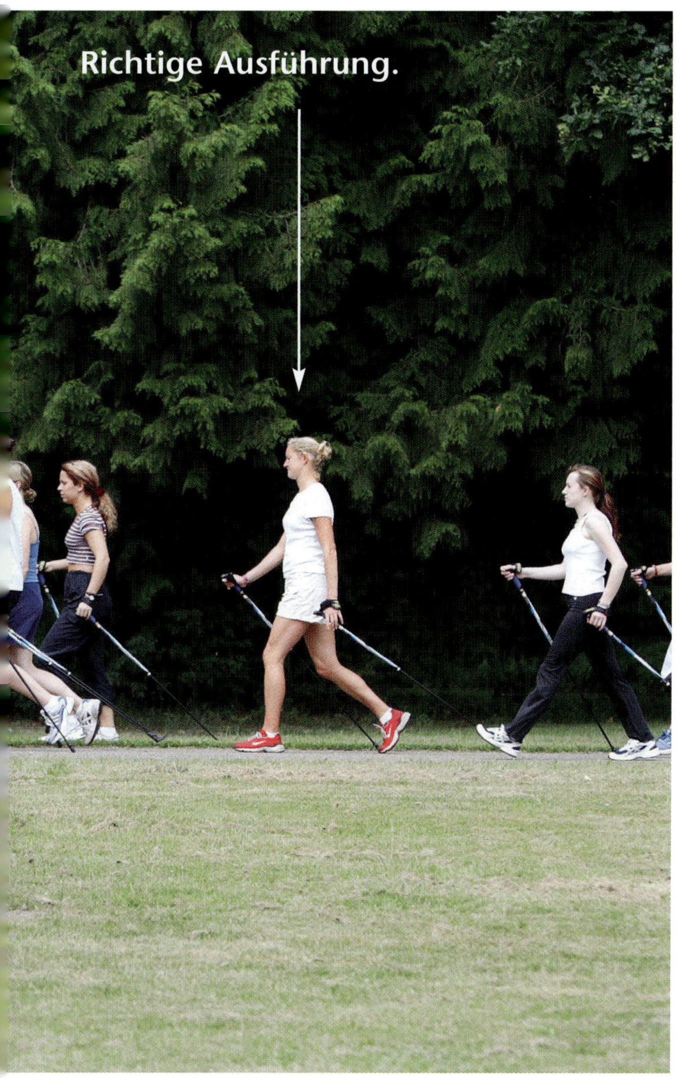
Richtige Ausführung.

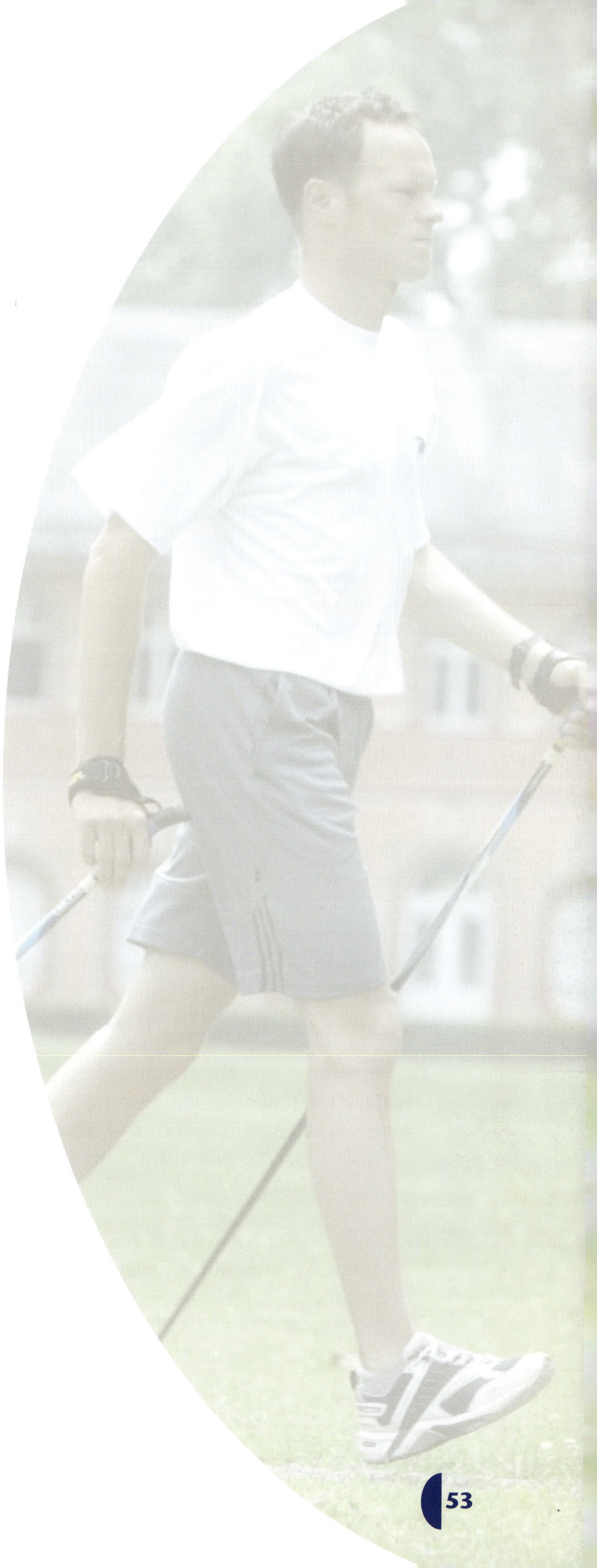

KURSEINHEIT 4
„Der richtige Stockeinsatz 2: Wie der Nacken entlastet wird"

Sequenz	Inhalte	Ziele	Medien	Dauer
1. Einstieg/ Theorie	• Begrüßung • „Hausaufgaben" abfragen • Infos zum Thema „Nackenverspannungen"	Informieren über mögliche Ursachen von Nackenverspannungen und für das Thema sensibilisieren	Stoppuhr	5 min
2. Erwärmung	• Standardisierte Aufwärmübungen an die Teilnehmer verteilen	Aufbau von Handlungskompetenz		10 min
3. Technik	Methodisch-didaktische Einführung in Nordic Walking: Schwerpunkt => „Schulterblattfixatoren und Nacken"	Wahrnehmung des oberen Rückenbereichs und der Nacken- und Schultergürtelmuskulatur beim Nordic Walking		50 min
4. Ausdauer	Nordic Walking (35 Minuten) mit einer Intensität von 60-70 % des individuellen Belastungspulses Walking			
5. Regeneration und Entspannung	Langsames und bewusstes Gehen in Verbindung mit Lockerungsübungen für den Schulter-Nacken-Bereich	Schulung der Körperwahrnehmung		10 min
6. Funktionelle Übungen	• Bauch- und Rumpfmuskelkräftigung • Auswahl an Dehnungen wie bisher und Schultergürtelmuskulatur und Nackenmuskulatur	Übungen zur Integration in den Alltag erlernen (Handlungskompetenz)		10 min
7. Abschluss/ Reflexion/ Hausaufgabe	• Kurze Reflexion der Kurseinheit • Ankündigung des zukünftigen Themenschwerpunkts • Hausaufgabe	Handlungskompetenz fördern und Selbstwirksamkeit erhöhen		5 min

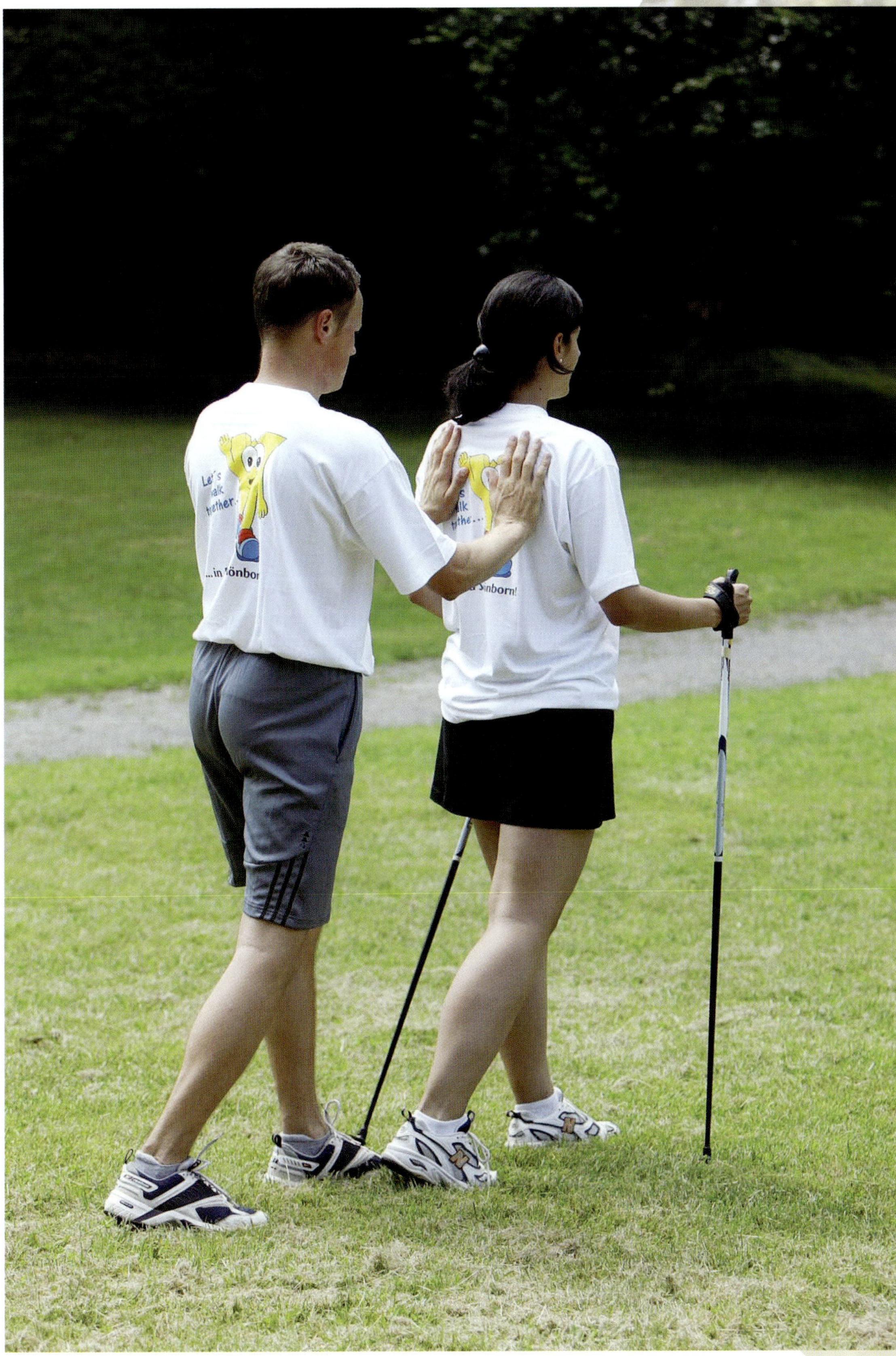

4 Weitergehende Hinweise zu den Sequenzen der vierten Kurseinheit

Informationen für den Kursleiter

1 Organisationshinweise

Es bietet sich an, den methodisch-didaktischen Teil zur Einführung in die richtige Beanspruchung der Schulter-Nacken-Region auf einem größeren, freien Platz durchzuführen, da der Kursleiter (KL) alle Teilnehmer (TN) gut im Blick haben sollte und während des Walkens Fragen an die TN stellt bzw. Anweisungen gibt.

2 Hintergrund-informationen

2.1 „Hausaufgaben abfragen"

Die TN werden nach ihren „alltäglichen" Erfahrungen gefragt:

- Bei der Beobachtung der Schulter-Nacken-Region.
- Beim Einsatz des „kurzen Fußes".
- Beim Treppensteigen.

2.2 Infos zum Thema: Funktionelle Beanspruchung der Schulter- und der Nackenregion

- Im zweiten Teil der Einführung in die funktionelle Nordic Walking-Technik soll neben der funktionellen Armschwungbewegung, die bereits im ersten Teil Thema war, die richtige Beanspruchung der Nackenregion und der Schulterblattfixatoren erfühlt bzw. erlernt werden. Nur dann lässt sich eine Lockerung und Lösung verspannter Strukturen im Schulter-Nacken-Bereich langfristig erzielen.

- Nackenschmerzen gehören neben den Schmerzen im Lendenwirbelsäulenbereich zu den meistgenannten Rückenbeschwerden. Hinzu kommen häufig Schulterbeschwerden, die ihren Ursprung nicht selten im Bereich der Halswirbelsäule haben.

- Mit Zunahme der Sitzdauer und -häufigkeit nehmen auch die o. g. Beschwerden zu. Ursache dafür sind, neben der ungenügenden Kraft der Schulterblattfixatoren, die die Nackenregion eigentlich entlasten sollten, vor allem falsche nervale Ansteuerungsmechanismen, die dazu führen, dass wir, ohne dass es bewusst wahrgenommen wird, die Schulterregion überwiegend nach oben und vorne bewegen. Es kommt zu einer Überlastungssituation, die Verspannungen, Entzündungen, Kopfschmerzen oder sogar Bandscheibenvorfälle auslösen kann.

- Diesen falschen Ansteuerungsmechanismen soll entgegengewirkt werden, indem die Körperwahrnehmung dafür geschult und die richtige Arm- und Stockschwungtechnik beim Nordic Walking erlernt wird.

Der funktionelle Rumpfeinsatz beim Nordic Walking

- Die Haltung des Oberkörpers sollte eher aufrecht und bei Bergaufphasen ganz leicht nach vorne geneigt sein. Der Körperschwerpunkt sollte ins Zentrum des Schritts fallen.

- Die Nackenregion kann dann nicht entlastet werden, wenn die Arme samt Stöcken zu stark nach vorne oben angehoben werden und angewinkelt sind oder der Blick nach unten (3 m vor mich) fällt.

- Die funktionelle Arm- und Schulterblattbewegung beim Nordic Walking: Die Arme werden seitlich neben dem Körper aus der Schulter heraus geschwungen. Mittels einer leichten Schultergürtelrotation (Gegenrotation zur leichten Beckenrotation) schwingen die Arme beinahe gestreckt wie von selbst nach vorne und müssen nicht angehoben werden.

- Zeitgleich mit dem Einstechen des Stocks hinter dem Körper orientieren sich die Schulterblätter Richtung Becken nach unten und die Brustwirbelsäule wird aufgerichtet. Nur so kann die Halswirbelsäule und die obere Nackenmuskulatur entlastet werden.

- Das Bewusstmachen der Schultern, des Oberkörpers und der Blickrichtung leitet eine vertiefte Atmung ein.

- Anweisungen während des Nordic Walkens:

a) Immer mal wieder die Schulterblätter aktiv nach unten Richtung Gesäß ziehen!
b) Hüfte und Schulter arbeiten zusammen: Linke Schulter und rechte Hüfte bewegen sich beim Schritt rechts gleichzeitig nach vorne!

Die Bewegung des Schultergürtels leitet die Armbewegung ein!

2.3 Aufbau von Handlungskompetenz

In den folgenden Kurseinheiten sollen ein paar wenige Standardübungen zur Erwärmung vom Kursleiter ausgesucht und den Teilnehmern ausführlich erklärt werden. Diese Übungen sind auch unter dem Gesichtspunkt ausgewählt, dass sie jederzeit als Ausgleichsübungen am Arbeitsplatz eingesetzt werden und einen Ausgleich schaffen können. Jeder TN sucht sich daraufhin eine Übung aus, die er bei der nächsten Kurseinheit anleiten kann (eventuell unter Mithilfe des Kursleiters).

4 EINFÜHRUNG

Erste Sequenz „Einstieg/Information"

1.1 „Hausaufgaben abfragen"

s. S. 56.

1.2 Infos zum Thema: Funktionelle Beanspruchung der Schulter- und der Nackenregion

Der KL erklärt in kurzen Worten die Bedeutung des funktionellen Rumpfeinsatzes beim Nordic Walking (s. o.).

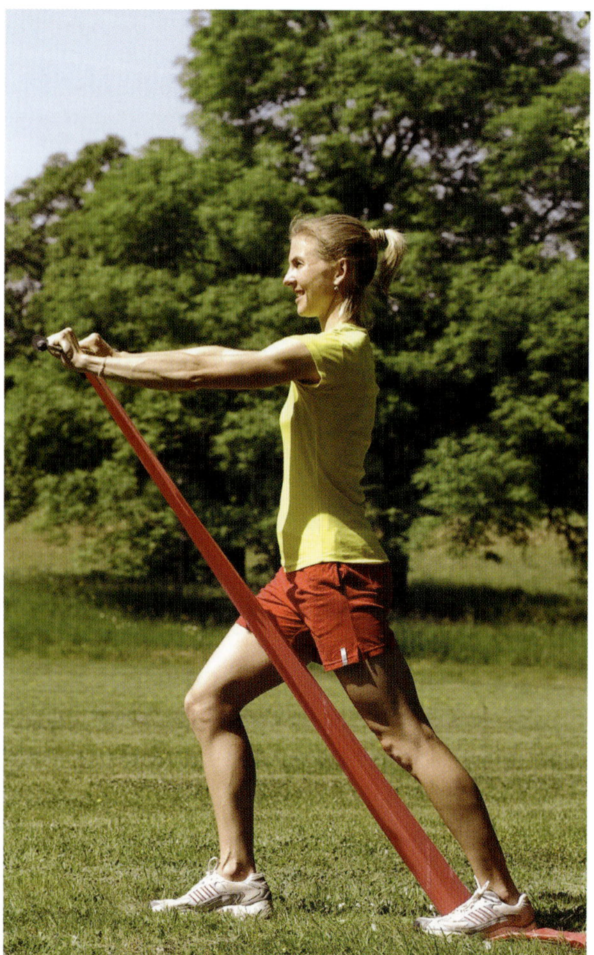

Zweite Sequenz „Erwärmung"

2.1 Aufwärmübungen

Im Folgenden sind Übungsbeispiele aufgeführt, die selbstverständlich nicht alle in einer Einheit durchgeführt werden müssen. Der KL sucht aus diesen Beispielen die für das jeweilige Stundenthema passenden Übungen heraus. Dabei verteilt er einige Standardübungen an die Teilnehmer.

Übungsbeispiele

- Zu Beginn ist es sinnvoll, über eine entspannende Atemübung auf die kommende Gymnastik einzustimmen. Die Gruppe wird dafür aufmerksam gemacht, wie sich die Schultern beim Ein- und Ausatmen verhalten.
- Danach werden die Schultern gelockert, z. B. Schultern rückwärts rotieren lassen, Schulterregion ausschütteln, Schultern zu den Ohren ziehen und bewusst zum Becken runterziehen, danach wieder lockern.
- Die Durchblutung im Arm- und Handbereich wird gefördert, indem die Hände pulsierend auf und zu gemacht werden. Die TN sollen beim Aufmachen der Hände die Finger bewusst spreizen.
- In einem zweiten Schritt werden die Füße und Fußgelenke mobilisiert. Ziel ist es, die Füße bewusst wahrzunehmen, Verkrampfungen zu lösen und insbesondere die Gelenke zu erwärmen: Die TN rollen die Füße auf der Stelle im Wechsel ab, als wenn sie über einem Handtuch die Fußsohle massieren wollten. Die Sprunggelenke werden ganz bewusst aktiv in die Abrollbewegung des Fußes von hinten nach vorne mit integriert. Die Knie sind leicht gebeugt.

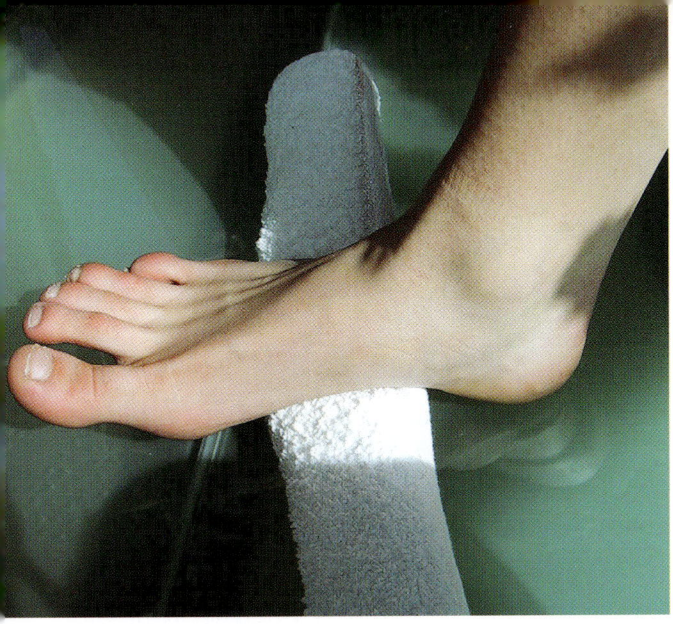

Abb. 22: *Fußabrollen*

- Die TN stemmen sich über die Fußballen nach oben und lassen sich langsam wieder absinken. Der Abdruck vom Großzehenballen und der Einsatz der Wadenmuskulatur wird so vorbereitet.
- Auf einem Bein stehend, wird der Fuß des Schwungbeins in alle Richtungen gekreist.
- Auf einem Bein stehend, wird das Schwungbein vor- und zurückgeschwungen und zusammen mit einem diagonalen Armschwung gekoppelt.

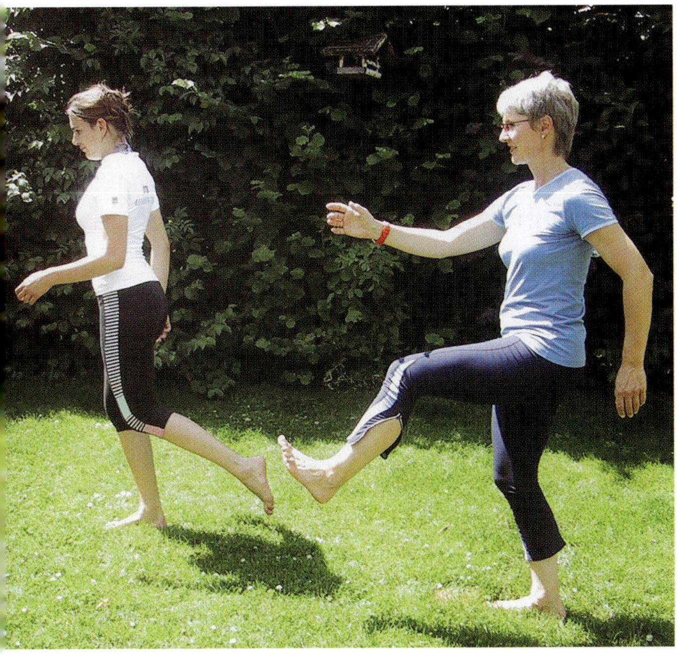

Abb. 23: *Beinschwingen ist propriozeptives Training*

- Zum Abschluss gibt es Übungen, die den Rücken mobilisieren. Stück für Stück wird die Wirbelsäule durchgearbeitet. Hier eignen sich alle Übungen, die Verkrampfungen lösen können, eine gute Soffwechselaktivität der Bandscheiben fördern und die Rotation der Beckenachse begünstigen:
  - Runden und Ausstrecken der Wirbelsäule.
  - Drehung und Neigung der Wirbelsäule.

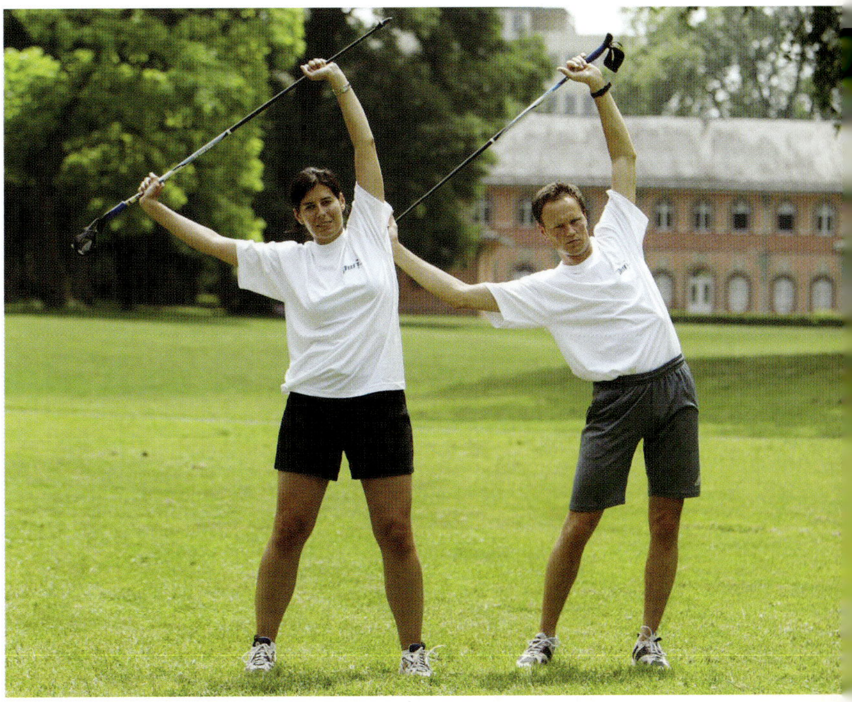

Abb. 24: *Seitliche Neigung mit Stock zur Mobilisation der Wirbelsäule*

- Im Stand: Linken Ellbogen und rechtes Knie zusammenführen und umgekehrt.
- Im Gehen: Die Knie vor dem Körper in die Diagonale nach oben anheben.
- Im Gehen: Den Fuß hinter dem Körper in die Diagonale an das Gesäß führen.

Dritte Sequenz „Technik"

Schulterblattbewegung – Arm- und Stockführung – Oberkörperhaltung – Kopfhaltung

Step 1: Schulterblattbewegung (Ansteuerung der Schulterblattfixatoren)

Partnerweise stehen A und B hintereinander:

- A legt einen Arm nach hinten in den Rücken hinein und B soll das entsprechende Schulterblatt „massieren" (nerval sensibilisieren).
- A soll beide Arme gestreckt nach vorne oben zuerst bis auf Schulterhöhe, danach auch ganz nach oben anheben, während B beide Hände auf die Schulterblätter von A aufgelegt hat:

Was tun die Schulterblätter, wenn die Arme angehoben werden?

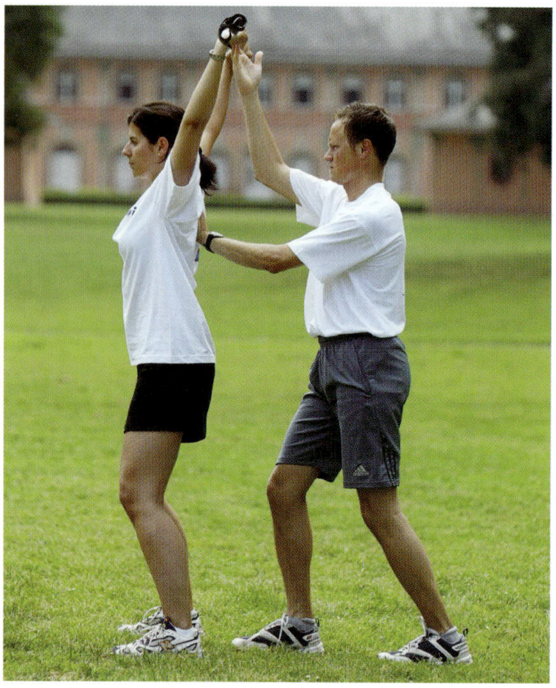

Abb. 25: *Eine Übung zur Ansteuerung der Schulterblattfixatoren: Mit dem Anheben der Arme wandern die Schulterblätter nach unten Richtung Becken.*

- „Kontraste spüren": Zuerst hebt A beide Arme bis auf Schulterhöhe – später dann bis über Kopf - an. A soll dabei die aufgelegten Hände von B (also den gesamten Schultergürtel) mit nach oben ziehen und das nächste Mal die Hände von B gleichzeitig nach unten Richtung Becken bewegen (den Schultergürtel bewusst nach untenbewegen).

Die funktionell anzusteuernde Bewegung ist das gleichzeitige Abwärtsziehen der Schulterblätter (Schulterblattfixatoren ansprechen!) zusammen mit dem Aufwärtsbewegen der Arme bzw. später dem Einstechen des Stocks in den Boden. Gleichzeitig wird der Oberkörper aufgerichtet (das Brustbein nach vorne oben angehoben).

Eine Übung zu dritt:
A hat einen Stock vor dem Körper schulterbreit gefasst und zieht diesen Stock leicht auseinander (Ansteuerung der Schulterblattfixatoren per statischer Anspannung). B hat die Hände wieder auf die Schulterblätter von A aufgelegt. C gibt mit einem Finger mittig am Stock Widerstand, wenn A versucht, den Stock mit gestreckten Armen von unten nach oben bis auf Schulterhöhe anzuheben. Dabei soll A gleichzeitig versuchen, die Hände von B abwärts Richtung Becken zu ziehen.

Schulterblattspüren in der Bewegung:
A hat die Hände auf die Schulterblätter von B aufgelegt und walkt hinter B her. B soll gleichzeitig mit dem Stockabdruck am Boden die Schulterblätter bewusst nach unten Richtung Becken ziehen und so die Schulterblattfixatoren aktivieren. Der taktile Reiz der Hände schult die richtige Ansteuerung.

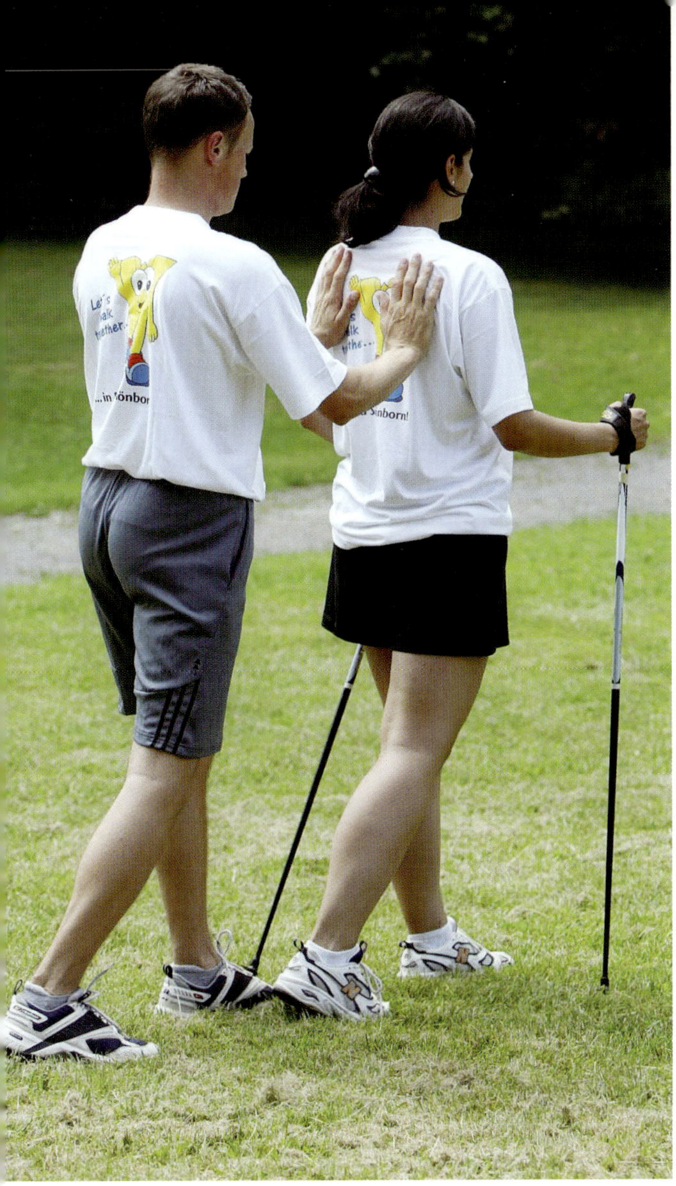

Abb. 26: *Schulterblattspüren in der Fortbewegung*

Step 2: Arm- und Stockführung

Die folgenden Übungen wurden bereits in der 3. KE eingeführt und werden jetzt noch einmal mit bewusster Fokussierung auf den Schulterblattbereich durchgeführt:

Die Teilnehmer stellen sich partnerweise hintereinander (A vorne, B hinten) und schwingen ein Paar Stöcke zwischen sich vor und zurück im Wechsel.

Aufgabe 1 im Stand: B soll in dem Moment, in dem A versucht, mit dem linken Stock nach hinten zu schwingen, leichten Widerstand geben. Ebenso mit dem rechten Stock. Der Widerstand von B soll den Widerstand des Bodens simulieren.

„Achtet beim Schub nach hinten gleichzeitig auf ein bewusstes Abwärtsziehen der Schulterblätter Richtung Becken!"

Aufgabe 2: S. o., zusätzlich auf der Stelle walken.

Aufgabe 3: S. o., zusätzlich vorwärts walken.

Step 3: Die Oberkörperhaltung

Die folgenden Übungen wurden ebenfalls bereits in der 3. KE durchgeführt und werden jetzt noch einmal mit bewusster Fokussierung auf den Schulterblattbereich und die Aufrichtung des Oberkörpers durchgeführt.

Aufgabe 1: Jetzt sollen die TN die Stöcke (nur durch die Handschlaufen fixiert) während des Vorwärtswalkens neben sich schleifen lassen. Der KL soll die TN darauf hinweisen und bewusst machen, dass die Stöcke nicht aus dem Ellbogen heraus nach vorne angehoben werden, sondern die Schulterachsenrotation das Nachvornebringen der Stöcke in ausreichendem Maße gewährleistet.

Die folgende Kräftigungsübung kann zur bewussten Ansteuerung der Rotation dienen:

A hält den Stock mit gestreckten Armen zuerst auf Schulterhöhe, später über den Kopf, zieht ihn leicht auseinander und dreht den Rumpf in eine Richtung auf. B gibt jetzt in der aufgedrehten Position von A leichten Widerstand, so-dass A nur mit leicht erhöhtem Einsatz der Rumpfmuskulatur in die Ausgangsposition zurückdrehen kann.

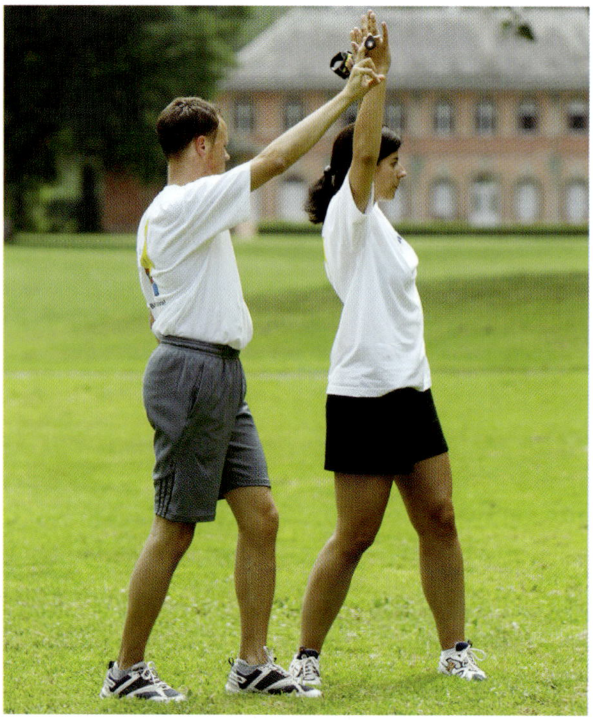

Abb. 27: *Eine Übung zur Rumpfrotation*

Aufgabe 2: Siehe Aufgabe 1, nur sollen die TN jetzt bewusst Druck über die Handschlaufe auf den Stock ausüben und zwar dann, wenn die Stockspitze den Widerstand des Bodens spürbar werden lässt.

„Achtet beim Schub nach hinten gleichzeitig auf ein bewusstes Abwärtsziehen der Schulterblätter Richtung Becken und auf die bewusste Aufrichtung des Oberkörpers!"

Step 4: Die Kopfhaltung

Die o. g. Aufgabenstellungen und Fokussierungen werden immer wieder zu Hilfe genommen (auch in den Ausdauersequenzen), wenn der KL bei einzelnen Teilnehmern ein Einfallen des Schultergürtels nach vorne innen, ein Hochziehen der Schultern beim Stockeinsatz in den Boden und/oder ein Abknicken des Oberkörpers nach vorne unten feststellt.

Vierte Sequenz „Ausdauer"

Nordic Walking (35 Minuten) mit einer Intensität von 60-70 % des individuellen Belastungspulses

Je nach Leistungszustand der Gruppe können auch Pausen bzw. ein langsameres Tempo gewählt werden. Zwischendurch sollen 1-2 kurze Belastungsmessungspausen durchgeführt werden. Anzustreben ist, keine längeren Pausen als die zur Pulsmessung notwendigen Unterbrechungen zu machen. Es werden auch in dieser Sequenz immer wieder Technikbausteine angesprochen.

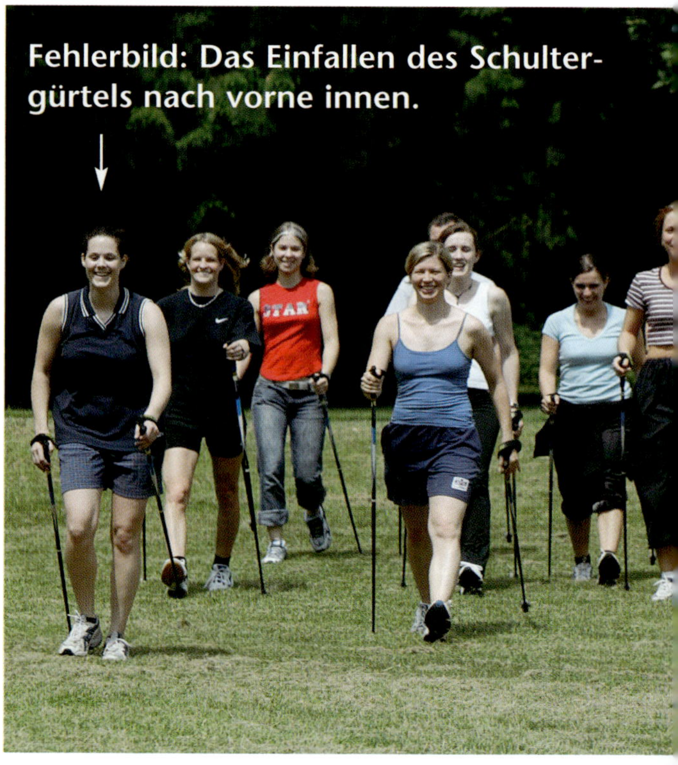

ABSCHLUSS

Fünfte Sequenz „Regeneration und Entspannung“

- Die Teilnehmer gehen bewusst langsamer und atmen bewusst einmal mit gleichzeitigem Anheben des Schultergürtels und einmal mit gleichzeitigem Abwärtsziehen des Schultergürtels ein und aus. Der KL sensibilisiert:

Was ist bequemer für mich? Bei welcher Variante habe ich das Gefühl, dass der Nacken entlastet wird?

- Die Teilnehmer nehmen die Stöcke mittig in die Hände und „spielen“ mit dem Schultergürtel:
  - Die Schultern übertrieben vor- und zurückschwingen.
  - Die Schultern in alle Richtungen kreisen lassen.
  - Die Schultern extrem hochziehen und entspannt fallen lassen.
  - Abwechselnd über die linke und die rechte Schulter schauen.

Richtig: Der aufgerichtete Oberkörper und Schultergürtel.

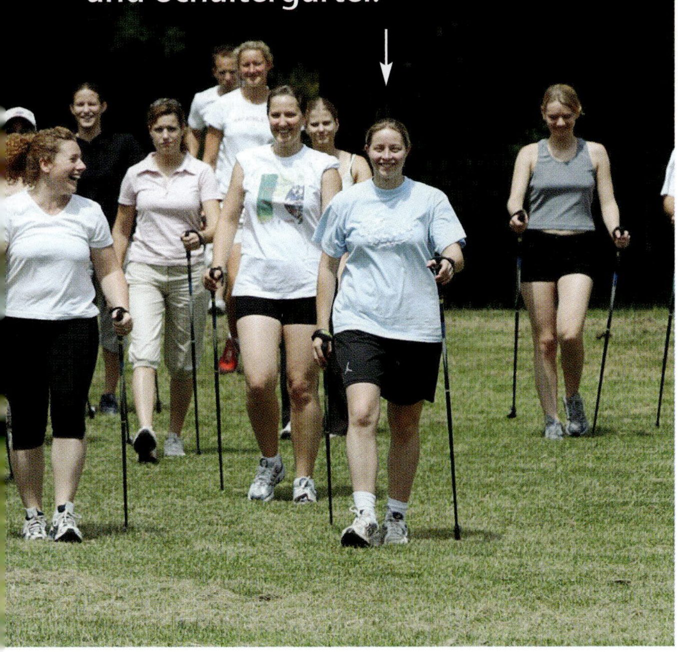

Sechste Sequenz „Funktionelle Übungen“

6.1 Kräftigung

Im Folgenden werden verschiedene Übungen zur Kräftigung der Bauch- und Rumpfmuskulatur beschrieben, die – je nach Leistungsfähigkeit der Gruppenmitglieder – alternativ eingesetzt werden.

- Die Partner stehen sich gegenüber im „kurzen Fuß“.
- In dieser Position gibt es verschiedene Übungsvarianten, wobei die Partner versuchen, den Druck bei den verschiedenen Körperteilen langsam und kontrolliert aufzubauen; Pressatmung unbedingt vermeiden.
- Die folgenden Übungen aktivieren neben der Bauchmuskulatur auch die Rumpfmuskulatur sowie die Schulter-Arm-Muskulatur. Des Weiteren wird die Gleichgewichtsfähigkeit und Propriozeption geschult.

Übung 1:

Partnerweise: Die Basisstabilisation „kurzer Fuß“ einnehmen. Die Bauchdecke nach innen zur Wirbelsäule einziehen und die Beckenbodenmuskulatur anspannen (Innervation des M. transversus). Die Partner geben sich so die rechten Hände, dass die Ellbogen um 90° nach außen abgewinkelt sind. Jetzt langsam immer mehr Zug nach außen aufbauen.

Übung 2:

Wie zuvor und zusätzlich diagonal zum „Zugarm“ Knie und Unterschenkel eines Beins abwinkeln und angehoben gegeneinander drücken.

Übung 3:

Wie zuvor, nur mit Abstützen auf den Stöcken. Dann auch mit Abheben der Stöcke und plötzlichem Lösen des Beindrucks eines Partners (Propriozeptives Training).

Übung 4:

„Das Sieb schütteln“: Ohne Partner, im „kurzen Fuß“: Die Bauchdecke von unten nach innen ziehen und die Beckenbodenmuskulatur anspannen (Innervation des M. transversus). Die Hände ziehen in Brustbeinhöhe den schulterbreit gefassten Stock aktiv auseinander. Die Schulterblätter werden Richtung Becken nach unten fixiert. Jetzt den Stock mithilfe der Arme in minimalen Ausschlägen schnell hin und her (links und rechts) bewegen, als wenn man ein „Sieb schütteln“ wollte (2-3 x 10 Sekunden lang).

Übung 5:

„Das Bauch- und Rücken-Duett“: Diese Übung kann man etwa 4-8 Fußlängen entfernt an einem Baum oder mit einer Partnerin durchführen (5-20 Wiederholungen). Vor Beginn der Übung sollten beide Partner eine gute innere Körperspannung aufbauen, indem der Bauchnabel nach innen, dicht an die Wirbelsäule und gleichzeitig der Beckenboden nach oben gezogen werden. Mit der Vorstellung, gerade und unbiegsam wie ein Brett zu sein, lässt sich jetzt einer der Partner dem Nordic Walking-Stock des anderen Partners (schulterbreit gefasst) oder dem Baum entgegen fallen. Anschließend mit Schwung wieder in die aufrechte Position zurückkommen.

Variation: Man kann bereits zu Anfang der Übung die Hände am Stab des Partners oder am Baum abstützen. Dann werden „gespannte“ Liegestützen gemacht.

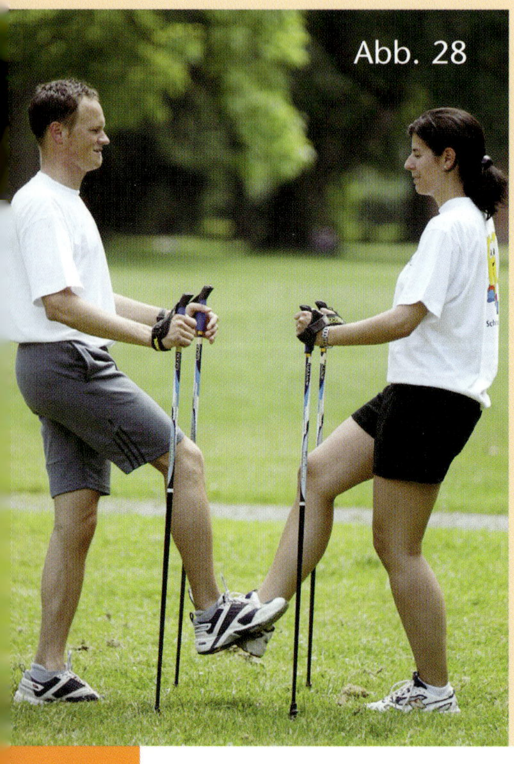

Abb. 28

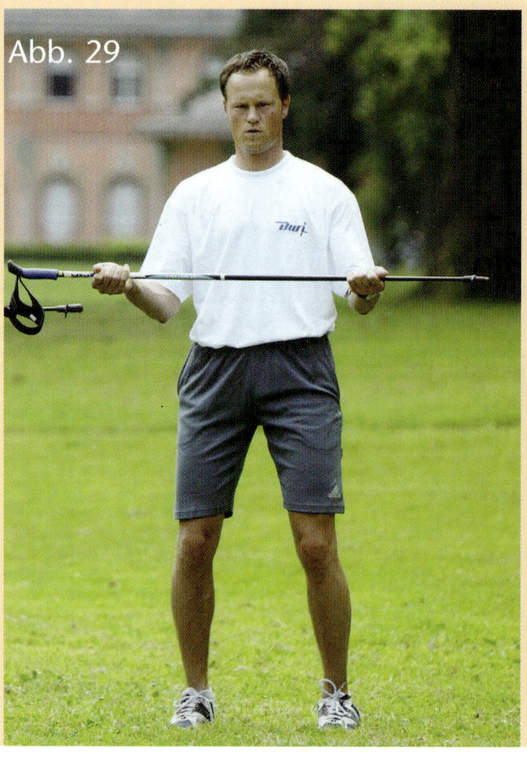

Abb. 29

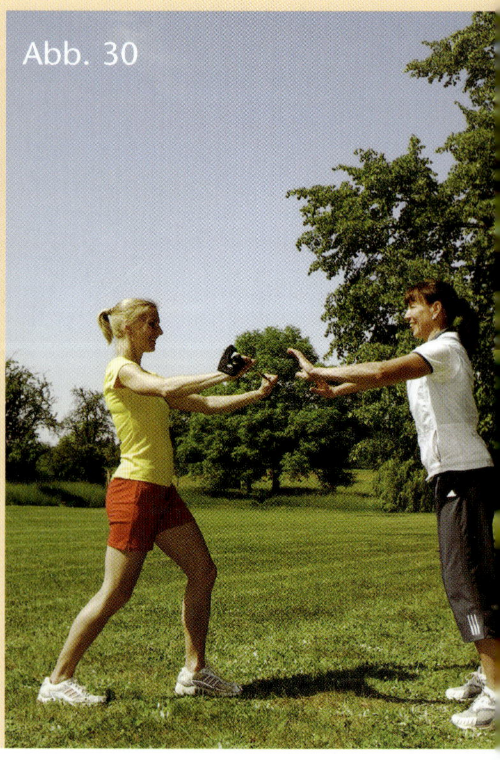

Abb. 30

6.2 Beweglichkeit

Die Dehnung der Hüftbeugemuskulatur (siehe zweite Kurseinheit) auf jeden Fall wiederholen. Sie ist eine der wichtigsten Dehnungen für den „Sitzberufler“ und vor allem bei vorliegenden Rückenbeschwerden äußerst sinnvoll. Zusätzlich die Schultergürtelmuskulatur dehnen.

Dehnung der Schultergürtelmuskulatur:

- Aufrechter Stand, die Knie sind leicht gebeugt. Die Schulterblätter aktiv nach unten Richtung Becken ziehen.
- Die linke Hand fasst den rechten Ellbogen und zieht den gesamten Arm so weit wie möglich nach links. Der Kopf rotiert nach rechts.

Abb. 31

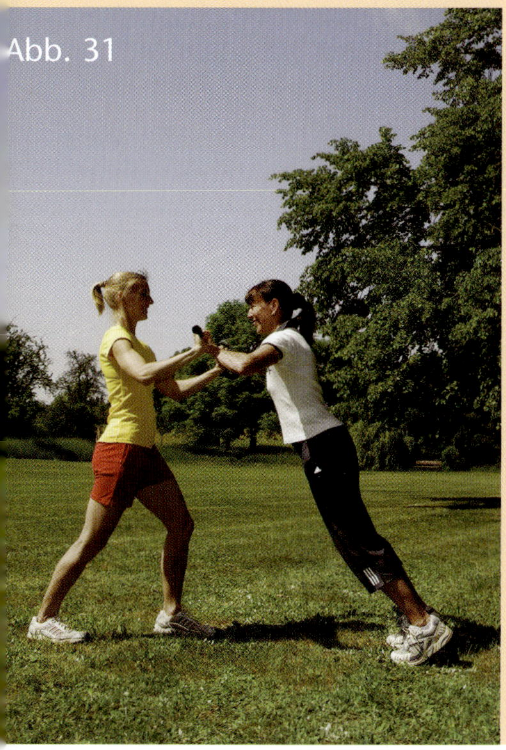

- Statisch und/oder intermittierend dehnen.
- Bei der Dehnung mit Kontraktion drückt der rechte Ellbogen zurück in die Hand. Ellbogen und Hand geben sich gegenseitig Druck.

Dehnung der hinteren Hals-Nacken-Muskulatur:

- Die TN neigen im aufrechten Stand den Kopf nach vorne, bis eine Dehnung der hinteren Hals-Nacken-Muskulatur spürbar wird. Gleichzeitig die beiden Schulterblätter aktiv nach unten Richtung Becken bewegen.
- Die Dehnung kann etwas verstärkt werden, indem sich die Hände hinter dem Kopf verschränken und dann leichten Druck auf den Hinterkopf ausüben.
- Bei der Dehnung mit Kontraktion gibt der Kopf in dieser Dehnstellung gleichzeitig leichten Druck in die Hände, ohne dass er sich aus der Dehnstellung hinausbewegt.

Abb. 28: *Stabilisationsübung im Stand*

Abb. 29: *Das Sieb schütteln*

Abb. 30: *Das Bauch- und Rücken-Duett: Die Ausgangsposition vor dem Partner*

Abb. 31: *Die Endposition im Liegestütz*

Siebte Sequenz „Reflexion/Hausaufgabe"

7.1 Kurze Reflexion der Kurseinheit

Fragen an die Teilnehmer:

Sind Probleme bei der Umsetzung des funktionellen Arm- und Stockeinsatzes und der Koordinierung der Schulterblätter zusammen mit dem Einstechen in den Boden aufgetreten? Kommt man mit dem „kurzen Fuß" jetzt schon besser zurecht?

7.2 Ankündigen des Themenschwerpunkts

In der nächsten Kurseinheit soll es vor allem darum gehen, unterschiedliche Intensitäten auch per Pulsschlag einordnen und wahrnehmen zu lernen.

7.3 Hausaufgaben

- Die TN sollen weiterhin versuchen, regelmäßig zu walken und/oder sich mindestens jeden zweiten Tag ihre Treppen zu suchen (Büro, Flur, Stadt, U-Bahn usw.) und diese als Training zu sehen.

- Die Übung „das Sieb schütteln" soll beim Zähneputzen umgesetzt werden: Während des Zähneputzens in den „kurzen Fuß" gehen, die Beckenboden- und tiefe Bauchmuskulatur anspannen und mit nach unten fixierten Schulterblättern die Zähne putzen.

- Die TN sollen in den nächsten sieben Tagen bei verschiedenen Gelegenheiten (z. B. beim Sitzen im Büro, beim Spazierengehen, beim Treppensteigen, beim Radfahren) ihren Puls messen. Gemessen wird am Handgelenk 15 Sekunden lang (dann mit „4" multiplizieren) Ziel: Wahrnehmung und Einordnung verschiedener Pulsschläge bei verschiedenen Belastungen.

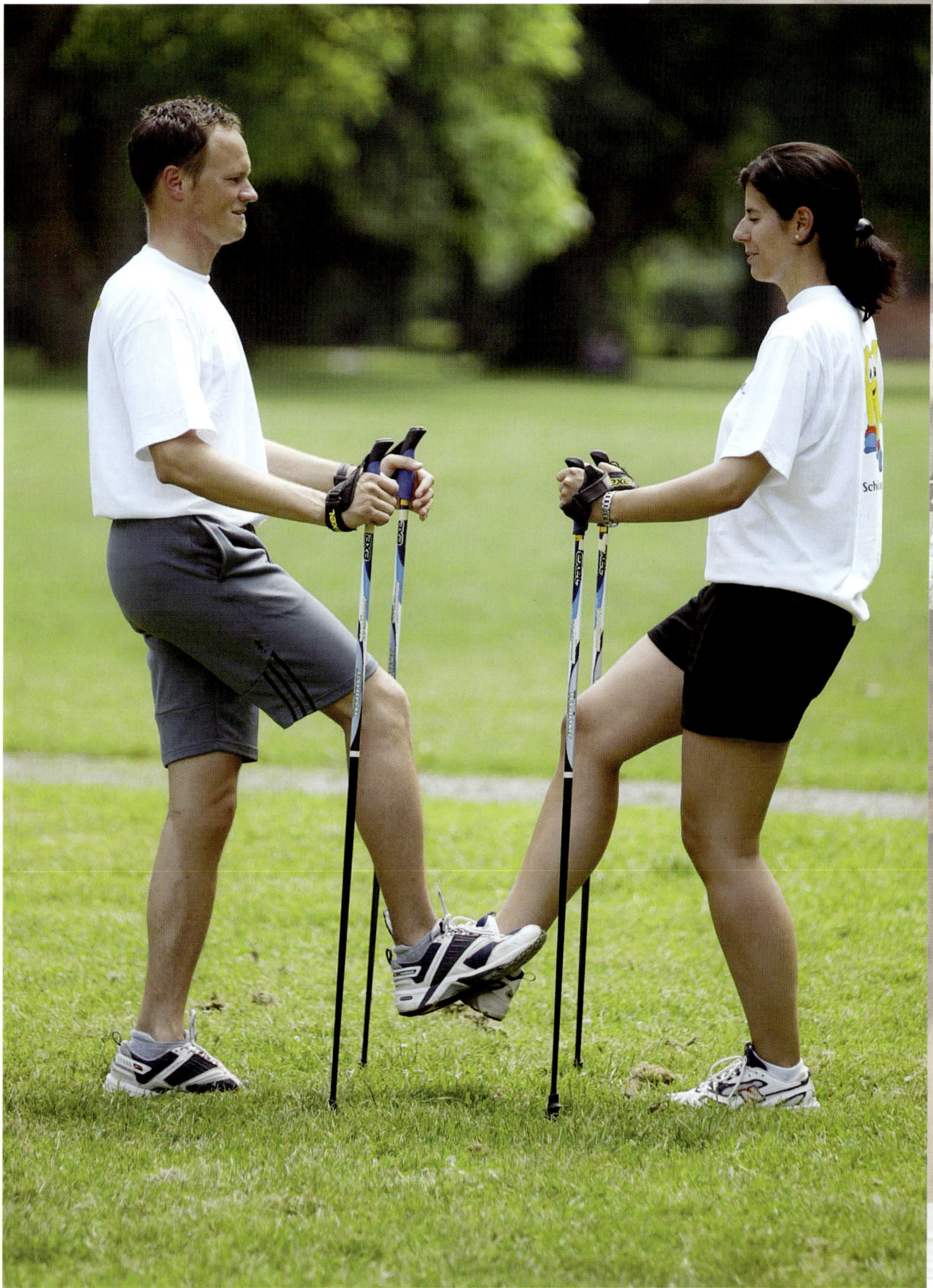

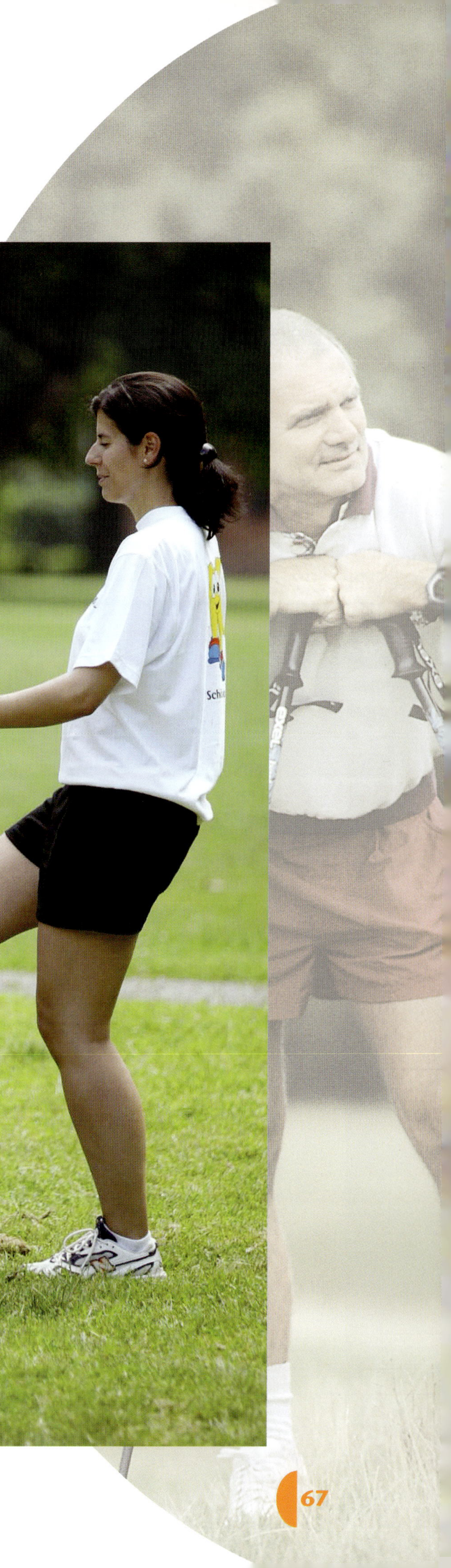

5

KURSEINHEIT 5

Belastungssteuerung 1: „Die richtige individuelle Belastung"

KURSEINHEIT 5

Sequenz	Inhalte	Ziele	Medien	Dauer
1. Einstieg/ Theorie	• Begrüßung • „Hausaufgaben abfragen" • Das Thema „Belastungssteuerung" erläutern	Informieren über Belastungsdosierungen zur Optimierung der Handlungskompetenz	Poster, Klebeband, Stoppuhr	15 min
2. Erwärmung	• Spiele zum Aufwärmen und standardisierte Aufwärmübungen	Gruppenatmosphäre optimieren und Handlungskompetenz erhöhen		10 min
3. Technik	Individualkorrekturen			
4. Ausdauer	Walking (35 Minuten) mit unterschiedlichen Intensitäten: 10 Minuten mit 60 % 15 Minuten mit 70 % 5 Minuten mit 80 % 5 Minuten mit 60 % • Messung von Ausgangspuls, Belastungspuls, Erholungspuls	Wahrnehmung verschiedener Belastungen und Zuordnungen lernen zwischen Pulsmessung und Belastungsempfindung		40 min
5. Regeneration und Entspannung	Langsames und bewusstes Gehen in Verbindung mit Atemübungen	Schulung der Körperwahrnehmung		10 min
6. Funktionelle Übungen	• Kräftigung der Rückenmuskulatur • Auswahl an Dehnungen wie bisher und Dehnung der Brustmuskulatur	Übungen zur Integration in den Alltag erlernen (Handlungskompetenz)	Theraband	10 min
7. Abschluss/ Reflexion/ Hausaufgabe	• Kurze Reflexion der Kurseinheit • Ankündigung des zukünftigen Themenschwerpunkts • Hausaufgabe	Handlungskompetenz fördern und Selbstwirksamkeit erhöhen		5 min

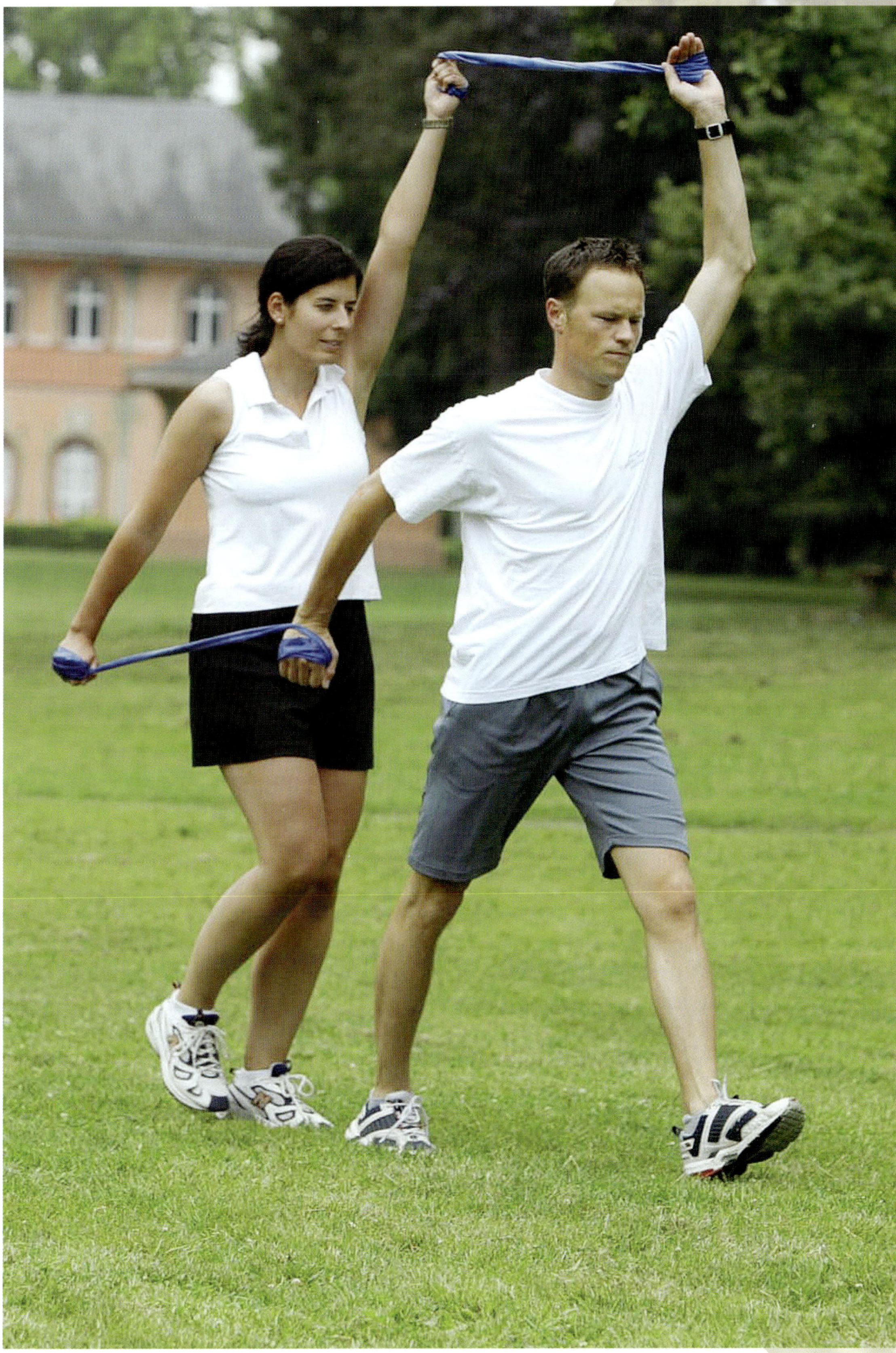

5 Weitergehende Hinweise zu den Sequenzen der fünften Kurseinheit

Informationen für den Kursleiter

1 Organisationshinweise

Der KL erinnert an die in der dritten Kurseinheit vom KL errechneten und ausgegebenen individuellen Pulswerte, die bei unterschiedlichen Trainingsintensitäten zum Einsatz kommen und anzustreben sind. Dabei hat er ein kleines Poster vorbereitet, auf dem die Formel zur Errechnung des individuellen Belastungspulses und zwei Beispiele mit unterschiedlichen Ruhepulsen und Trainingsintensitäten aufnotiert sind.

Ein weiteres kleines Poster zeigt die Formel zur Errechnung des Erholungspulses, ebenfalls mit einem Beispiel.

Ein drittes kleines Poster zeigt die Borg-Skala mit der subjektiven Belastungsempfindung und dem anzustrebenden mittleren Bereich.

Alle drei Poster werden entweder vom KL sichtbar für alle TN nacheinander – zusammen mit der jeweiligen Erklärung – hochgehalten oder an Baum oder Wand befestigt.

Der KL erläutert bei jedem Poster einzeln die Bedeutung und Berechnung des jeweiligen Messinstrumentariums (individueller Belastungspuls, Erholungspuls, subjektives Belastungsempfinden).

2 Hintergrundinformationen

2.1 „Hausaufgaben abfragen"

Die TN werden nach ihren Erfahrungen gefragt, die sie bei den Pulsmessungen gemacht haben. Dies dient gleichzeitig der Überprüfung, ob die TN sich inzwischen mit der Handhabung der Pulsmessung zurechtfinden oder ob sie dabei noch Schwierigkeiten haben. Es wird vom KL angesprochen, dass „Stresssituationen" durchaus auch den Puls höher treiben können, worauf im Verlauf des Kurses noch eingegangen werden wird.

2.2 Die Pulsfrequenz als Belastungskriterium beim Nordic Walking

Die Belastungsintensität kann in verschiedenen Parametern ausgedrückt werden, z. B. als Prozentsatz der VO_2max, als Kalorienverbrauch pro Minute oder durch die Herzfrequenz. Unter „Steady State-Bedingungen" besteht zwischen diesen Parametern eine sehr enge Beziehung. Für den Einzelnen drückt sich in einer bestimmten Herzfrequenz immer die gleiche Sauerstoffaufnahme bzw. der gleiche Kalorienverbrauch aus. Die einfachste Form der Belastungskontrolle ist die Ermittlung des Belastungspulses. Dies kann manuell geschehen durch Palpation des Pulses, am besten am Handgelenk oder genauer mithilfe eines elektronischen Herzfrequenzmessgeräts. Die Belastungspulsfrequenz ist im einfachsten Fall abhängig vom Alter und Maximalpuls.

Als Faustregel gilt:

180 – Lebensalter = Belastungspuls

(baumsche Regel)

Bei der genaueren Berechnung der Trainingsherzfrequenz wird üblicherweise ein gewisser Prozentsatz der maximalen Herzfrequenz angegeben.

Für das gesundheitsorientierte Training im aeroben Bereich empfiehlt sich eine Trainingsherzfrequenz von 60-80 % der maximalen Herzfrequenz. Die optimale Belastungspulsfrequenz, d. h. die Anzahl der Pulsschläge pro Minute, die während bzw. unmittelbar nach dem Nordic Walking erreicht werden sollte, kann z. B. mittels der folgenden Tabelle bestimmt werden.

Tab. 6: *Maximale Herzfrequenz und Belastungszielbereiche des Ausdauertrainings in Abhängigkeit vom Alter in S/min bei Männern (Orientierungswerte für Walking nach Bös, Mommert-Jauch & Opper, 2004). Die Berechnung für Frauen ergibt sich über die Maximalpulsberechnung von 226 – Lebensalter.*

Lebensalter	Maximalpuls (HFmax) 220 – Lebensalter	Trainingspuls für Einsteiger 60-70 % von HFmax	Trainingspuls für Fortgeschrittene 75-80 % von HFmax
20	200	120-140	150-160
25	195	117-137	147-156
30	190	114-133	143-152
35	185	111-130	139-148
40	180	108-126	135-144
45	175	105-123	131-140
50	170	102-119	128-136
55	165	99-116	124-132
60	160	96-112	120-128
65	155	93-109	116-124
70	150	90-105	113-120

Bei Angaben zur Belastungspulsfrequenz ist zu beachten, dass diese stets nur als Orientierungswerte dienen. Die individuelle Herzfrequenz kann davon erheblich abweichen.

Wichtig:

Falls regelmäßig Medikamente zur Herz-Kreislauf-Regulation eingenommen werden, sollte vor Beginn des Trainings der behandelnde Arzt befragt werden. Bei der Einnahme von Betablockern liegt die Belastungsherzfrequenz meist weit unter den angegebenen Grenzwerten, hier sollte vorher vom Arzt ein Belastungs-EKG gemacht oder mit dem Arzt zumindest Rücksprache gehalten worden sein, mit welcher Pulsdosierung gewalkt werden kann.

Um zusätzlich die individuelle Leistungsfähigkeit des Trainierenden beachten zu können, wird in differenzierten Berechnungen die Ruheherzfrequenz, (RHF) oder auch Ruhepuls genannt, als individuelles Regulativ mit in die Formel aufgenommen.

Bekannt ist die so genannte Karvonen-Formel:

(220 bzw. 226 – Alter – Ruhepuls) x % HFmax + Ruhepuls

Studien (u. a. Mommert-Jauch, 2000) über die gesundheitswirksame Intensität des Walkings kommen zu dem Ergebnis, dass bereits moderates Walking-Training mit niedriger bis mittlerer Intensität einen hohen Einfluss auf gesundheitswirksame Parameter besitzt, vor allem dann, wenn es sich um untrainierte Personen handelt. Desto höher das kardiopulmonale Leistungsniveau allerdings ist, desto intensiver muss trainiert werden, um eine weitere Leistungssteigerung herbeizuführen. Ab einem Zusatzenergieverbrauch von 2.000 kcal/Woche durch sportliche Aktivität ist kein gesundheitlicher Zusatznutzen mehr zu erwarten.

Optimaler Trainingsbereich für aerobes Herz-Kreislauf-Training

Untere Grenze: (HFmax-RHF) x 0,6 + RHF

Obere Grenze: (HFmax-RHF) x 0,8 + RHF

In Anlehnung an verschiedene wissenschaftliche Studien wird unter dem Trainingsziel der *effizienten Fettverbrennung* eine Spanne zwischen 50 % und 75 % der HFmax, unter Berücksichtigung der Ruheherzfrequenz, propagiert. Dabei steht auch ganz bewusst die Trainingsdauer im Vordergrund. Nordic Walking zur Fettverbrennung steht ganz besonders bei Anfängern unter dem Motto „Lieber länger langsam". Es ergibt sich folgender optimaler Trainingsbereich:

Optimaler Trainingsbereich zur Fettverbrennung

Untere Grenze: (HFmax-RHF) x 0,5 + RHF

Obere Grenze: (HFmax-RHF) x 0,75 + RHF

Sehr schön sichtbar ist der Zusammenhang zwischen Intensität und Fettverbrennung in der folgenden Abbildung.

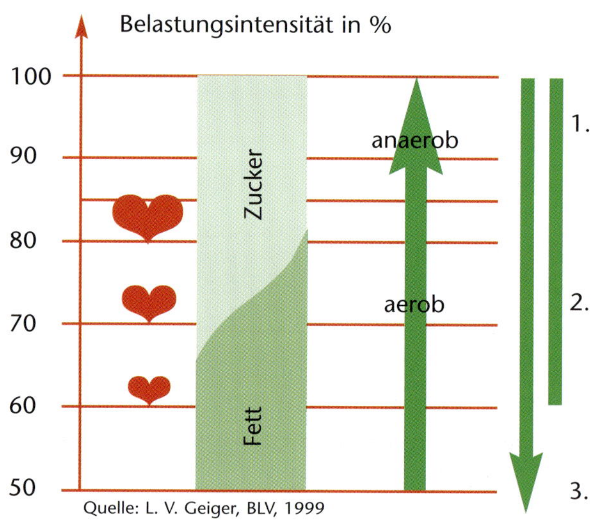

Quelle: L. V. Geiger, BLV, 1999

1. Leistungsorientiertes Training
2. Gesundheitsorientiertes Training
3. Keine Trainingswirksamkeit

Abb. 32: *Zusammenhang von Intensität und Fettverbrennung.*

Fasst man die unterschiedlichen Berechnungsarten des Belastungspulses zur Verbesserung der Ausdauerleistungsfähigkeit zusammen, ergibt sich im Vergleich folgendes Bild:

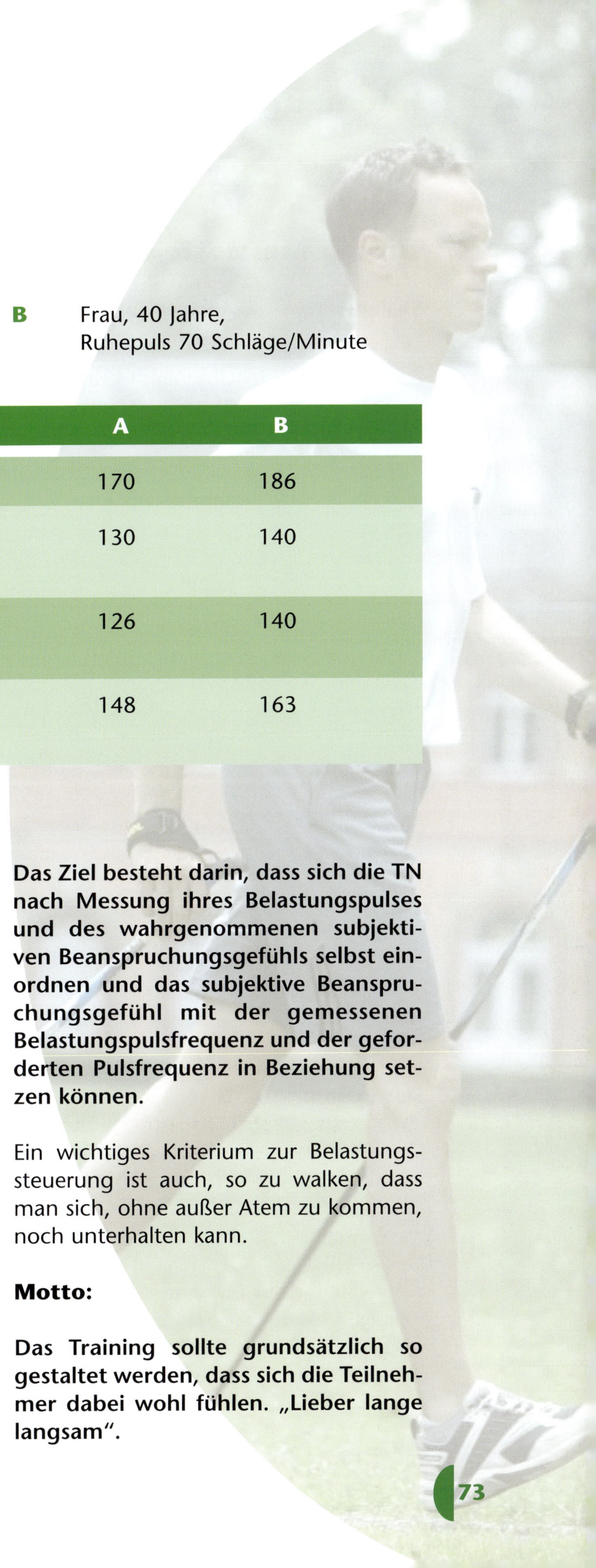

Beispielberechnungen:

A Mann, 50 Jahre,
Ruhepuls 60 Schläge/Minute

B Frau, 40 Jahre,
Ruhepuls 70 Schläge/Minute

Pulswerte	A	B
Maximalpuls (220 bzw. 226– Lebensalter)	170	186
Trainingspuls (180 – Lebensalter) (baumsche Regel)	130	140
Trainingspuls (Karvonen-Formel) untere Grenze (60 % HFmax)	126	140
Trainingspuls (Karvonen-Formel) obere Grenze (80 % HFmax)	148	163

Belastungsdosierung nach dem subjektiven Anstrengungsempfinden

Die Belastungsintensität im Gesundheitssport insgesamt sowie speziell auch beim Nordic Walking lässt sich auch anhand der selbst wahrgenommenen Anstrengung gut kontrollieren.

Das Nordic Walking-Training sollte die Teilnehmer so belasten, dass sie es individuell als „leicht" bis „etwas schwer" empfinden (vgl. die nachfolgende Messlatte der Anstrengung). Idee der Skala ist es, dass die Skalenwerte, multipliziert mit 10, in etwa der Herzfrequenz entsprechen. Der optimale Trainingsbereich liegt bei 11-14. Dies entspricht in etwa einem Pulsbereich von 110-140 Schlägen pro Minute.

Das Ziel besteht darin, dass sich die TN nach Messung ihres Belastungspulses und des wahrgenommenen subjektiven Beanspruchungsgefühls selbst einordnen und das subjektive Beanspruchungsgefühl mit der gemessenen Belastungspulsfrequenz und der geforderten Pulsfrequenz in Beziehung setzen können.

Ein wichtiges Kriterium zur Belastungssteuerung ist auch, so zu walken, dass man sich, ohne außer Atem zu kommen, noch unterhalten kann.

Motto:

Das Training sollte grundsätzlich so gestaltet werden, dass sich die Teilnehmer dabei wohl fühlen. „Lieber lange langsam".

Tab. 7: Messlatte der Anstrengung (Borg-Skala)

Skalenwert	Anstrengungsgrad	
6	Überhaupt keine Anstrengung	
7	Extrem leicht	
8		
9	Sehr leicht	
10		
11	Leicht	**Optimaler Trainingsbereich**
12		
13	Etwas schwer	
14		
15	Schwer	
16		
17	Sehr schwer	
18		
19	Extrem schwer	
20	Größtmögliche Anstrengung	

Der Erholungspuls

Der Erholungspuls dient als mögliches Messinstrumentarium zur Prüfung von Überlastungen der Teilnehmer:

Der TN hat sich dann nicht überlastet, wenn sich der Puls eine Minute nach Belastungsende um ein Drittel der Differenz zwischen Belastungspuls (BP) und Ausgangspuls (AP) gesenkt hat.

Beispiel: BP = 150, AP = 90. Nach einer Minute sollte sich der Puls auf mindestens 130 Pulsschläge gesenkt haben. Liegt der Puls weit oberhalb der 130 Pulsschläge, ist davon auszugehen, dass die Belastung für den momentanen körperlichen Leistungszustand zu hoch war.

EINFÜHRUNG

Erste Sequenz „Einstieg/ Information"

1.1 „Hausaufgaben abfragen"

s. S. 70.

1.2 Die Pulsfrequenz als Belastungskriterium beim Walking

Den TN werden die drei o. g. Instrumente zur Belastungssteuerung bzw. -messung in kurzen Worten vorgestellt.

Vor Beginn dieser Einheit wird der Ausgangspuls gemessen. Jeder TN merkt sich seinen Ausgangspuls. Direkt im Anschluss an die jeweils gewalkte Intensitätsstufe wird der Belastungspuls gemessen (10 Sekunden lang den Puls zählen und mit 6 multiplizieren). Jeder TN zieht für sich den Vergleich zwischen tatsächlich gemessenem Puls und gewünschtem Puls und versucht, bei der folgenden Intensitätsstufe entsprechend „reguliert" zu walken.

Am Ende der letzten Intensitätsstufe wird der Puls nicht nur direkt nach der Belastung, sondern auch eine Minute nach Belastungsende gemessen. Daraus lässt sich der Erholungspuls berechnen und damit eine Überlastung der TN überprüfen.

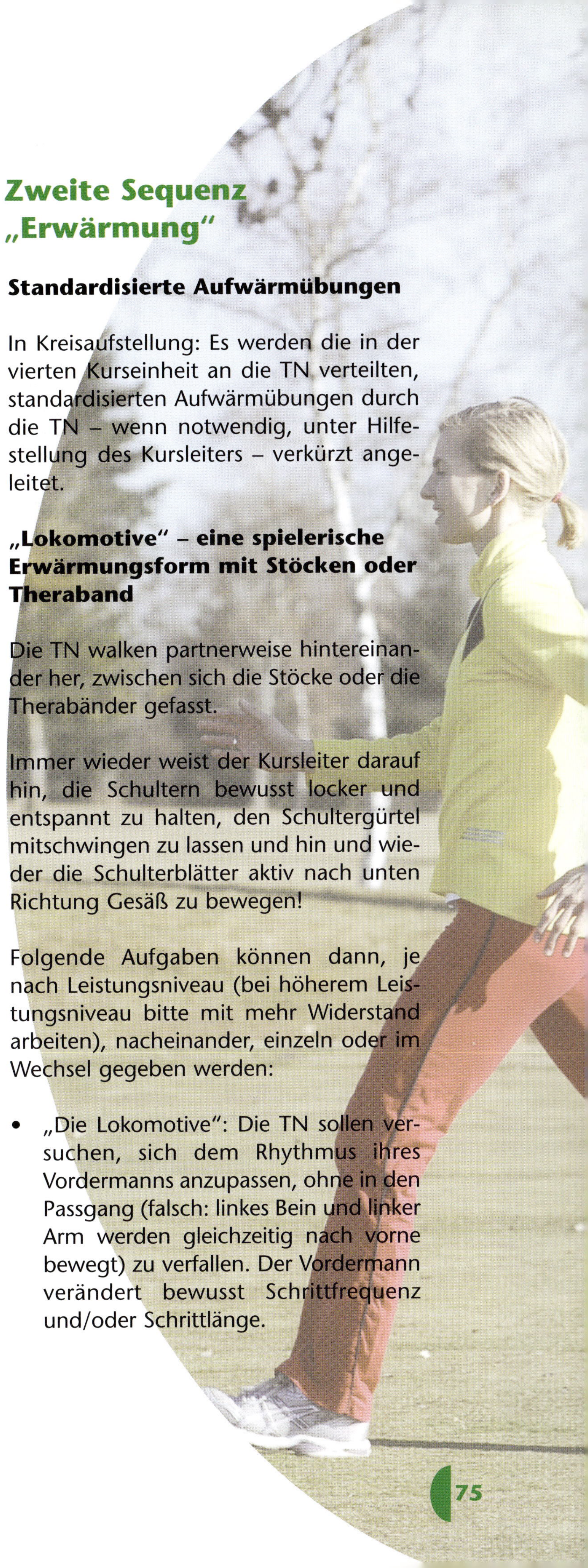

Zweite Sequenz „Erwärmung"

Standardisierte Aufwärmübungen

In Kreisaufstellung: Es werden die in der vierten Kurseinheit an die TN verteilten, standardisierten Aufwärmübungen durch die TN – wenn notwendig, unter Hilfestellung des Kursleiters – verkürzt angeleitet.

„Lokomotive" – eine spielerische Erwärmungsform mit Stöcken oder Theraband

Die TN walken partnerweise hintereinander her, zwischen sich die Stöcke oder die Therabänder gefasst.

Immer wieder weist der Kursleiter darauf hin, die Schultern bewusst locker und entspannt zu halten, den Schultergürtel mitschwingen zu lassen und hin und wieder die Schulterblätter aktiv nach unten Richtung Gesäß zu bewegen!

Folgende Aufgaben können dann, je nach Leistungsniveau (bei höherem Leistungsniveau bitte mit mehr Widerstand arbeiten), nacheinander, einzeln oder im Wechsel gegeben werden:

- „Die Lokomotive": Die TN sollen versuchen, sich dem Rhythmus ihres Vordermanns anzupassen, ohne in den Passgang (falsch: linkes Bein und linker Arm werden gleichzeitig nach vorne bewegt) zu verfallen. Der Vordermann verändert bewusst Schrittfrequenz und/oder Schrittlänge.

- Beide Stöcke/Therabänder werden gleichzeitig nach vorne und hinten bewegt („Doppelstockeinsatz“). Dabei kommt es zu einer Tiefhochbewegung, bei der der Rücken unbedingt gerade zu halten ist.

- Die Stöcke/Therabänder werden entweder gleichzeitig oder im Wechsel an der Seite über dem Kopf zusammengeführt und seitlich wieder nach unten bewegt.

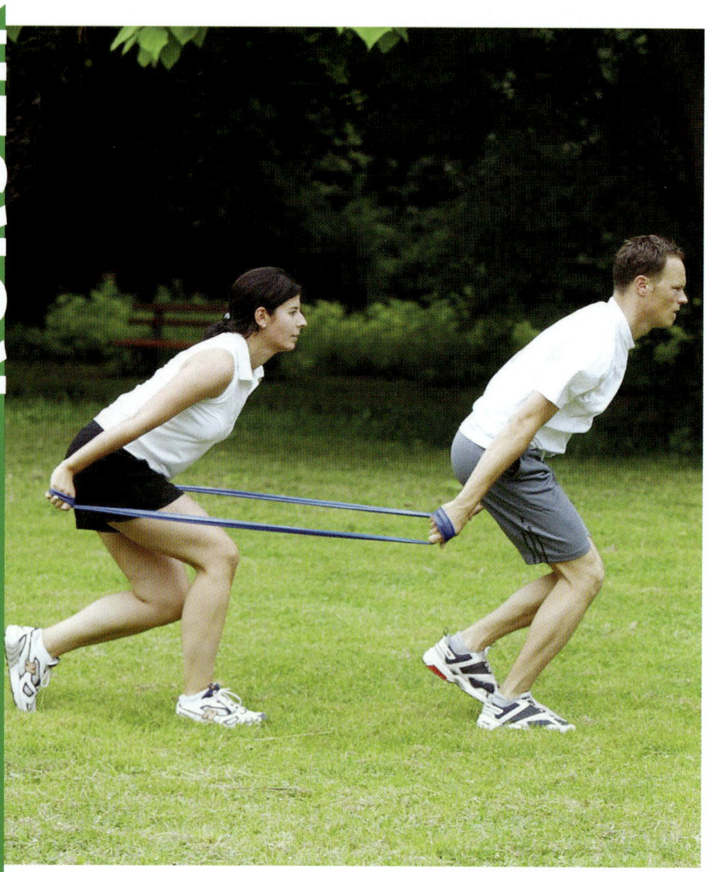

Abb. 33: *Simulierter Doppelstockeinsatz mit Therabändern*

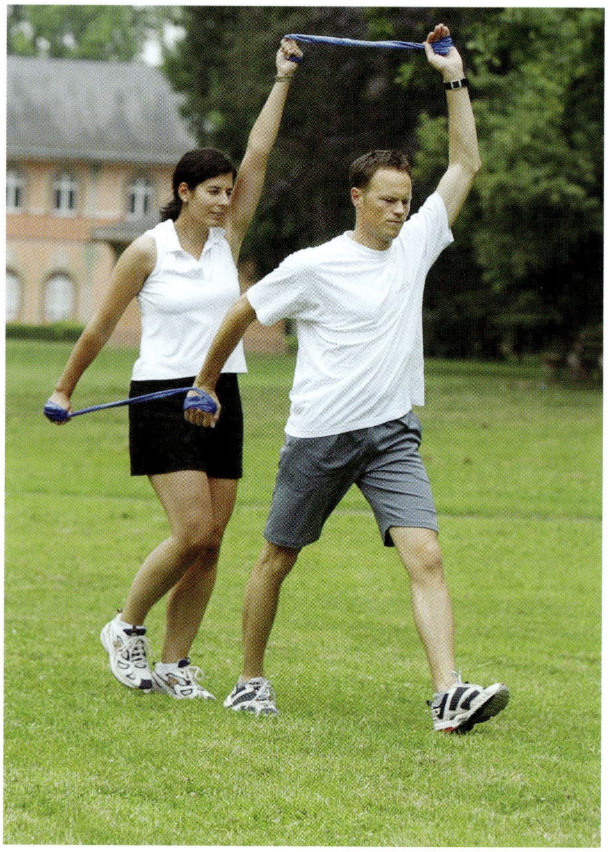

Abb. 34: *Seitliches Anheben der Therabänder im Wechsel*

- Die Stöcke/Therabänder werden über dem Kopf im Wechsel vor- und zurükkgezogen.

- Es wird die „Lokomotive“ mit Stöcken wiederholt. Dabei gibt allerdings der Hintermann dem Vordermann leichten Widerstand, wenn dieser den Stock nach hinten bewegt. Die Schulterblätter werden bewusst nach unten gezogen und das Brustbein soll ebenso bewusst aufgerichtet werden.

HAUPTTEIL

Dritte Sequenz „Technik"

Während der „Einwalkphase" im Hauptteil „Ausdauer" werden Individualkorrekturen zur Technik bei einzelnen Teilnehmern vorgenommen.

Vierte Sequenz „Ausdauer"

Nordic Walking mit unterschiedlichen Intensitäten

Aufgabenstellungen:

1. Die TN walken 10 Minuten lang mit einer Intensität von 60 % der maximalen Herzfrequenz.

2. Die TN walken 15 Minuten lang mit einer Intensität von 70 % der maximalen Herzfrequenz.

3. Die TN walken 5 Minuten lang mit einer Intensität von 80 % der maximalen Herzfrequenz.

4. Die TN walken 5 Minuten lang mit einer Intensität von 60 % der maximalen Herzfrequenz.

Direkt im Anschluss an die jeweils gewalkte Intensitätsstufe wird der Belastungspuls gemessen (10 Sekunden lang den Puls zählen und mit „6" multiplizieren). Um die Messfehlerrate bei manueller Pulsmessung so gering wie möglich zu halten, weist der KL die TN schon kurz vor Ende der jeweiligen Intensitätsstufe darauf hin, den Puls am Handgelenk zu suchen, um dann auch sehr exakt mit dem Stehenbleiben bereits mit der Pulsmessung zu beginnen. Der KL gibt sowohl den Start als auch das Ende der Messzeit (10 Sekunden) an.

Jeder TN zieht für sich den Vergleich zwischen tatsächlich gemessenem Puls und gewünschtem Puls und versucht, bei der folgenden Intensitätsstufe entsprechend „reguliert" zu walken.

Am Ende der letzten Intensitätsstufe wird der Puls nicht nur direkt nach der Belastung, sondern auch eine Minute nach Belastungsende gemessen. Daraus lässt sich der Erholungspuls berechnen und damit eine Überlastung der TN überprüfen.

Je nach Leistungszustand der Gruppe können zwischen den einzelnen „Intensitätseinheiten" auch längere Pausen eingelegt werden. Anzustreben ist, keine längeren Pausen als die zur Pulsmessung notwendigen Pausen zu machen.

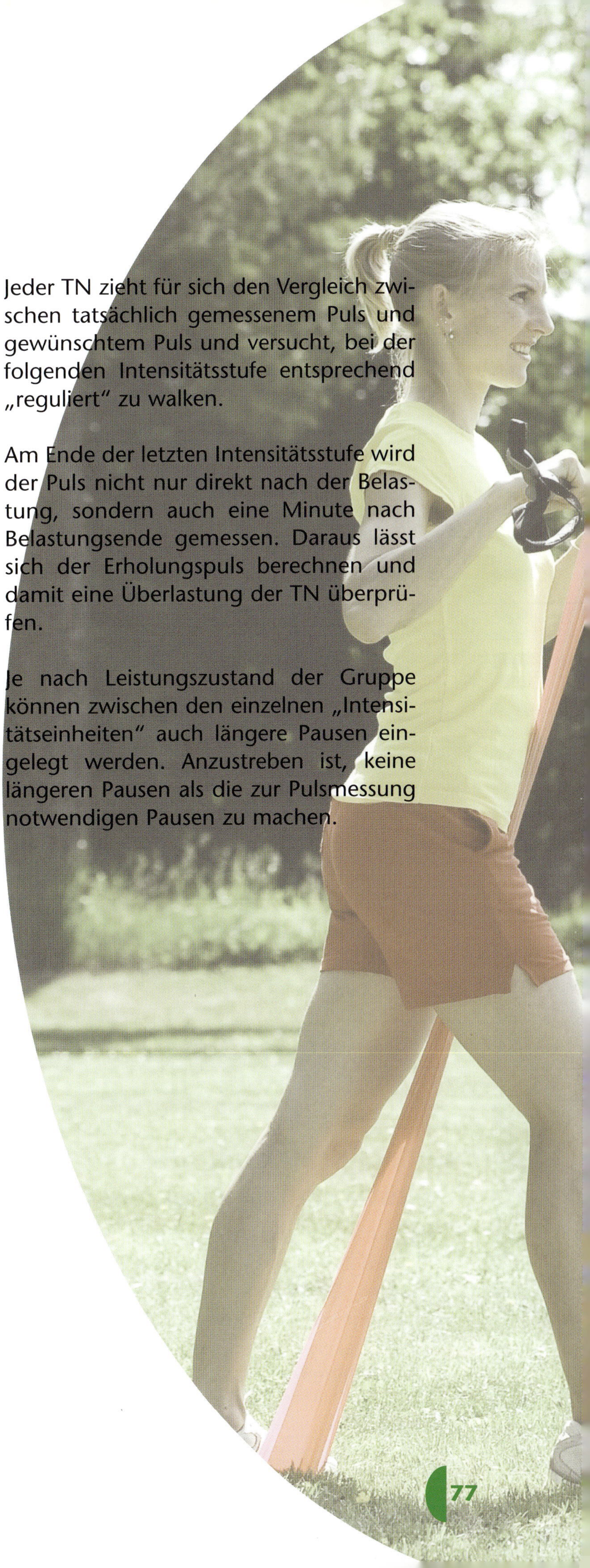

5 ABSCHLUSS

Fünfte Sequenz „Regeneration und Entspannung"

- Die Teilnehmer gehen bewusst langsamer und lassen die Stöcke, per Handschlaufen fixiert, entweder auf dem Boden schleifen oder schwingen sie mittig gefasst mit. Dabei atmen sie bewusst ein und aus.
- Die Teilnehmer sollen versuchen, über mehr Schritte hinweg auszuatmen als einzuatmen: „Die Ausatmung verlängern."
- Die Teilnehmer atmen zusammen mit dem lockeren Armheben zur Seite oben ein (die Stöcke sind mittig gefasst) und mit lockerem Fallenlassen der Arme nach unten explosiv aus.
- Die Teilnehmer heben zusammen mit der Einatmung die Arme diesmal nach vorne oben an. Beim Durchschwung der Arme nach unten hinten wird der Körper leicht gerundet mit nach vorne unten genommen und die Knie zusätzlich gebeugt und ausgeatmet.

Sechste Sequenz „Funktionelle Übungen"

6.1 Kräftigung der Rückenmuskulatur

Die in der vierten Kurseinheit vorgestellte Übung für die Bauch- und Rumpfmuskulatur („Das Sieb schütteln") ist gleichzeitig eine ideale Übung für die autochthone Rückenmuskulatur und wird deshalb hier wiederholt.

Übung 1:

„Das Sieb schütteln mit Stock": Der TN steht im „kurzen Fuß" und hat einen Stock schulterbreit gefasst und waagerecht bis auf Sternumhöhe angehoben: Die Bauchdecke wird von unten nach innen zur Wirbelsäule eingezogen und die Beckenbodenmuskulatur angespannt (Innervation des M. transversus). Die Handflächen zeigen nach oben und die Hände ziehen in Brustbeinhöhe den Stock aktiv auseinander. Die Schulterblätter werden Richtung Becken nach unten fixiert. Jetzt wird der Stock in minimalen Ausschlägen schnell von links nach rechts bewegt, als wenn man ein „Sieb schütteln" wollte.

Übung 2:

„Stockheben": Der TN fasst den Stock, wie oben beschrieben, schulterbreit. Er gibt leichte Spannung mit den Händen nach außen, geht leicht in die Knie und neigt den Oberkörper mit geradem Rükken leicht nach vorne: Die Stöcke werden jetzt 10-20 x (je nach Leistungsvermögen, die Oberkörperposition rückengerecht fixieren) von unten nach oben so weit angehoben, dass sich die Oberarme in Höhe der Ohren befinden.

Variation: Die gleiche Übung wie oben, nur: Die Rückenmuskulatur arbeitet dynamisch mit, indem der Oberkörper zusammen mit dem Anheben der Arme aufgerichtet und mit dem Senken der Arme wieder rückengerecht nach vorne geneigt wird.

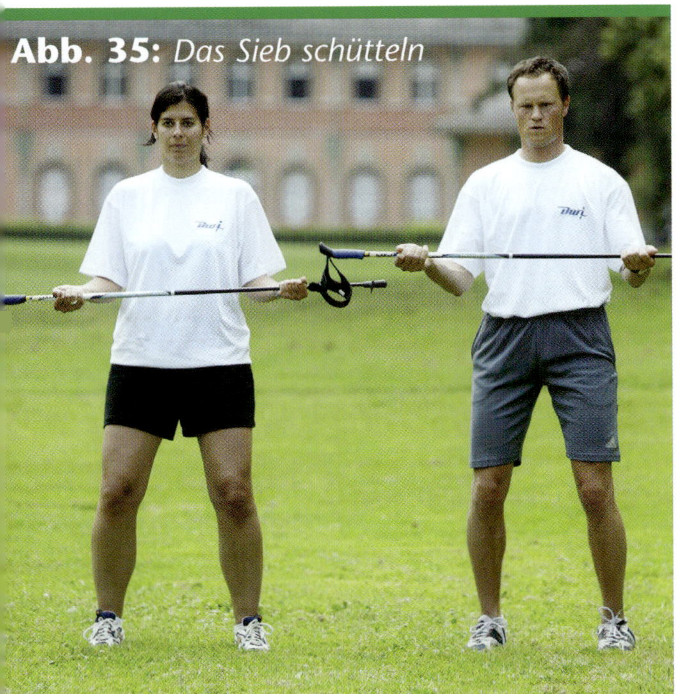

Abb. 35: *Das Sieb schütteln*

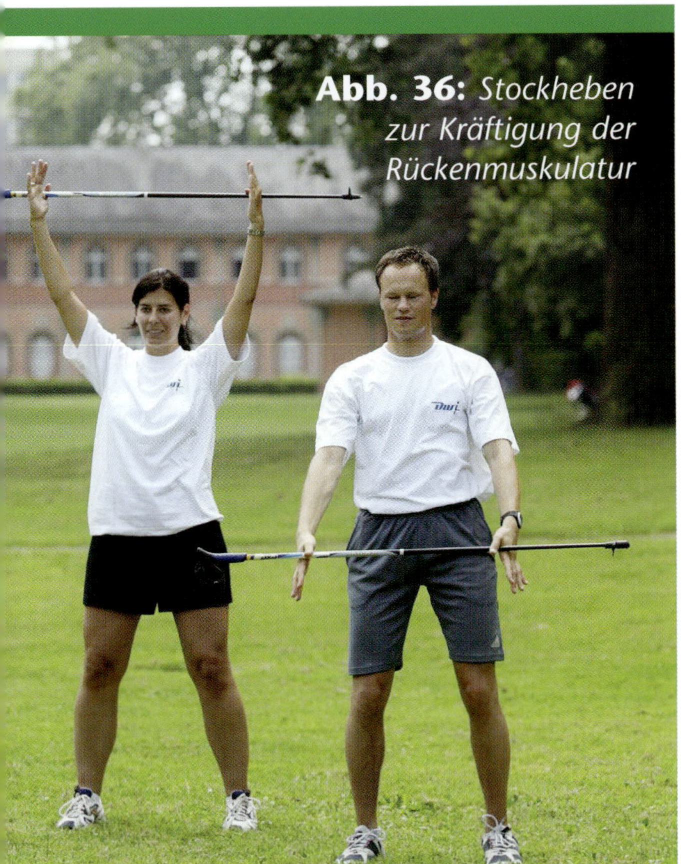

Abb. 36: *Stockheben zur Kräftigung der Rückenmuskulatur*

Übung 3:

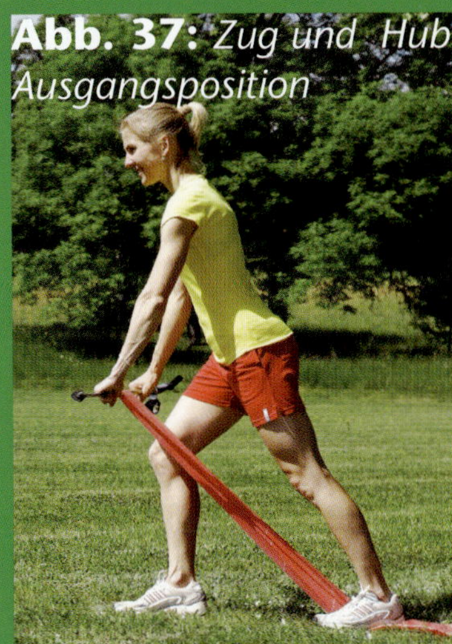

Abb. 37: *Zug und Hub: Ausgangsposition*

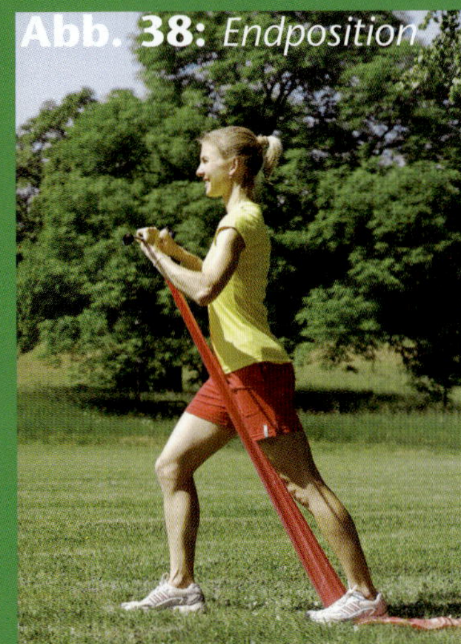

Abb. 38: *Endposition*

„Zug und Hub“: Für diese Übung wird ein Theraband benötigt. Das Theraband wird einmal um den Nordic Walkingstock gewickelt und am Boden mit einem Fuß fixiert. Den Stock schulterbreit fassen und leicht nach außen „spannen“. Mit nach vorne geneigtem, aber aufrechtem Oberkörper und Richtung Becken fixierten Schulterblättern, wird der Stock jetzt dicht an den Oberkörper gezogen, der sich gleichzeitig aufrichtet (10-20 Wiederholungen).

Variation: Die schwierigere Version dieser Übung wird mit gestreckten Armen durchgeführt. Aufgrund des längeren Hebels wird mehr Kraft und bessere Körperkontrolle gebraucht. Wichtig: Die korrekte Aufrichtung des Rumpfes und die Fixierung der Schulterblätter kontrollieren!

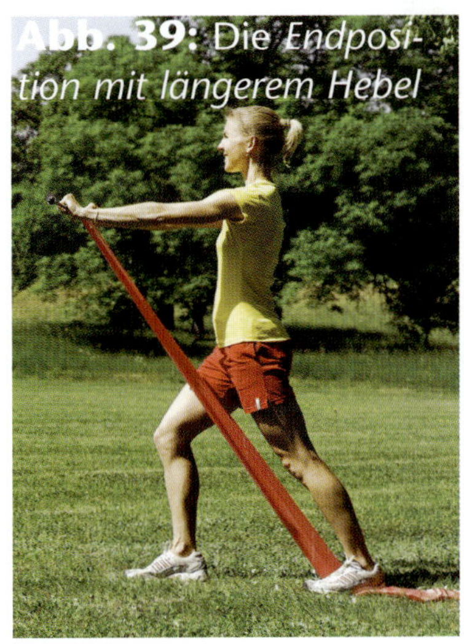

Abb. 39: *Die Endposition mit längerem Hebel*

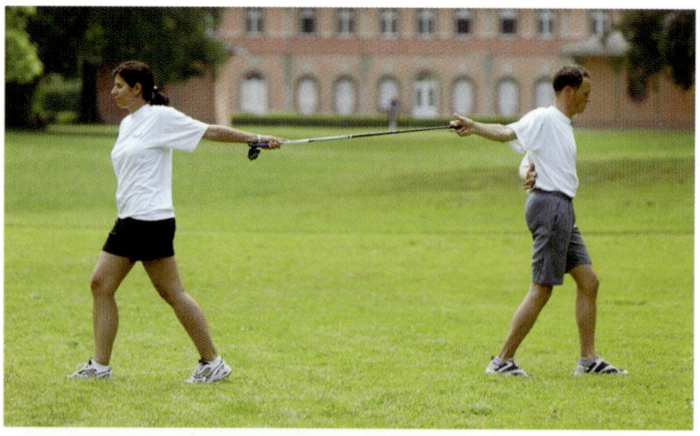

Abb. 40: *Dehnung der Brustmuskulatur 1: Als wenn man einen Speer wegwerfen wollte*

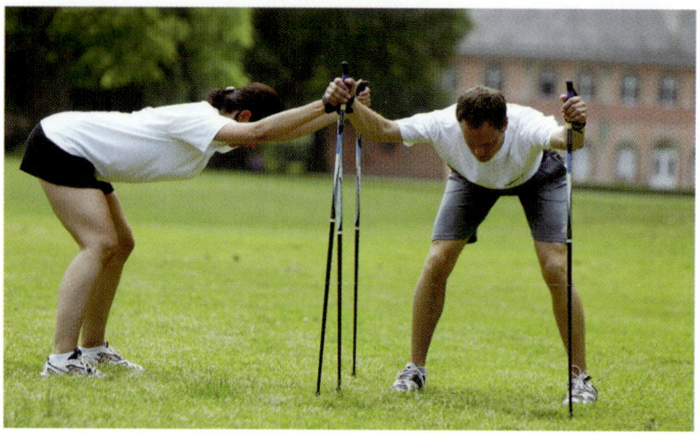

Abb. 41: *Dehnung der Brustmuskulatur 2: Mal richtig „durchhängen"*

6.2 Beweglichkeit

Dehnung der Brustmuskulatur

Heute beschränkt sich der KL aus Zeitgründen auf die Dehnung der Brustmuskulatur. Sie wird beim Nordic Walking verstärkt eingesetzt (vor allem bei falscher Technik!). Da die Brustmuskulatur bei den meisten alltäglichen Verrichtungen (beim Sitzen, Fahrradfahren, Tennisspielen, Essen usw.) stark involviert, d. h. vom Nervensystem immer wieder in gleicher Weise angesteuert wird und somit eine neuromuskuläre Dysbalance entsteht, die zur Fehlbelastung der gesamten Wirbelsäule und damit zu Beschwerden führen kann, gilt es, diese Muskulatur (genauso wie den Hüftbeuger!) ganz besonders häufig zu dehnen.

In der folgenden Abbildung ist die Brustmuskeldehnung mithilfe des Nordic Walking-Stocks zu sehen. Dabei wird die Dehnung mit Kontraktion so ausgeführt, dass beide TN in der Dehnendstellung Zug am Stock aufbauen, als wenn sie ihn „als Speer" nach vorne wegwerfen wollten.

- In Schrittstellung. Der Arm wird weit nach hinten in „Speerwurfhaltung" ausgestreckt und die Hand umfasst den Stock, ebenso macht es der Partner.

- Den Rumpf jetzt in die Gegenrichtung so weit aufdrehen, bis die Dehnung im Arm- und Brustbereich spürbar wird.

- Die Dehnung mit Kontraktion wird so ausgeführt, dass beide TN in der Dehnendstellung Zug am Stock aufbauen, als wenn sie ihn „als Speer" nach vorne wegwerfen wollten.
- Eine Variante der Brustmuskeldehnung ohne Partner: Die Stöcke werden weit nach vorne und weit ausei-

nander mit gestreckten Armen aufgestellt. Jetzt wird der Oberkörper gerade nach vorne gelehnt und der Brustkorb „hängt“ zwischen den Stöcken nach unten durch. Das Be-cken ist aufgerichtet und der Rücken leicht überstreckt. Kleine, intermittierende Dehnungen in dieser Position tragen zur Erhöhung der Beweglichkeit in der Brustwirbelsäule bei.

Siebte Sequenz „Reflexion/Hausaufgabe“

7.1 Kurze Reflexion der Kurseinheit

Fragen an die Teilnehmer:

Sind Probleme bei der Pulsmessung aufgetreten? War die Einschätzung der Intensität und der objektiv gemessenen Belastung nachzuvollziehen? Kann man sich vorstellen, die eigene Belastung – nach entsprechender Übung – auch ohne Pulsuhr richtig einordnen zu können?

7.2 Ankündigen des Themenschwerpunkts

In der nächsten Kurseinheit soll die Belastungssteuerung nicht nur im Zusammenhang mit höheren Geschwindigkeiten, sondern über die Themen „Koordination“ und „Propriozeption“ fühlbar gemacht werden.

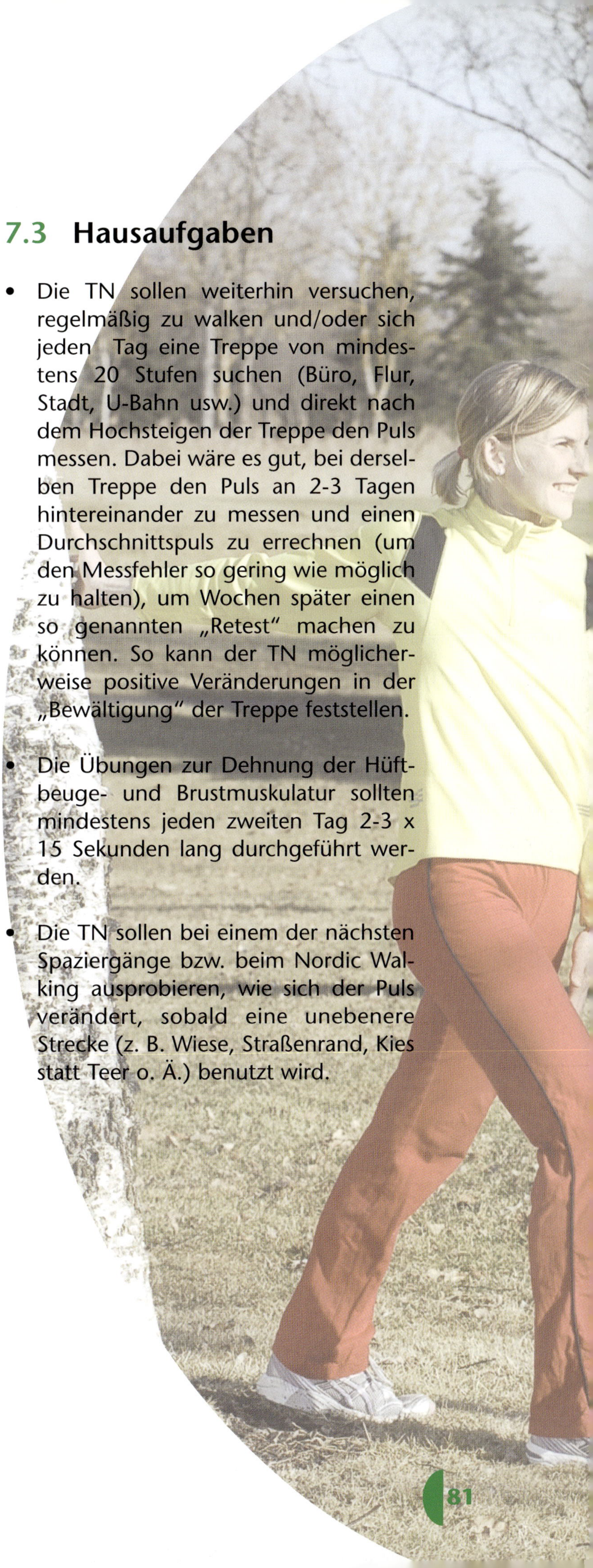

7.3 Hausaufgaben

- Die TN sollen weiterhin versuchen, regelmäßig zu walken und/oder sich jeden Tag eine Treppe von mindestens 20 Stufen suchen (Büro, Flur, Stadt, U-Bahn usw.) und direkt nach dem Hochsteigen der Treppe den Puls messen. Dabei wäre es gut, bei derselben Treppe den Puls an 2-3 Tagen hintereinander zu messen und einen Durchschnittspuls zu errechnen (um den Messfehler so gering wie möglich zu halten), um Wochen später einen so genannten „Retest“ machen zu können. So kann der TN möglicherweise positive Veränderungen in der „Bewältigung“ der Treppe feststellen.

- Die Übungen zur Dehnung der Hüftbeuge- und Brustmuskulatur sollten mindestens jeden zweiten Tag 2-3 x 15 Sekunden lang durchgeführt werden.

- Die TN sollen bei einem der nächsten Spaziergänge bzw. beim Nordic Walking ausprobieren, wie sich der Puls verändert, sobald eine unebenere Strecke (z. B. Wiese, Straßenrand, Kies statt Teer o. Ä.) benutzt wird.

6

KURSEINHEIT 6

Belastungssteuerung 2: „Koordination und Propriozeption"

KURSEINHEIT 6

Sequenz	Inhalte	Ziele	Medien	Dauer
1. Einstieg/ Theorie	• Begrüßung • „Hausaufgaben" abfragen • Erläuterung des Stundenthemas: „Vorteile von unebenem Gelände"	Informationen zum Thema „Propriozeption" (Koordination, Kräftigung und Belastungssteigerung) vermitteln		10 min
2. Erwärmung	Aufwärmübungen unter dem Motto „Koordination und Propriozeption"	• Aufbau von Handlungskompetenz • Schulung von Körperwahrnehmung		15 min
3. Technik 4. Ausdauer	Ist Bestandteil im Aufwärmteil Nordic Walking (40 Minuten) mit unterschiedlichen Intensitäten: 10 Minuten mit 60 % 15 Minuten mit 70-75 % 10 Minuten mit 80 % 5 Minuten mit 60 %	 Herz-Kreislauf-Training mit zunehmend längerer Beanspruchungsdauer und höherer Intensität bei Nutzung von unebenem Gelände		45 min
5. Regeneration/Entspannung	• Langsameres (50-60 %) und bewusstes Gehen in Verbindung mit Atem- und Lockerungsübungen	• Schulung der Körperwahrnehmung • Lockerung • Infowiederholung • Übungen zur Integration in den Alltag erlernen (Handlungskompetenz)		5 min
6. Funktionelle Übungen	• Dehnungen nach Wunsch der TN • Kraftübungen mit Partner	Übungen zur Integration in den Alltag erlernen (Handlungskompetenz)		10 min
7. Abschluss/ Reflexion/ Hausaufgabe	• Kurze Reflexion der Kurseinheit • Ankündigung des zukünftigen Themenschwerpunkts • Hausaufgabe	Handlungskompetenz fördern und Selbstwirksamkeit erhöhen, Beschwerden lindern		5 min

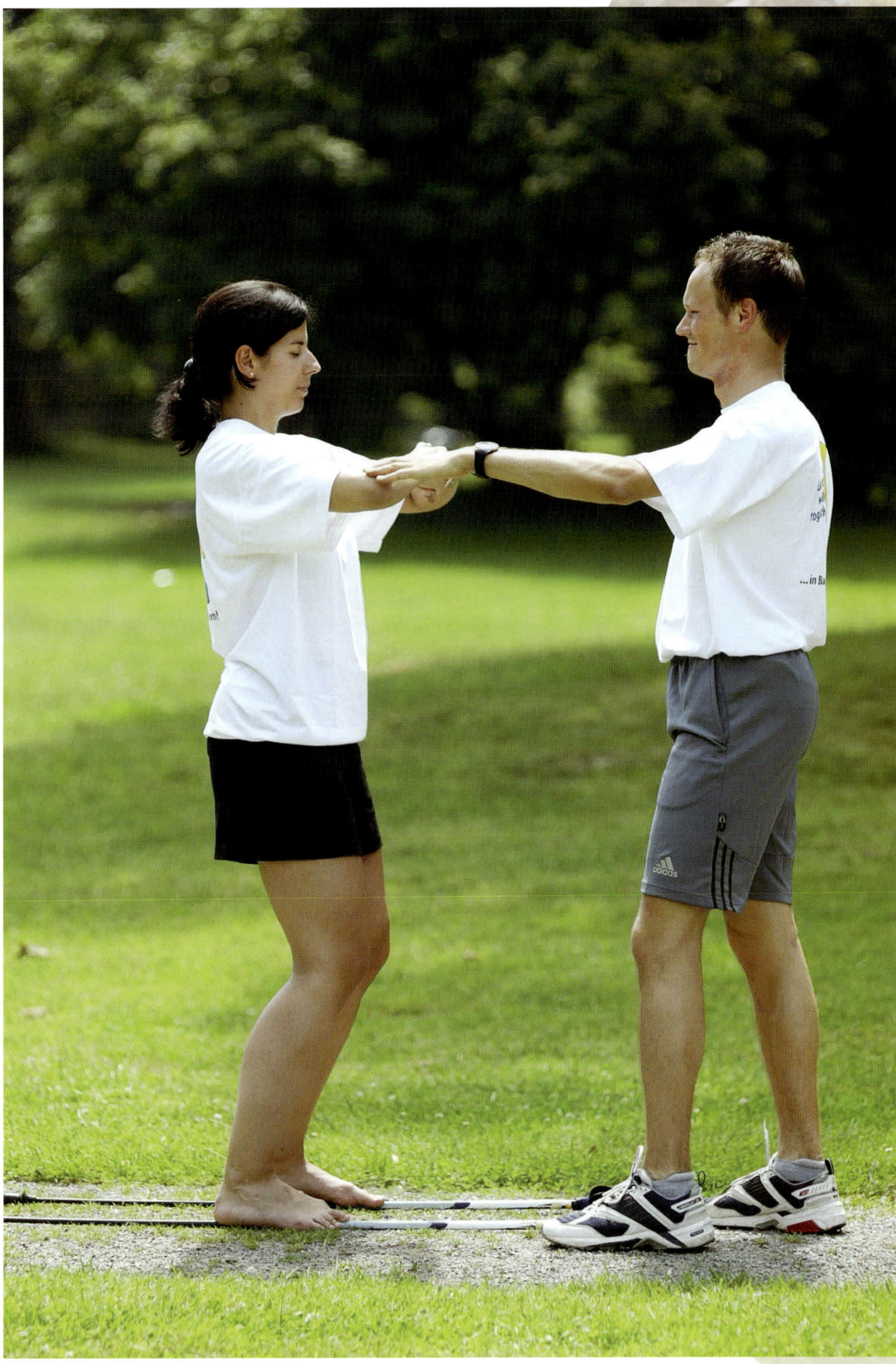

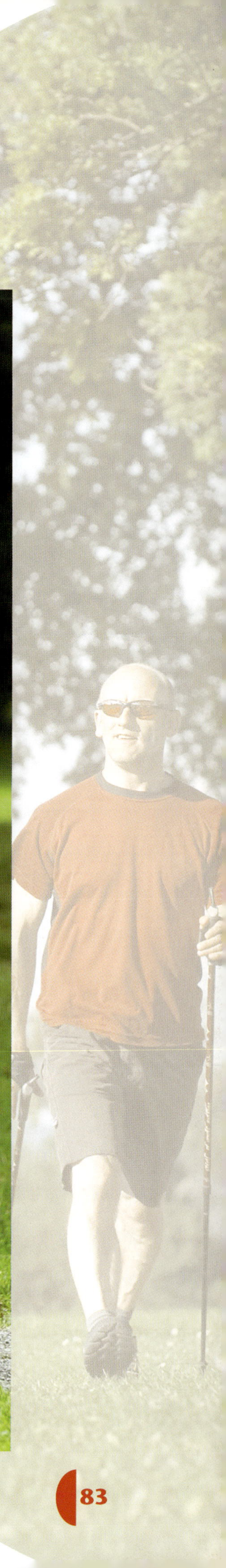

6 Weitergehende Hinweise zu den Sequenzen der sechsten Kurseinheit

Informationen für den Kursleiter

1 Organisationshinweise

1.1 Für diese Einheit bewusst Gelände aussuchen, welches verschiedene Untergründe bietet (Waldboden, Wiese, Teer, Steine, uneben, eben, flach, steil usw.).

1.2 Bei Übungen, die mit geschlossenen Augen gemacht werden sollen, gibt der KL immer die Gelegenheit, zuerst mit Partnerunterstützung, also „sicher" zu üben.

2 Hintergrundinformationen

2.1 „Hausaufgaben abfragen"

Der KL geht auf die Hausaufgabe „Treppensteigen" und Pulsmessung ein:

Wurde die Übung umgesetzt? Konnte der Puls gemessen und ein Durchschnitt errechnet werden für genau diese Treppe?

Der KL weist darauf hin, dass sich gerade auch am Treppensteigen Leistungsfortschritte in der Ausdauer bemerkbar machen und man bei regelmäßigem Training alle drei Monate einen so genannten „Retest" an derselben Treppe machen könnte (auch mehrmals gemessen!).

Der KL spricht die Dehnungen von Brust- und Hüftbeugemuskulatur an:

Wurde an die Übungen gedacht, waren sie reproduzierbar oder was hat an der Umsetzung gehindert?

Darüber hinaus fordert der KL die TN auf, ihre Lieblingsübungen bei den funktionellen Übungen am Ende der Kurseinheit zu demonstrieren.

Der KL fragt die TN nach ihren Erfahrungen beim Gehen bzw. Walken auf unebenerem Gelände und erläutert anschließend die Vorteile und den Begriff der „Propriozeption".

2.2 Informationen zum Thema „Propriozeption" (Koordination, Kräftigung und Belastungssteigerung)

Propriozeption als wichtiger Bestandteil der Koordination – ein Programm zur Bewegungssteuerung

Die Fähigkeit, den eigenen Körper im Gleichgewicht halten zu können und damit Haltung und Bewegung zu ökonomisieren und Gelenke funktionell zu belasten, gelingt nur, wenn folgender Schaltkreis – die Propriozeption – optimal funktioniert:

1. **Die über die jeweiligen Wahrnehmungsorgane – die Rezeptoren – aufgenommenen Reize werden über Nervenbahnen dem Zentralnervensystem zugeleitet.**

Die Propriozeptoren, die diese Eigenwahrnehmung vermitteln, sitzen in den Sehnen, Muskeln und Gelenken und sind Bestandteil unserer Tiefensensibilität. Sie sagen uns z. B., wie viel Kraft eingesetzt wird, zu welcher räumlichen Veränderung es kommt und wie bewegt wird. Dabei sind die Rezeptoren in ihrer Fähigkeit, Informationen aufzunehmen, nicht trainierbar. Der Schwellenwert der Reizaufnahme ist ausschließlich in Verbindung mit einem veränderten chemischen Milieu (Säurestoffwechsel) zu variieren. Dieses wiederum kann zur Neubildung von freien Nervenendigungen anregen, die möglicherweise zu einer erhöhten Schmerzempfindlichkeit beitragen. Ob es über die Neubildung derartiger Rezeptoren aber auch zu einer qualitativ besseren Wahrnehmung kommt, ist ungeklärt. Was aber die Wahrnehmung und damit auch die Koordination und Haltung beeinflusst, ist die Übermittlung der Reize. Sie funktioniert nämlich nur dann auch entsprechend schnell und genau, wenn die Kontaktstellen der Zellen untereinander (die Synapsen) auch im Training sind, d. h., wenn sie ständig benutzt werden.

2. **Die anschließende Verarbeitung erfolgt im zentralen Nervensystem (Rückenmark und Gehirn), das die eingehenden Informationen sammelt, verarbeitet, bewertet und eine Antwort bzw. einen Befehl vorbereiten muss.**

3. **An die Informationen, die von den Wahrnehmungsorganen zum Nervensystem weitergeleitet werden, sind also anschließend ganz bestimmte neuromuskuläre Reaktionen gekoppelt, d. h., die Muskulatur wird entsprechend am Endorgan aktiviert.**

Die Regulation durch solche propriozeptiven Schaltkreise ist einerseits notwendig, um von außen auftretende Störungen (z. B. Stolpern, aus dem Gleichgewicht kommen, bergauf/bergab gehen usw.) schnellstmöglich kompensieren zu können und andererseits das inter- und intramuskuläre Zusammenspiel der Muskulatur am Gelenk zu optimieren und die Muskulatur in aktive Bewegungen einzubinden.

Propriozeption liegt also vor, wenn durch Wahrnehmungen (Rezeptionen) von außen zentrale Strategien provoziert werden, die

1. zur Haltungsstabilisation dienen,

2. zur Ökonomisierung der Bewegungshandlung bzw. Bewegungskompensation beitragen und

3. neuromuskuläre Bahnungen neuer Haltungs- und Bewegungsmuster schaffen.

Es macht also gerade im Gesundheitsbereich Sinn, natürlich aus therapeutischen, aber auch aus prophylaktischen Gesichtspunkten heraus, die Strategie der Propriozeption zu nutzen und das vom Kinderbereich bis unbedingt auch in den Seniorenbereich hinein. Da der propriozeptive Bereich vor allem bei Gleichgewichtsübungen stark in Anspruch genommen wird, bei denen eine vollkommen bewusste Steuerung von Muskelspannungen zum Balancehalten nicht mehr möglich ist und Informationen weit gehend über das Rückenmark geschaltet werden, wird klar, dass das propriozeptive Training vor allem am Anfang einer Stunde stehen sollte, wo Konzentration und bewusste Wahrnehmung noch in vollem Maße vorhanden sind.

Zu solchen propriozeptiven Reizen gehört auch das Rückwärtsgehen, welches, aus Gesichtspunkten der Gangschulung heraus, besonders zu betonen ist. Aber das Walken auf unebenem Gelände trägt ebenfalls zu einem ökonomischeren Muskelzusammenspiel und einem besseren Gangmuster bei. Dabei ist speziell beim Nordic Walking zu beachten, dass in dem Maß, wie Stöcke als Abstützhilfen eingesetzt werden, die propriozeptiven Reize weniger effektiv genutzt werden können. Deshalb wird dazu geraten, nicht ausschließlich mit Stöcken zu walken und die Stöcke zwischendurch (gerade bei unebenem Gelände, wenn man etwas für Koordination und Propriozeption tun möchte) mittig zu fassen und ohne Bodenkontakt mitzuschwingen.

Ein grober methodischer Aufbau zum propriozeptiven Training könnte wie folgt aussehen:

- Stehen auf beiden Beinen mit geschlossenen Augen (dann zusätzlich mit diagonalem Schwingen der Arme).
- Stehen auf einem Fuß (dann zusätzlich mit diagonalem Schwingen der Arme).
- Stehen auf einem Fuß und Schwingen des anderen Beins (dann zusätzlich mit diagonalem Schwingen der Arme).
- Stehen auf einem Fuß mit geschlossenen Augen (dann zusätzlich mit diagonalem Schwingen der Arme).
- Stehen auf einem Fuß und Schwingen des anderen Beins mit geschlossenen Augen (dann zusätzlich mit diagonalem Schwingen der Arme).
- Stehen auf unebenem Boden (beidbeinig, einbeinig, geöffnete, geschlossene Augen) und später zusätzlich mit diagonalem Schwingen der Arme.

Alle oben angeführten Übungen dienen als Basisübungen zur Förderung des vestibulären Bereichs und der Propriozeption. Komplexere und wahrnehmungstechnisch anspruchsvollere, damit aber auch koordinativ effektivere Übungen können im Buch „Körperwahrnehmung und Schmerzbewältigung“ (Springer Verlag 2000) von Dr. Petra Mommert-Jauch nachgelesen werden.

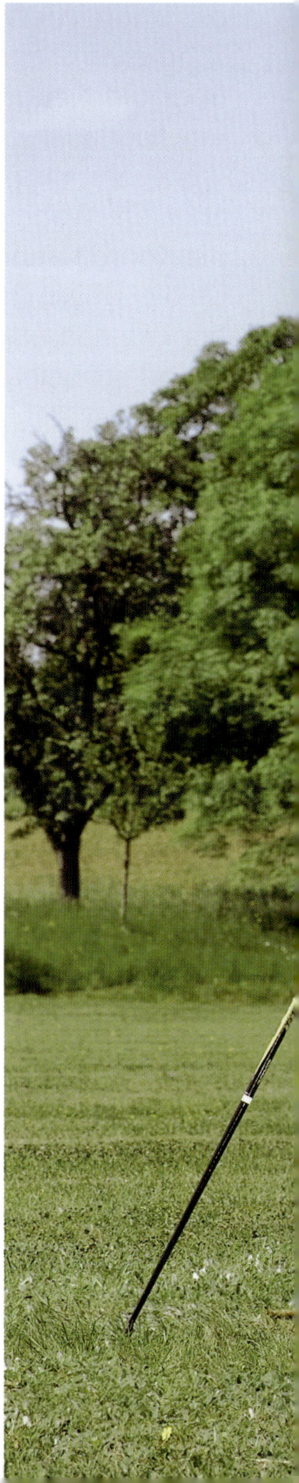

Erste Sequenz „Einstieg/Information“

1.1 „Hausaufgaben abfragen“

s. S. 84.

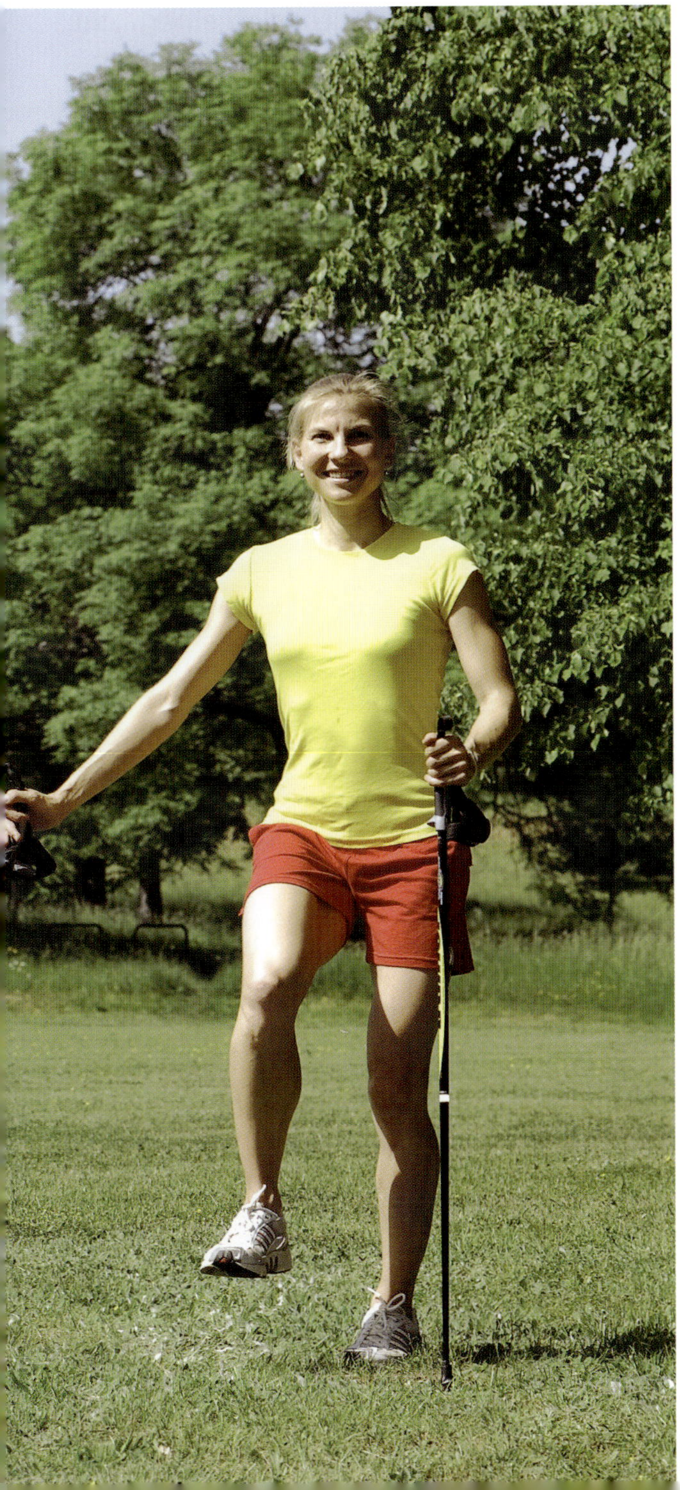

1.2 Informationen zum Thema „Propriozeption“ (Koordination, Kräftigung und Belastungssteigerung)

Für den Teilnehmer zusammengefasst:

Wir bewegen uns bewusst auf unebenem Gelände, um:

1. die Koordination der Muskeln untereinander und die Koordination der Muskelfasern innerhalb eines einzigen Muskels zu schulen. Wir entwickeln dadurch mehr Kraft im Muskel und können die Gelenke – auch wegen des besseren intermuskulären Zusammenspiels der Muskeln um das Gelenk herum – umso besser stabilisieren und stützen.
2. uns vor Verletzungen und Stürzen zu schützen, da das Nervensystem dann lernt, sich und die Muskeln auf solche Unwägbarkeiten einzustellen und besser zu reagieren.
3. den Gang zu schulen, denn auf unebenem Gelände machen wir automatisch kleinere, bewusst abgerollte Schritte und beugen auch die Knie vorne beim Aufkommen mehr.
4. die wirbelsäulenstabilisierende Muskulatur zu kräftigen, da auf unebenem Gelände diese mehr arbeiten muss, um den Körper im Gleichgewicht zu halten.
5. die Herz-Kreislauf-Belastung zu intensivieren, denn durch den vermehrten Muskeleinsatz wird mehr Sauerstoff verbraucht und das Herz-Kreislauf-System wird mehr gefordert.

Zweite Sequenz „Erwärmung"

2.1 Aufwärmübungen unter dem Aspekt der „Propriozeption"

Die TN bekommen Gelegenheit, die eine oder andere „Lieblingsübung" vorzustellen und die anderen TN darin anzuleiten. Dann setzt der KL das Aufwärmprogramm fort, indem er nach einer allgemeinen Erwärmung auf der Stelle folgende propriozeptiven Übungen anbietet, um den TN auch vor Augen zu führen, dass wir in Bezug auf diese Fähigkeit häufig große Defizite aufweisen und es deswegen dieses oft brachliegende Potenzial zu nutzen gilt:

- Die TN stehen in Kreisaufstellung auf beiden Beinen mit geschlossenen Augen. Jetzt sollen sie schwankend kleine Kreise mit dem Körper beschreiben, sozusagen um den Standpunkt schwanken.
- „Der Storch": Die TN versuchen, auf einem Bein zu stehen (für die Ungeübteren eventuell mit Festhalten an einem aufgestellten Stock oder Partner).
- „Der blinde Storch": Wenn dies ohne Probleme möglich ist, die gleiche Übung wie oben mit geschlossenen Augen probieren lassen (Spätestens hier werden Defizite klar vor Augen geführt. Achtung bei älteren, eher unsicheren Personen! Hier auf alle Fälle eine zweite Person zur Sicherheit unterstützen lassen!).

Alle TN stehen im Kreis und sind durch die Nordic Walking-Stöcke miteinander verbunden. Wenn die Gruppe auch ohne Unterstützung durch die Stöcke sicher zu sein scheint, dieselben Übungen auch ohne Sicherung durch die Stöcke durchführen lassen.

- Die TN stehen auf einem Bein. Das andere Bein schwingen sie in verschiedene Richtungen (seitlich neben dem Körper, vor dem Körper, in einer Acht o. Ä.). Danach die gleiche Übung mit geschlossenen Augen machen lassen.
- Die TN stehen auf unebenem Boden (beidbeinig, einbeinig, geöffnete, geschlossene Augen).

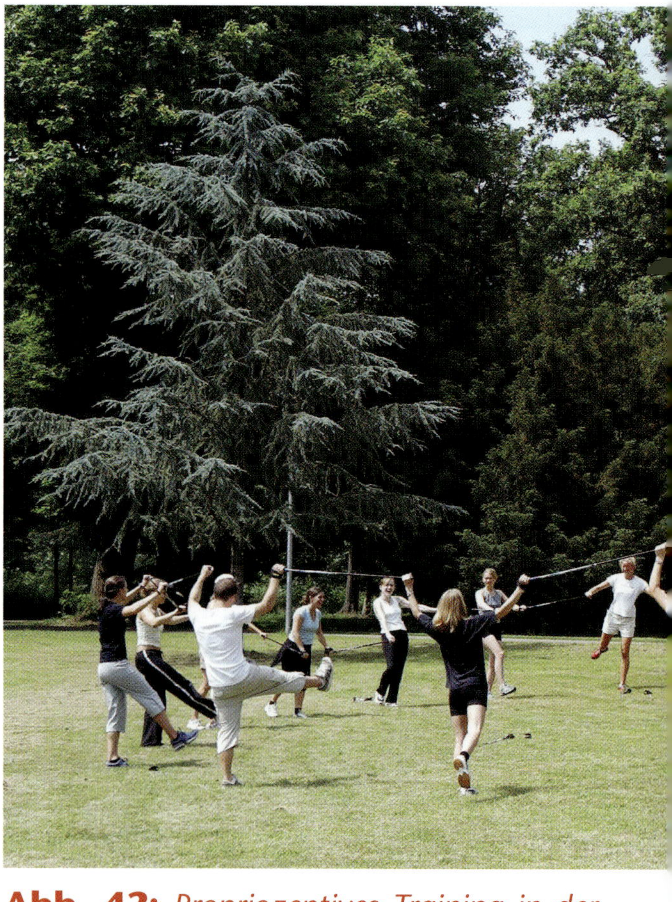

Abb. 42: *Propriozeptives Training in der Gruppe*

Achtung! Die folgenden beiden Aufgaben zu Anfang auf alle Fälle auf ebenem Boden durchführen und bei Unsicherheiten mit Partnerunterstützung (Festhalten!) arbeiten.

Die Aufgabe bei den folgenden Übungen besteht darin, den eigenen Gang bewusst wahrzunehmen und gezielt und bewusst den Fuß aufzusetzen und abzurollen.

- Die TN gehen, durch die Stöcke miteinander verbunden, partnerweise hintereinander her. Dabei versucht zuerst die hintere Person (B), die Augen zu schließen und sich durch A „führen" zu lassen. Später, bei genügend Sicherheit, versucht die vordere Person (A), die Augen zu schließen und B führt. Dabei beobachtet B dann den Gang von A.

- Diesmal ohne Stöcke, die kurzfristig beiseite gelegt werden, um die Intensität dieser Übung zu erhöhen: Die TN gehen partnerweise hintereinander her. A hat die Augen geschlossen und soll sich auf den Druck der Hände von B in die entsprechende Richtung bewegen (Druck links = Drehung rechts, Druck rechts = Drehung links, gar kein Kontakt = sofort anhalten und langsam rückwärts gehen, um die Hände des Partners wieder zu finden), (Abb. 38).

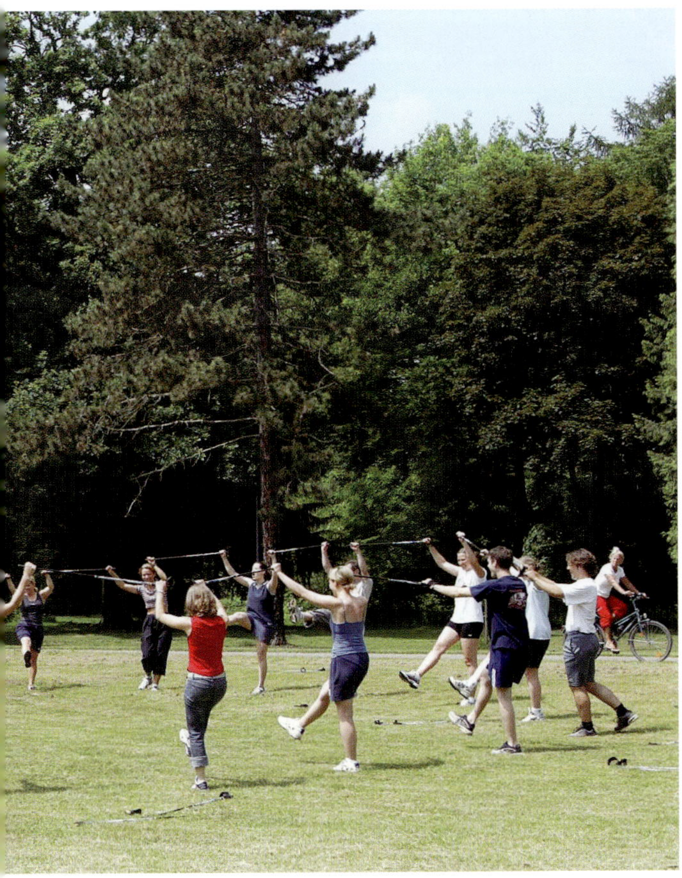

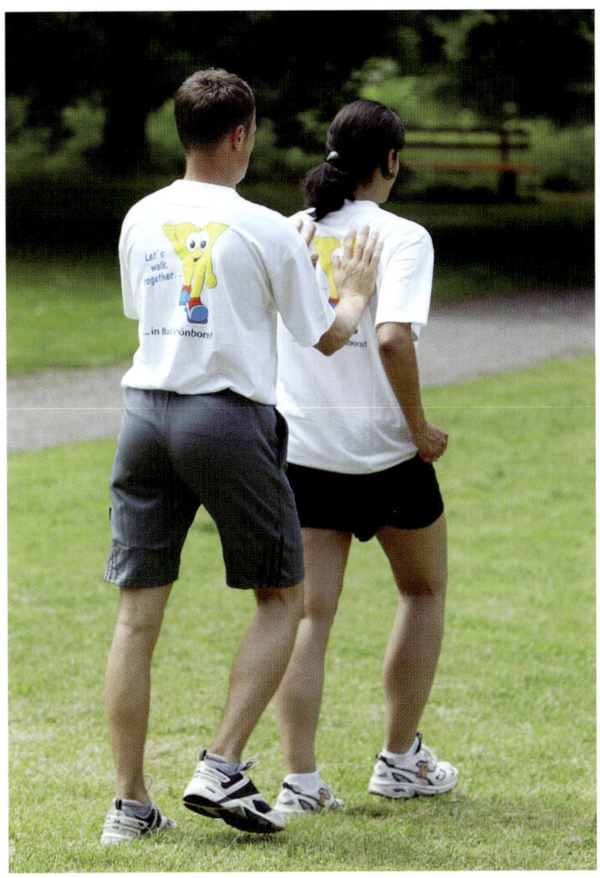

Abb. 43: *Propriozeptives Training ist auch Wahrnehmungsschulung.*

2.2 Langsames Walken

Nach diesen Aufwärmübungen die ersten 2-3 Minuten bewusst langsam walken und noch einmal auf die Nordic Walking-Technik und auf das Lockerbleiben in den Schultern aufmerksam machen. Darauf hinweisen, dass bei Betreten von unebenem Gelände die Schritte bewusst kleiner und die Knie ebenso bewusst leicht gebeugt zu halten sind.

Achtung! Sich gerade bei unebenem Gelände nicht nur auf die Stöcke verlassen, sondern umso mehr Wert auf das bewusste Auftreten auf den Boden legen.

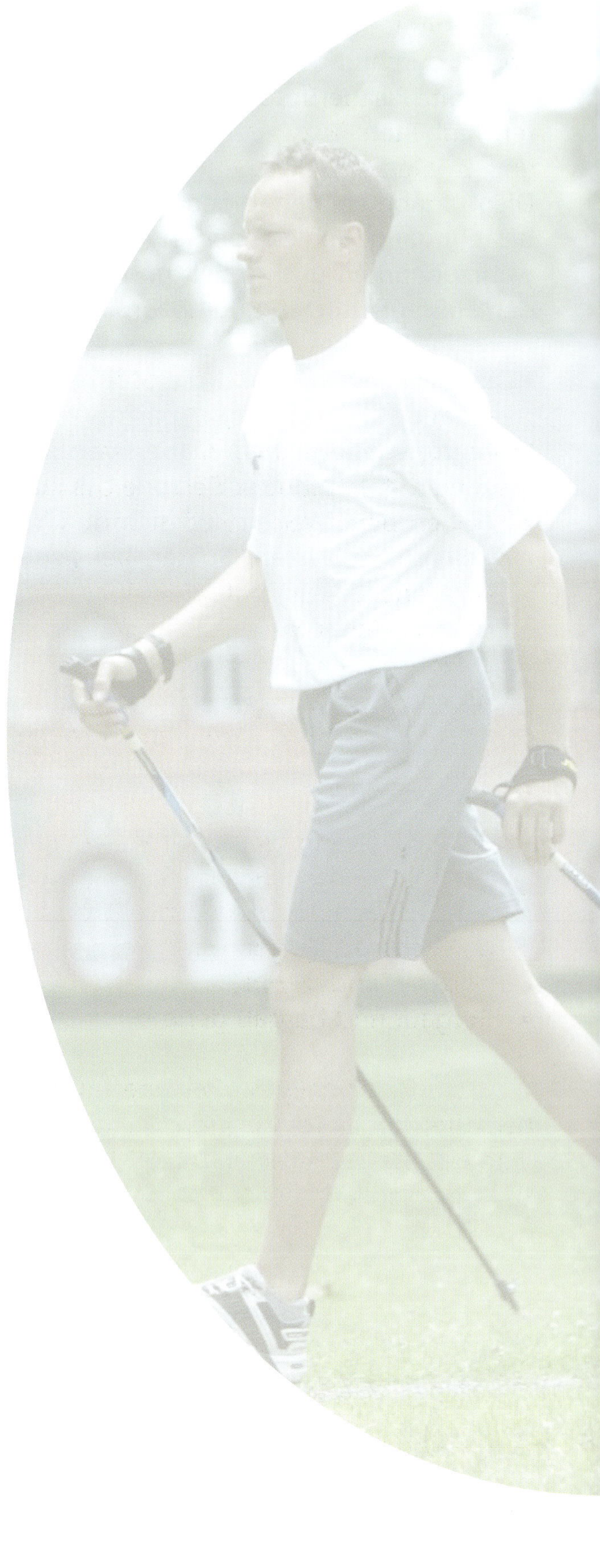

HAUPTTEIL

Dritte Sequenz „Technik"

Wichtige Technikbausteine wurden bereits in der Aufwärmphase angesprochen und wiederholt. Individualkorrekturen zur Technik werden zwischendurch immer wieder bei einzelnen Teilnehmern vorgenommen.

Vierte Sequenz „Ausdauer"

Hinweise:

Folgende Gegebenheiten sind für das Training auf unebenem Gelände günstig:

- Neben dem Weg (auf der Grasnarbe) gehen.
- Mit einem Bein auf dem Weg, mit dem anderen Bein neben dem Weg gehen (Seiten abwechseln).
- Auf einer Wiese gehen.
- Wiese mit Weg permanent abwechseln.
- Auf Waldboden gehen.
- **Achtung!** Rückwärts gehen – aber nur mit mittig gefassten Stöcken!
- Auf verschiedenen Untergründen abwechselnd gehen (Kies, Teer, Waldboden, Sand, Moos).
- Bergauf und bergab gehen.

Achtung! Hügeliges Gelände nutzen, bedeutet bei einer Steigung von 5 % im Vergleich zur Ebene einen um 60 % erhöhten Energiebedarf (in Moris & Hardman, 1997). Diese Zusatzbelastung sollte der KL per Pulsmessung unter Kontrolle halten.

Aufgabenstellungen:

Der KL lässt die TN in Intervallen (z. B. alle 10 Minuten für 5 Minuten) die Stöcke mittig gehalten mitschwingen.

1. Die TN walken 10 Minuten lang mit einer Intensität von 60 % der maximalen Herzfrequenz.
2. Die TN walken 15 Minuten lang mit einer Intensität von 70-75 % der maximalen Herzfrequenz.
3. Die TN walken 10 Minuten lang mit einer Intensität von 80 % der maximalen Herzfrequenz.
4. Die TN walken 5 Minuten lang mit einer Intensität von 60 % der maximalen Herzfrequenz.

Achtung! Auf Grund der muskulären und mentalen Mehrbeanspruchung durch das „propriozeptive Gehen" sind die Beanspruchungen bei schon viel geringeren Geschwindigkeiten als bisher auf einem relativ hohen Niveau. Dies gilt es vom KL zu berücksichtigen und, falls notwendig, durch Pulsmessungen zwischendurch zu kontrollieren.

6 ABSCHLUSS

Fünfte Sequenz „Regeneration/Entspannung/Atmung"

5.1 Langsameres Auswalken

Der letzte Teil der Strecke wird zum langsameren Auswalken mit ca. 50-60 % der HFmax und zum bewussten Gehen genutzt. Die Stöcke werden hierzu wieder mittig gehalten und die Arme lang pendelnd neben dem Körper mitgeschwungen. Der Oberkörper kann bewusst übertrieben locker schwingend mitrotieren (*„linke Schulter und rechtes Hüftgelenk arbeiten zusammen"*, s. Kurseinheit 3). Dabei in kurzen Worten nochmals Fokussierungen vornehmen, auf die der KL dann mit entsprechenden Anweisungen, wie beispielsweise Lockerungsübungen für bestimmte Muskeln, reagiert:

- Spannung in den Muskeln (*Sind in bestimmten Muskeln verstärkt Spannungen zu spüren?*).
- Muskelarbeit (*Mit welchen Muskeln wurde besonders viel geleistet?*).
- Muskeldehnung (*Bei welchen Muskeln besteht ein besonderes „Dehnbedürfnis"?*).

5.2 Eine Atemübung am Ort

Alle TN fassen sich, im Kreis stehend, an den Händen: Aus einer leichten Kniebeuge heraus (mit geradem Rücken) strecken sich die TN samt Armen nach oben (Richtung Himmel) und atmen dabei tief ein. Auf die Ansage des KLs hin lassen die TN die Arme und auch den Rumpf locker nach vorne unten fallen, gehen auch dabei wieder in eine leichte Kniebeuge und atmen dabei hörbar aus. Dies kann 2-3 x wiederholt werden.

Sechste Sequenz „Kräftigung/Beweglichkeit"

6.1 Kräftigung und Propriozeption

Die folgenden kräftigenden und propriozeptiven Übungen dienen der Rumpfstabilisation:

Übung 1:

„Das Sieb schütteln in Längsrichtung": Die TN haben ihre Stöcke links und rechts mittig gefasst. Die Füße stehen eine halbe Fußlänge versetzt in Schrittstellung, aber beckenbreit. Wie beim „kurzen Fuß" werden die Zehen gespreizt, die Fußballen drücken in den Boden, aber die Füße spannen den Boden jetzt nach vorne und hinten auseinander und nicht seitwärts! Der Bauchnabel wird nach innen zur Wirbelsäule gespannt, und, wenn möglich, wird der Beckenboden ebenfalls angespannt (Ansprechen des M. transversus). Aufgabe ist jetzt, die gestreckten Arme (inklusive Stöcke) so schnell wie möglich – diesmal im Wechsel nach vorne und hinten – zu „rütteln".

Übung 2:

„Auf Stöcken balancieren": Die TN sollen versuchen, möglichst barfuß auf ihren Stöcken zu balancieren. Dabei die Arme in Schulterhöhe anheben und die Augen schließen.

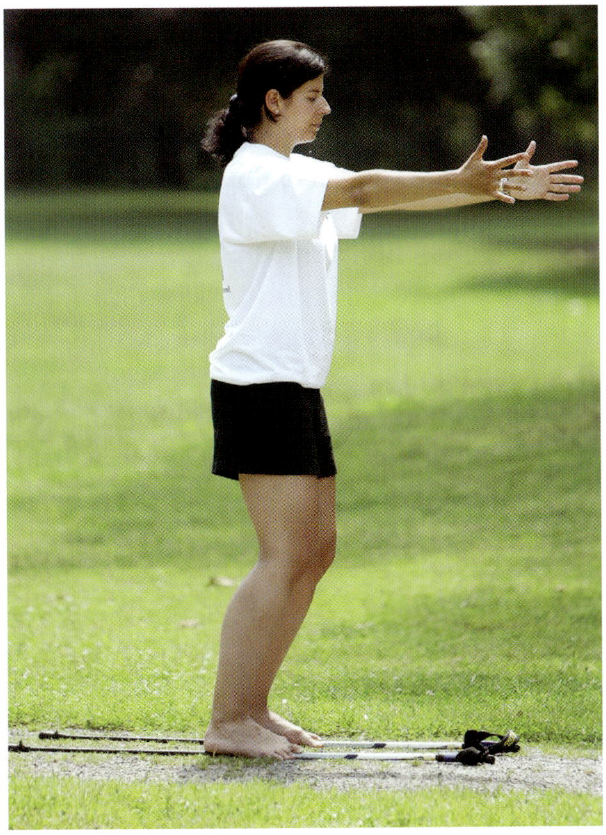

Abb. 44: *Balancieren auf Stöcken dient der Propriozeption*

Zum Teil spielerische Varianten der Basisstabilisationsübung „kurzer Fuß“ stellen die folgenden Aufgaben dar. Dabei werden propriozeptive Elemente integriert, die das Thema der Stunde nochmals aufnehmen.

Übung 3:

„Fels in der Brandung“ – eine Partnerübung: A steht im „kurzen Fuß“. Die Bauchdecke von unten nach innen zur Wirbelsäule ziehen und die Beckenbodenmuskulatur anspannen (Innervation des queren Bauchmus-kels). Die Hände ziehen in Brustbeinhöhe einen Stock auseinander. Die Schulterblätter Richtung Boden nach unten fixieren. Diese Position und Anspannung soll A beibehalten, wenn Partner B jetzt Widerstand an den Ellbogen von A gibt, indem er sie leicht nach unten, oben, vorne drückt oder nach hinten zieht (Achtung: Nicht schubsen!). Wenn B merkt, dass A seine Position zu halten versucht, geht B **ganz plötzlich** raus aus dem Widerstand (nimmt seine Hand also schnellstmöglich weg), sodass A sein Gleichgewicht wieder finden muss.
Der Personenwechsel wird nach 30 bzw. 60 Sekunden (für Geübtere) vorgenommen. Die ganze Übung 2-3 x wiederholen.

Eine Variante:
A balanciert barfuß oder in Schuhen auf den Stöcken, die Hände werden in Brustbeinhöhe auseinander gezogen und die Augen geschlossen.

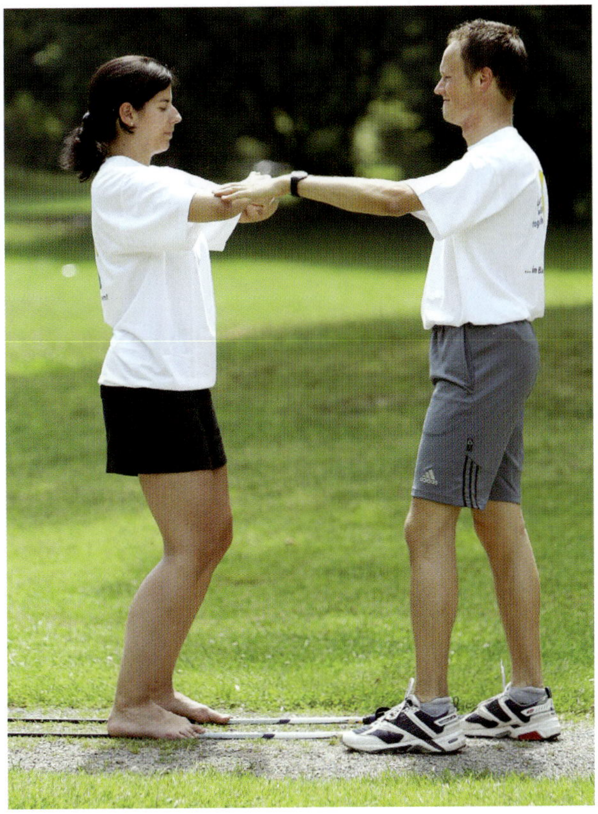

Abb. 45: *Balancieren auf Stöcken mit Widerstand*

Übung 4:

„Skilanglauf-Variationen": Die TN sollen die Füße beckenbreit aufstellen und leicht nach außen spannen. Dann die Arme wie in „Skilanglaufmanier" schwingen, allerdings kürzer und schneller. Folgende Aufgaben sind jetzt zu erfüllen:

- Sich dabei, auf den Zehenspitzen stehend, 30 bzw. 60 Sekunden (für Geübtere) halten können.
- Die gleiche Aufgabe wie oben, nur dabei die Arme inklusive Stöcke so kurz und schnell wie möglich schwingen und den M. transversus dabei anspannen (siehe „kurzer Fuß")!
- Die Arme wiederum maximal kurz und schnell „rütteln" und sich dabei, auf einem Bein stehend und das andere Bein mitschwingend, 30 bzw. 60 Sekunden (für Geübtere) halten können.

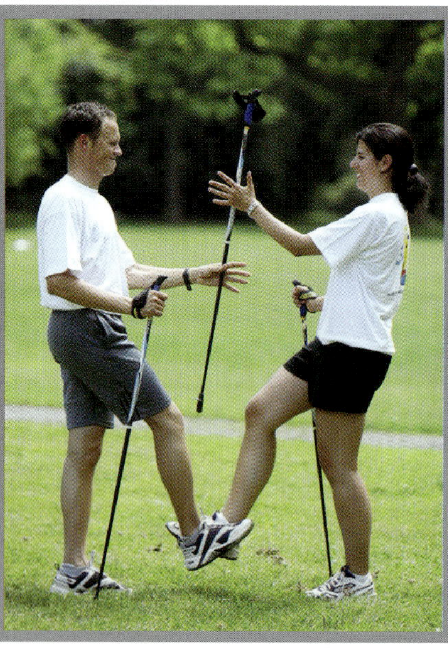

Übung 5:

„Hand- und Fußkampf": Eine anspruchsvolle propriozeptive Übung ist die folgende:

A und B stehen sich gegenüber, legen die jeweils äußeren Fußinnenseiten aneinander und geben sich gegenseitig Druck mit den Füßen. Gleichzeitig wird mit der gegenüberliegenden Hand Druck am Stock gegeben. Besonders anspruchsvoll wirkt diese Übung dann, wenn das Aufstützen auf den anderen Stock vermieden wird.

Abb. 46: *Eine anspruchsvolle propriozeptive Übung*

Übung 6:

„Der Leg-Lift" : Entweder auf den Stöcken abgestützt oder auch ohne Stockhilfe, ein Bein weit nach außen abspreizen und wieder anziehen. Die Fußspitze zeigt nach vorne. Das Standbeinknie ist immer leicht gebeugt. Wichtig ist die Vorstellung, beim Abspreizen des Beines gegen einen hohen Widerstand nach außen zu drücken (pro Bein 15-40 Wiederholungen).

Variante: Die Fußspitze nicht nach vorne, sondern nach oben zeigen lassen. Dadurch werden zusätzlich andere Muskelanteile mit trainiert.

Abb. 47: *Leg-Lift: Die Fußspitze zeigt nach vorne.*

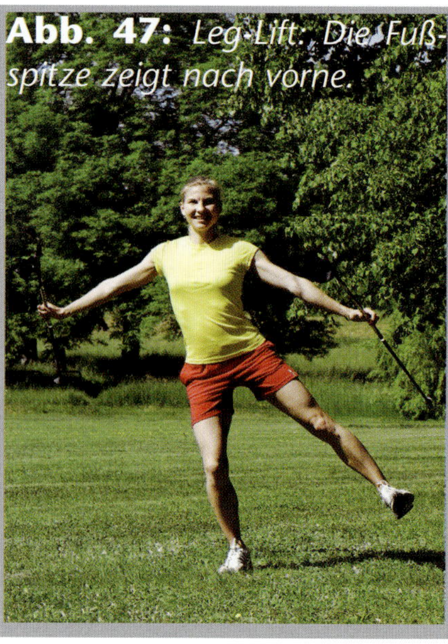

Abb. 4
nach o

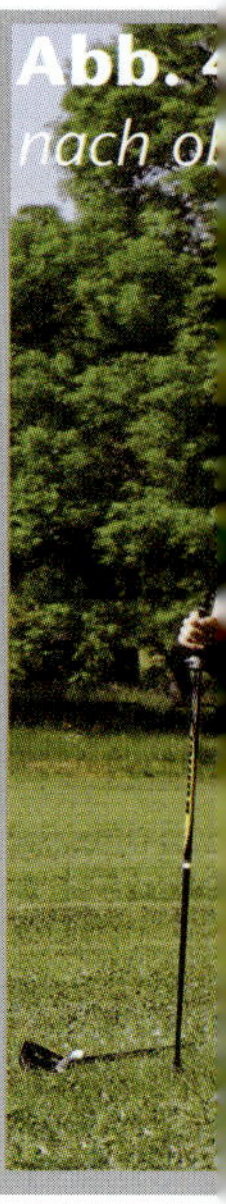

6.2 Beweglichkeit

Der KL geht abhängig vom noch vorhandenen Zeitpotenzial auf die Wünsche der TN ein, die er beim langsameren Auswal-ken abgefragt hatte.

Auf jeden Fall werden die Beinmuskeln gedehnt. Diese wurden durch das Nordic Walken im unebenen Gelände besonders beansprucht.

Siebte Sequenz „Reflexion/Hausaufgabe"

7.1 Kurze Reflexion der Kurseinheit

Fragen an die Teilnehmer:
Wo wurde die meiste Beanspruchung gespürt? War man auch mental beansprucht? Wurde diese Stunde als anstrengender empfunden als die anderen? Wie kam man mit dem Gleichgewichthalten zurecht?

7.2 Ankündigen des Themenschwerpunkts

In der nächsten Kurseinheit wird ein weiteres Mal auf das Thema Belastungssteuerung, diesmal mehr unter dem Gesichtspunkt der Koordination und des Krafteinsatzes, eingegangen, indem verschiedene Nordic Walking-Varianten eingeführt und vorgestellt werden.

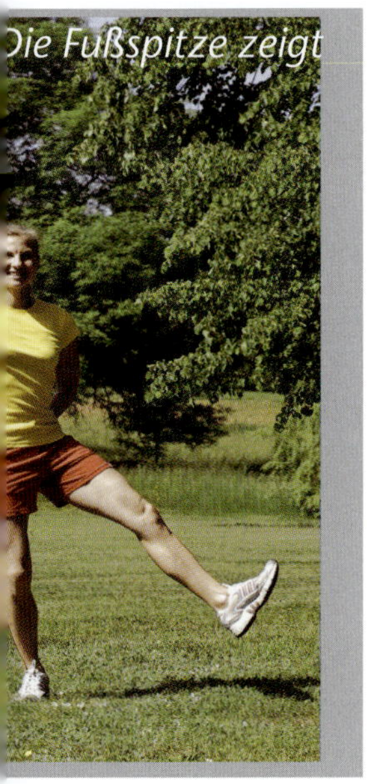

7.3 Hausaufgaben

- Weiterhin entweder zusätzlich (Nordic) walken oder/und täglich mindestens 1-2 x die Treppe (20 Stufen) gehen.
- Die Übungen zur Dehnung der Hüftbeuge- und Brustmuskulatur sollten mindestens jeden zweiten Tag 2-3 x 15 Sekunden lang durchgeführt werden.
- Stichwort „Storch": Die TN sollen 1 x pro Tag versuchen, sich für 10 Sekunden auf einem Bein zu halten (linkes und rechtes Bein werden abgewechselt). Die Geübteren sollen das Gleiche mit geschlossenen Augen probieren.

7

KURSEINHEIT 7

Belastungssteuerung 3: „Varianten des Nordic Walkings“

Sequenz	Inhalte	Ziele	Dauer
1. Einstieg/ Theorie	• Begrüßung • „Hausaufgaben“ • Erläuterung des Stundenthemas: „Varianten des Nordic Walkings“	Motivation und Spaß durch abwechslungsreiche Einsatzmöglichkeiten der Stöcke und Varianten in der Vorwärtsbewegung sollen langfristig zur Bindung an die Sportart Nordic Walking beitragen.	10 min
2. Erwärmung	Aufwärmübungen in der Bewegung	• Aufbau von Handlungskompetenz	5 min
3. Technik	• Doppelstockeinsatz • Rolltraben • Sidesteps • Woggen • Sprunglauf		65 min
4. Ausdauer	Nordic Walking (45 Minuten) mit unterschiedlichen Intensitäten bei Einsatz verschiedener Technikvarianten 10 Minuten mit 60 % 20 Minuten mit 70-75 % 10 Minuten mit 80 % 5 Minuten mit 60 %	Gekoppeltes Herz-Kreislauf- und Kräftigungstraining im gesunden Intensitätsbereich ohne Pause	
5. Regeneration/Entspannung	• Langsameres (50-60 %) und bewusstes Gehen in Verbindung mit Atem- und Lockerungsübungen	• Schulung der Körperwahrnehmung • Lockerung • Infowiederholung	5 min
6. Funktionelle Übungen	• Wiederholung aller Dehnübungen • Dehnübungen werden an die TN verteilt	Übungen zur Integration in den Alltag erlernen (Handlungskompetenz)	3 min
7. Abschluss/ Reflexion/ Hausaufgabe	• Kurze Reflexion der Kurseinheit • Ankündigung des zukünftigen Themenschwerpunkts • Hausaufgabe	Handlungskompetenz fördern und Selbstwirksamkeit erhöhen, Beschwerden lindern	2 min

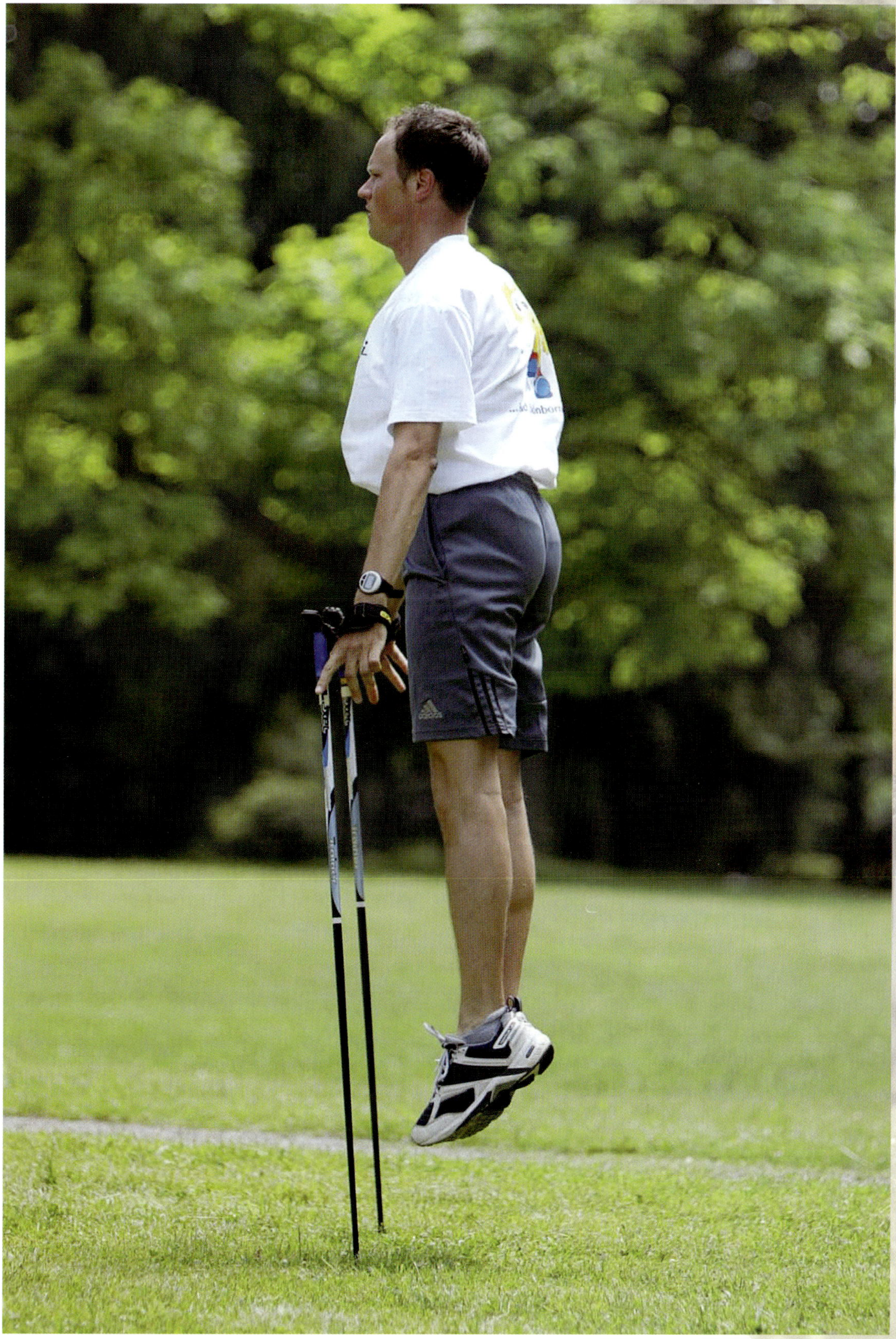

7 Weitergehende Hinweise zu den Sequenzen der siebten Kurseinheit

Informationen für den Kursleiter

1 Organisationshinweise

In dieser Kurseinheit sollte berücksichtigt werden, dass ein größerer Übungsplatz vorhanden ist, um die verschiedenen Techniken in der Gruppe besser vermitteln und die Ausführung besser beobachten zu können. Ideal wäre ein Rasenplatz oder größerer Waldparkplatz o. Ä.

2 Hintergrundinformationen

2.1 „Hausaufgaben abfragen"

Die TN werden nach ihren Erfahrungen bei der Umsetzung der „propriozeptiven" (Gleichgewichts-)Übung „der Storch" gefragt.

Wurde an die Übung gedacht? War sie reproduzierbar oder was hat an der Umsetzung gehindert?

2.2 Informationen zum Thema „Varianten des Nordic Walkings"

Nordic Walking bietet, je nach Leistungsvermögen, Gelände, körperlichen Beschwerden oder auch Lust und Laune, verschiedene Möglichkeiten, sich zu belasten. Da die Varianten vom Beanspruchungscharakter her sehr unterschiedlich einzustufen sind, ist es durchaus sinnvoll, zwischen diesen Varianten innerhalb einer Trainingseinheit abzuwechseln. Je nach eingesetzter Technik ergibt sich so ein so genanntes *Intervalltraining*, das sehr intensiv oder auch extensiv-moderat gestaltet sein kann. Auf alle Fälle bietet der Einsatz verschiedener Techniken Abwechslung und Spaß und die Möglichkeit, unterschiedlich leistungsfähige Teilnehmer auch adäquat belasten zu können.

Aus trainingswissenschaftlicher und neuromuskulärer Sicht macht es durchaus Sinn, diese Techniken immer mal wieder in das Training einzubauen. So können stereotype Bewegungs- und Beanspruchungsmuster verhindert bzw. gestört werden und die Reize zur „Neustimulierung" bleiben überschwellig und damit wirksam.

Solange es zu keiner Überbeanspruchung kommt, – dies sollte per Puls immer wieder überprüft werden – kann man die eine oder andere Technik nur zwei Minuten, dann auch fünf oder 10 Minuten durchführen. Vielleicht auch nur bei Bergaufpassagen oder alle fünf Minuten eine kleine Powersequenz von 1-2 Minuten einstreuen. In diesen kurzen, intensiven Sequenzen kann der Puls dann auch mal über die 85 %-Pulsgrenze hinausgehen. Achten Sie dabei auf „gefährdete" Personen, die unbedingt in einem bestimmten Pulsbereich bleiben sollten. Hier dann eine gemäßigte Technikvariante anbieten. Diese so genannten „Herzspitzen" sind für Personen, die einen erhöhten Blutdruck oder andere Probleme im Herz-Kreislauf-Bereich aufweisen, zu meiden! Nach einer solchen „Powersequenz" sollte eine ausreichende Erholungszeit folgen, bevor Sie mit einer weiteren intensiveren Sequenz einsetzen.

Grundsätzlich ist zu beachten, dass die Techniken durch den KL gekonnt vorgeführt werden müssen. Deshalb ist der Einsatz der Varianten auch stark kursleiterabhängig.

Die folgenden Techniken sind in der Reihenfolge ihres ansteigenden Beanspruchungscharakters beschrieben.

Der Doppelstockeinsatz

Der Doppelstockeinsatz bietet mehrere Vorteile:

1. Er bietet sich bei Bergaufphasen an, bei denen die Stöcke noch intensiver eingesetzt werden können. Arm- und Rumpfbereich werden intensiv gekräftigt.
2. Mithilfe des Doppelstockeinsatzes lässt sich die Durchschwungphase der Arme und Stöcke nach hinten intensiv üben und „markieren". Rhythmusfähigkeit (Dreier- oder Viererrhythmus) und Koordination werden geschult.
3. Er ist als moderate Variante für weniger leistungsfähige TN einsetzbar, wenn gleichzeitig intensive Sprungvarianten für sportliche TN angeboten werden.
4. Er ist gleichzeitig auch bei verschiedenen Sprungvarianten (z. B. Side Steps) der Stockeinsatz der Wahl.

Die Technik

Zusammen mit dem Abdruck des hinteren Beins beide Stöcke weit vor dem Körper einstechen. Der Zug und Druck auf die Stöcke und der starke Abdruck vom Fußballen des hinteren Beins katapultiert den Körper quasi nach vorne oben. Der Stockeinsatz ist variabel entweder im Dreier- oder Viererrhythmus möglich: Es wird in beiden Fällen auf 1 mit den Stöcken vorne eingestochen und gleichzeitig der erste Schritt gemacht. Auf entweder zwei oder drei Zeiten (= zwei bzw. drei weitere Schritte) werden die Stöcke dann nach hinten durchgeschwungen, sodass auf 1 die Stöcke wieder zum Einstechen vorne bereit sind (beim Dreierrhythmus liegt sozusagen ein Walzerrhythmus vor).

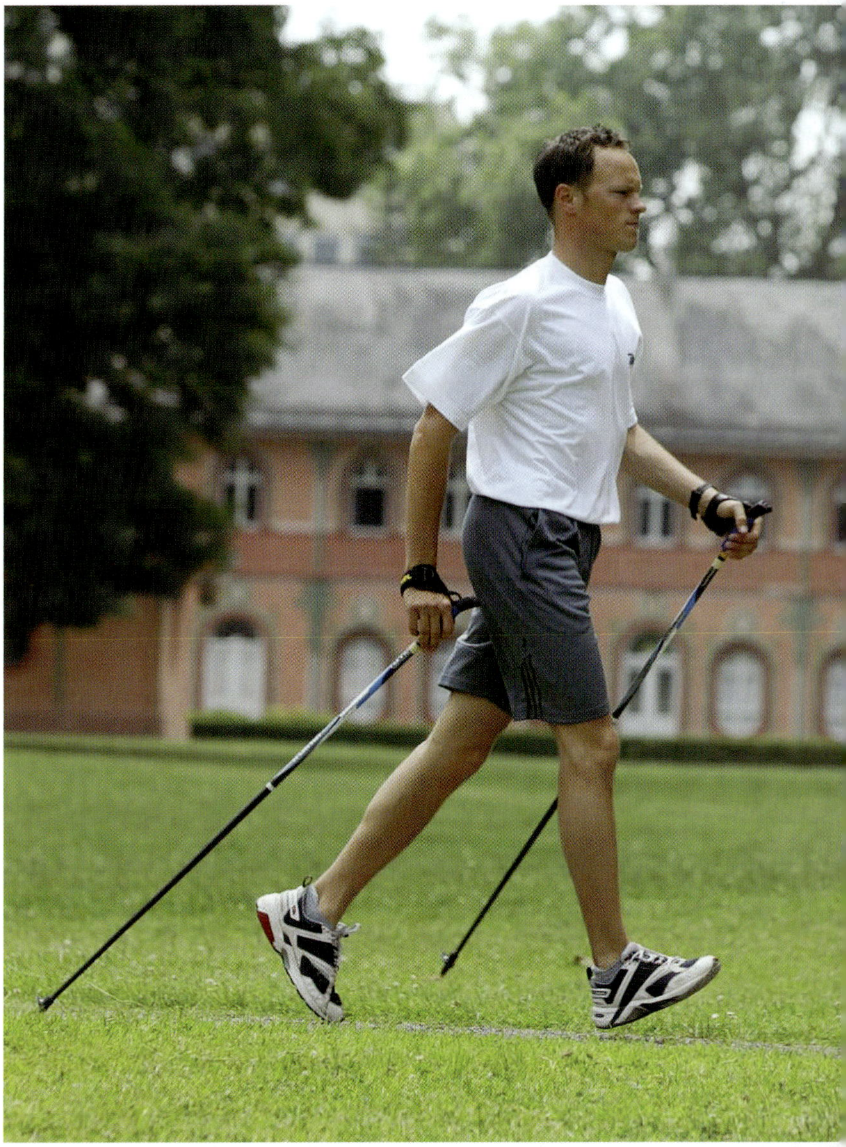

Abb. 49: *Doppelstockeinsatz*

Rolltraben

Das Besondere an dieser Technik liegt im bewussten und intensiven Einsatz der Fuß- und Wadenmuskulatur. Daraus resultiert ein äußerst wirksames Venentraining und eine muskuläre Zusatzbelastung, die das Herz-Kreislauf-Training durch Nordic Walking noch wirksamer macht. Diese Technik lebt nicht von der Geschwindigkeit, sondern ist im Gegenteil durch kürzere, langsamere Schritte mit intensivem Einsatz der Beinmuskulatur gekennzeichnet und koordinativ sehr beanspruchend. Gerade Personen mit Venen- und Fußschwächen empfiehlt sich diese Variante des Nordic Walkings.

Die Technik

Die Schrittlänge ist extrem kurz. Der Fuß rollt ganz bewusst und intensivst von der Ferse auf den Großzehenballen ab.

Das Abrollen des Fußes ähnelt einer Art „Stempelbewegung": Man stempelt von hinten nach vorne bewusst mit Druck. Dadurch ist das Rolltraben eher gekennzeichnet durch eine Hochtiefbewegung als durch eine Bewegung nach vorne. Trotzdem bleibt immer ein Bein am Boden und es kommt zu keinen Sprüngen. Die Stöcke werden dabei weniger geschwungen, sondern setzen diagonal zur Beinbewegung eher neben/hinter dem Körper ein und unterstützen die Tiefhochbewegung. Man könnte diese Bewegung auch annähernd vergleichen mit einem flotten „pantomimischen Gehen".

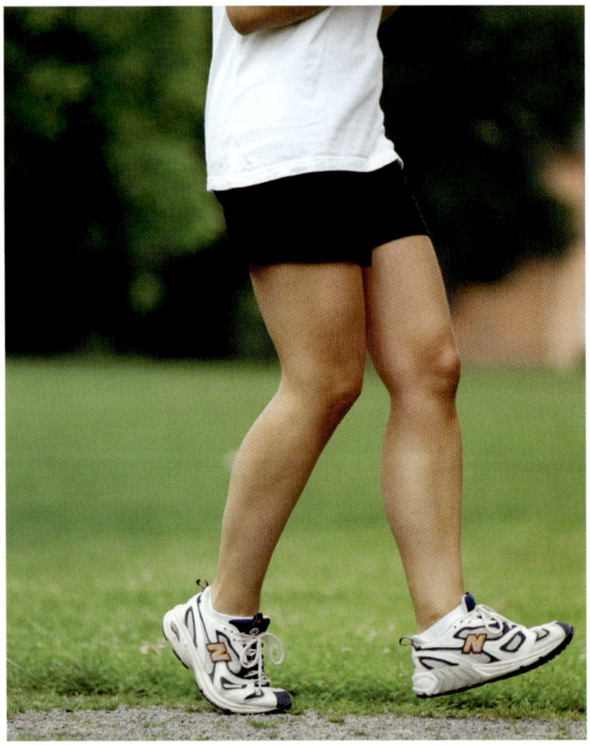

Abb. 50: *Rolltraben*

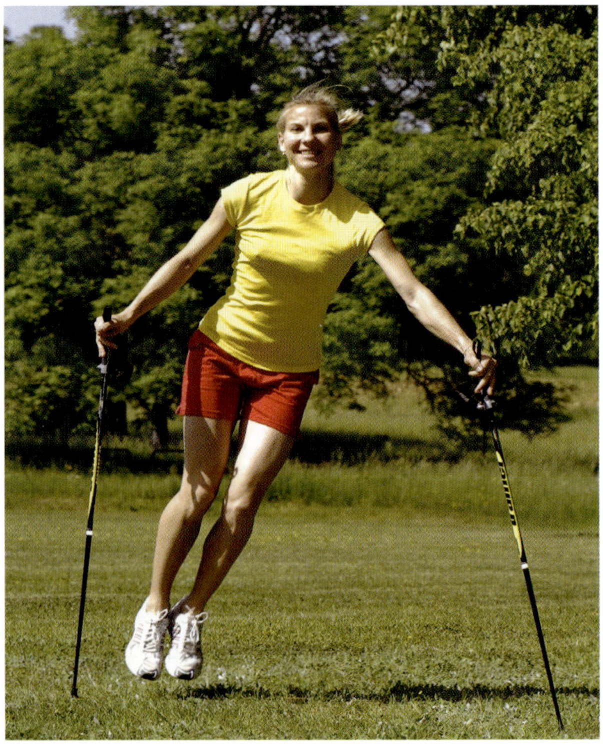

Abb. 51: *Eine anpsruchsvolle Variante: Beidbeinig gesprungene Sidesteps.*

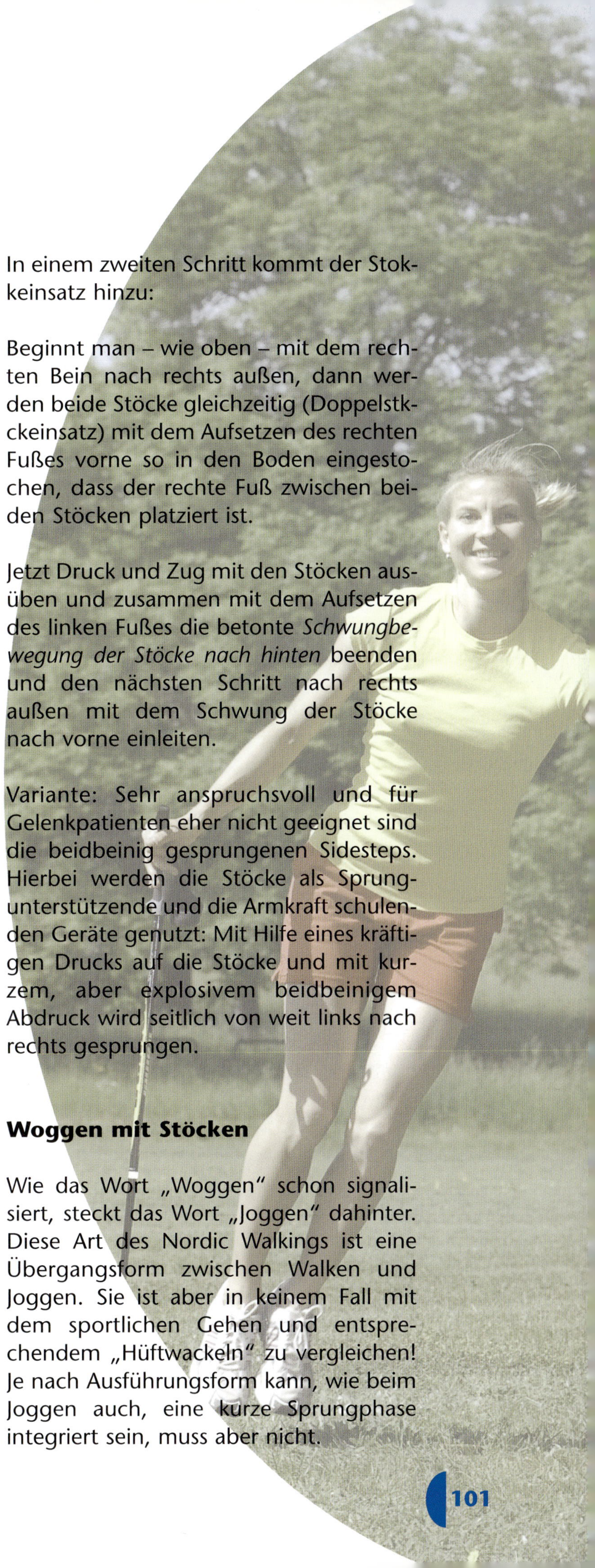

Sidesteps

Aerobicerfahrene KL können sich unter Sidesteps den so genannten V-Step vorstellen. Zusammen mit dem Doppelstokkeinsatz wird hier eine Links-rechts-Bewegung im Schritt betont. Der Sidestep bietet dadurch den großen Vorteil, dass die zur Stabilisation und Gesunderhaltung der Hüftgelenke so wichtige Muskelmanschette um das Hüftgelenk herum extrem trainiert wird. Bei Personen, die bereits unter Hüftgelenkarthrosen bzw. -beschwerden leiden, sollte der Sidestep zu Anfang moderat, d. h. mit weniger großen Bewegungsweiten nach links und rechts, eingesetzt werden, da die Beanspruchung vom Hüftgelenk neu verarbeitet werden muss.

Dennoch ist gerade für diese Personengruppe der Sidestep zu empfehlen.

Technik

In einem ersten Schritt wird der Sidestep ohne Stockeinsatz vermittelt:

Die Stöcke schleifen hinter dem Körper. Die Betonung liegt auf der Schrittausführung: Der rechte Fuß setzt (relativ) weit nach rechts außen auf. Dabei zeigen Fußspitze **und** Knie in die gleiche Richtung nach rechts außen. Das Körpergewicht wird vollständig auf diesen Fuß gebracht. Der linke Fuß bleibt ohne Bodenkontakt in der Nähe des rechten Wadenbeins. Anschließend setzt der linke Fuß in der Vorwärtsbewegung vorne links außen auf. Auch hier zeigen Fußspitze **und** Knie in die gleiche Richtung nach links außen. Das Körpergewicht wechselt auf links. Insgesamt ist diese Bewegung absolut vergleichbar mit dem Skaten und koordinativ ähnlich anspruchsvoll.

In einem zweiten Schritt kommt der Stokkeinsatz hinzu:

Beginnt man – wie oben – mit dem rechten Bein nach rechts außen, dann werden beide Stöcke gleichzeitig (Doppelstkckeinsatz) mit dem Aufsetzen des rechten Fußes vorne so in den Boden eingestochen, dass der rechte Fuß zwischen beiden Stöcken platziert ist.

Jetzt Druck und Zug mit den Stöcken ausüben und zusammen mit dem Aufsetzen des linken Fußes die betonte *Schwungbewegung der Stöcke nach hinten* beenden und den nächsten Schritt nach rechts außen mit dem Schwung der Stöcke nach vorne einleiten.

Variante: Sehr anspruchsvoll und für Gelenkpatienten eher nicht geeignet sind die beidbeinig gesprungenen Sidesteps. Hierbei werden die Stöcke als Sprungunterstützende und die Armkraft schulenden Geräte genutzt: Mit Hilfe eines kräftigen Drucks auf die Stöcke und mit kurzem, aber explosivem beidbeinigem Abdruck wird seitlich von weit links nach rechts gesprungen.

Woggen mit Stöcken

Wie das Wort „Woggen" schon signalisiert, steckt das Wort „Joggen" dahinter. Diese Art des Nordic Walkings ist eine Übergangsform zwischen Walken und Joggen. Sie ist aber in keinem Fall mit dem sportlichen Gehen und entsprechendem „Hüftwackeln" zu vergleichen! Je nach Ausführungsform kann, wie beim Joggen auch, eine kurze Sprungphase integriert sein, muss aber nicht.

Zu empfehlen ist das Woggen mit Stöcken Personen, die auf Grund von Gelenkbeschwerden mit dem Joggen aufhören mussten und eine Alternative suchen. Woggen kann aber auch für all diejenigen interessant sein, die sich zwar nicht so intensiv wie beim Sprunglaufen, aber doch intensiver als beim normalen Walking belasten wollen.

Technik

Beim Woggen ist die Schrittlänge kürzer als beim Nordic Walking, aber länger als beim Rolltraben. Es kommt zu einem intensiveren Sprunggelenkeinsatz als beim Nordic Walking, was zur Folge hat, dass auch die Tiefhochbewegung ausgeprägter ausfällt als beim Nordic Walking. Würde man mit beiden Füßen kurzfristig vom Boden abheben, wäre man jetzt beim Joggen. Möchte man gelenkschonender „arbeiten", behält man mit einem Bein immer Bodenkontakt, man woggt. Der Fußaufsatz findet nicht, wie beim Rolltraben, auf der flächigen Ferse statt, sondern eher wie beim Joggen im Mittelfußbereich (nicht Vorfußbereich!). Die Abdruckbewegung des Fußes erfolgt dann mit prägnantem Einsatz von Sprunggelenk und Abdruck vom Großzehenballen nach vorne oben. Der Stockeinsatz geschieht bei dieser Technik eher neben dem Körper, sodass es zu keinem ausführlichen Armschwung kommt. Die Stöcke werden kurz und prägnant eingesetzt und unterstützen die Tiefhochbewegung wie beim Rolltraben.

Sprunglaufen mit Stöcken

Eine äußerst intensive Beanspruchung für Muskulatur, Herz-Kreislauf, aber auch die Gelenke stellt das Sprunglaufen mit Stöcken dar. Hierbei wird nicht nur die Sprungkraftausdauer, sondern durch den intensiven Stockeinsatz auch die gesamte Arm- und Rumpfmuskulatur effektiv trainiert. Besonders intensiv, aber nicht ganz so gelenkbelastend, ist diese Variante in Bergaufphasen. Für Personen, die über Gelenkbeschwerden klagen, ist diese Form des Nordic Walkings allerdings nicht zu empfehlen. Beim Sprunglaufen ist sowohl der Doppelstockeinsatz als auch der diagonale Einsatz der Stöcke möglich.

Technik

Kennzeichnend für diese Technik ist der intensive Abdruck bzw. Absprung des hinteren Fußes vom Boden und eine lang gezogene, weite Flugphase. Das vordere Knie wird gleichzeitig explosiv nach vorne oben angehoben, sodass sich die Flugphase nach vorne oben verlängert. Die anschließende Landephase auf dem Fußballen vorne dient gleichzeitig als Vorbereitung für den nächsten Abdruck vom Boden. Wichtig ist die Hüftstreckung im Abdruckbein. Sie ist unter funktionellen und biomechanischen Gesichtspunkten die Kernbewegung dieser Technik. In keiner anderen Nordic Walking-Technik kommt es zu einer ähnlich ausführlichen Hüftstreckung, die unter funktionellen Gesichtspunkten – angesichts der immer wieder nerval angesteuerten Beugesituation in diesem Gelenkbereich – unbedingt positiv zu bewerten ist.

Diesen anstrengenden Sprunglauf unterstützen die Stöcke perfekt, die entweder diagonal oder parallel eingesetzt werden. Mithilfe des zusätzlichen Abdrucks durch die Stöcke kann der Fußabdruck unterstützt, die Flugphase verlängert und die Belastung bei der Landephase reduziert werden.

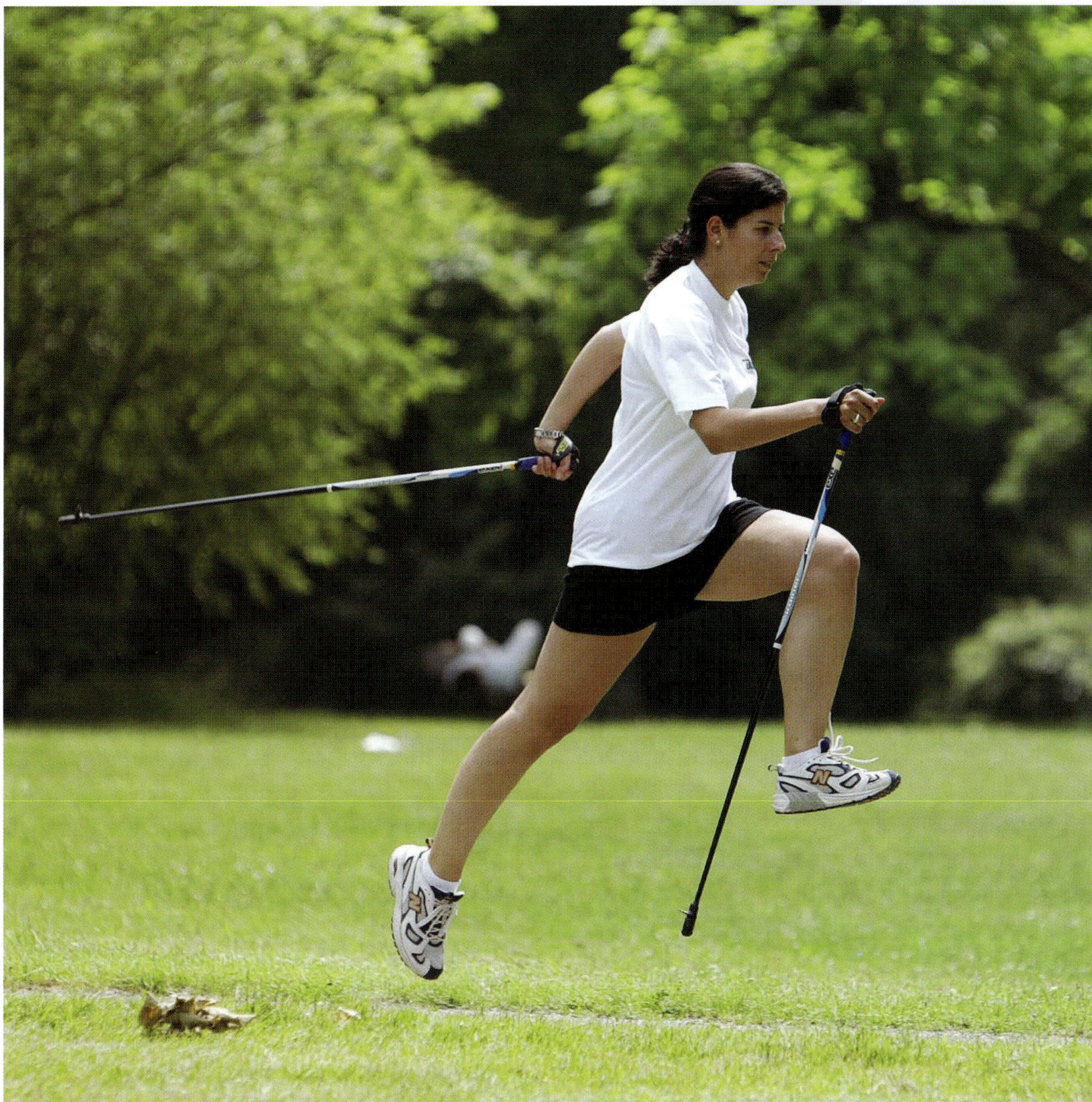

Abb. 52: *Eine sehr anspruchsvolle Variante: Der Sprunglauf*

Erste Sequenz „Einstieg/ Information"

1.1 „Hausaufgaben abfragen"

s. S. 98.

1.2 Informationen zum Thema „Varianten des Nordic Walkings"

In kurzen Worten erklärt der KL, dass es verschiedene Varianten des Nordic Walkings gibt, die wiederum zur Belastungssteuerung und -steigerung, aber auch zur Abwechslung und zum Spaß beitragen können. Er weist darauf hin, dass sich bestimmte Techniken speziell für bestimmte Zielgruppen eignen oder auch nicht eignen.

Da dieser Kurs als Basiskurs zur Einführung in die Sportart Nordic Walking konzipiert ist, wird den Varianten des Nordic Walkings keine allzu große Aufmerksamkeit eingeräumt. Diese Kurseinheit dient dazu, die Teilnehmer in verschiedene Varianten des Nordic Walkings hineinschnuppern zu lassen, ohne eine technische Perfektion in diesen Techniken erreichen zu wollen oder zu können. Es sollen Perspektiven aufgezeigt werden, die, nach erfolgter Automatisation der Basistechnik, Motivation für mehr Nordic Walking bieten können.

Zweite Sequenz „Erwärmung"

Standardisierte Aufwärmübungen

In Kreisaufstellung: Es werden die in der vierten Kurseinheit an die TN verteilten, standardisierten Aufwärmübungen durch die TN – wenn notwendig, unter Hilfestellung des Kursleiters – verkürzt angeleitet.

Eine anspruchsvolle Aufwärmübung, die den Abdruck vom Großzehenballen und den Sprunggelenkeinsatz trainiert (bei Gelenkproblemen allerdings nicht zu empfehlen), sieht folgendermaßen aus:

Mit einem bewusst intensiven Abdruck von den Großzehenballen (die Zehen zeigen nach dem Absprung nach unten!) und entsprechend intensivem Sprunggelenkeinsatz springt der TN senkrecht nach oben hoch. Die Stöcke unterstützen den Absprung. Dabei kommt es weniger auf die Sprunghöhe als mehr auf den gezielten Einsatz von Ballen und Sprunggelenk an.

Abb. 53: *Kräftiger Abdruck vom Großzehenballen und aus dem Sprunggelenk*

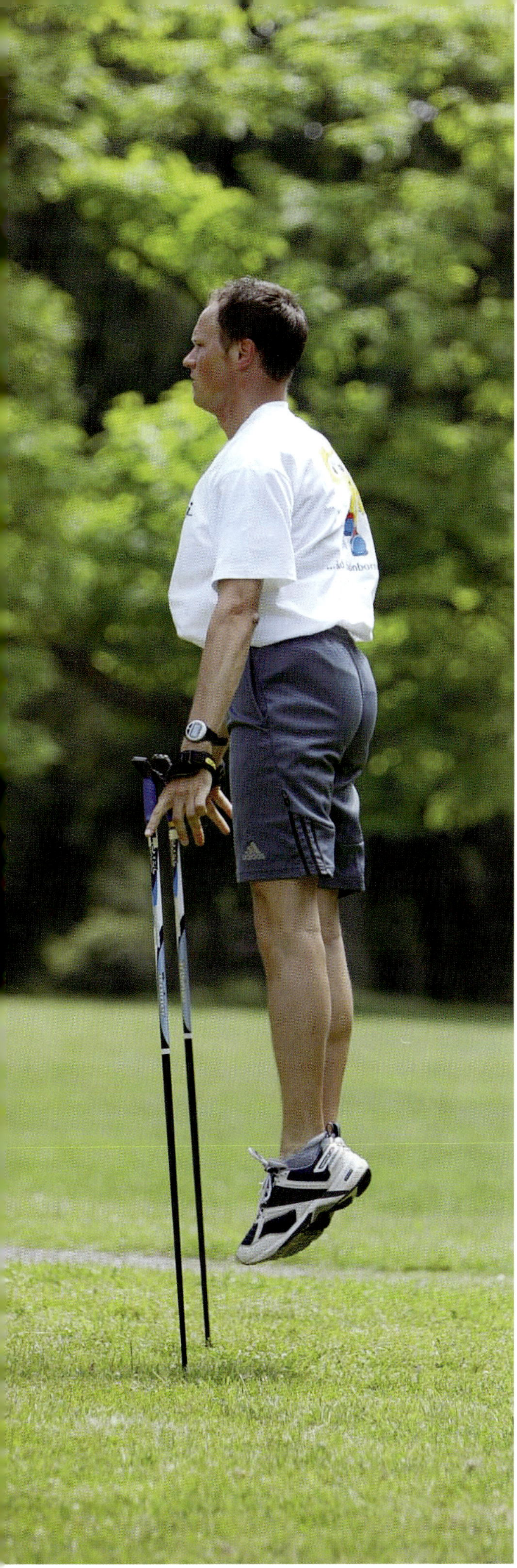

Aufwärmübungen in der Bewegung zur Vorbereitung des Doppelstockeinsatzes

- Die Stöcke werden mittig gefasst und während des Walkens im Wechsel 1 x diagonal und das andere Mal parallel vor- und zurückgeschwungen.

- Die Stöcke werden mittig gefasst und parallel auf 1 nach vorne geschwungen und abwechselnd auf zwei bzw. drei Zeiten zurückgeschwungen, d. h., es werden, bevor die Stöcke wieder vorne sind, entweder zwei oder drei Schritte gemacht. Zählt man im Dreierrhythmus (Walzerrhythmus), wechselt sich das Bein, welches auf 1 den ersten Schritt macht, immer ab.

- Die Stöcke schleifen jetzt passiv am Boden und werden im oben geübten Dreier- bzw. Viererrhythmus nur andeutungsweise und in kleinem Bewegungsausmaß eingesetzt. Dabei wird auf ein bewusstes Öffnen der Hände am Stock beim Ausschwung nach hinten geachtet. Der Einsatz der Stöcke wird peu à peu gesteigert.

Dritte Sequenz „Technik"

Nachdem der Doppelstockeinsatz bereits in der Aufwärmphase eingeübt wurde, werden die einzelnen Techniken – nach ihrem Beanspruchungsgrad aufsteigend – vom KL eingeführt. Dabei gilt bei allen Techniken, dass erst ohne Stockeinsatz (möglicherweise werden die Stöcke ganz beiseite gelegt) die Bein- und Schrittkoordination geübt wird, bis eine gewisse Automatisation erfolgen konnte. Erst dann wird die Koordination von Stockeinsatz und Schritttechnik gelehrt. Details wie die Öffnung der Hände am Stock oder die Schulter-Becken-Rotation werden in dieser Kurseinheit weniger beachtet.

Es ist nicht notwendig, in dieser Kurseinheit alle Varianten zu vermitteln. Manche Varianten können zielgruppenbedingt möglicherweise gar nicht umgesetzt werden. Hier muss der KL selbst entscheiden, welche Varianten er einsetzen möchte bzw. kann.

Vierte Sequenz „Ausdauer"

Achtung! Auf Grund der muskulären und mentalen Mehrbeanspruchung durch die verschiedenen Techniken sind die Beanspruchungen bei schon viel geringeren Geschwindigkeiten als bisher auf einem relativ hohen Niveau. Dies gilt es vom KL zu berücksichtigen, und, falls notwendig, durch Pulsmessungen zwischendurch zu beobachten.

Aufgabenstellungen:

Der KL lässt die TN in Intervallen immer wieder andere Techniken ausprobieren.

1. Die TN walken 10 Minuten lang mit einer Intensität von 60 % der maximalen Herzfrequenz (Basistechnik, Doppelstockeinsatz, Sidesteps).

2. Die TN walken 20 Minuten lang mit einer Intensität von 70-75 % der maximalen Herzfrequenz (s. o. zusätzlich Rolltraben und Woggen).

3. Die TN walken 10 Minuten lang mit einer Intensität von 80 % der maximalen Herzfrequenz (s. o. zusätzlich Sprunglauf, intensiveres Woggen hin zum Joggen).

4. Die TN walken 5 Minuten lang mit einer Intensität von 60 % der maximalen Herzfrequenz (Basistechnik, Doppelstockeinsatz, Sidesteps).

ABSCHLUSS

Fünfte Sequenz „Regeneration/Entspannung“

5.1 Langsameres Auswalken

Der letzte Teil der Strecke wird zum langsameren Auswalken mit ca. 50-60 % der HFmax genutzt. Die Stöcke können hierbei wieder mittig gehalten oder, auf dem Boden schleifend, locker mit bewegt werden. Die Arme werden lang pendelnd neben dem Körper mitgeschwungen. Der Oberkörper kann bewusst übertrieben locker schwingend mitrotieren (*„linke Schulter und rechtes Hüftgelenk arbeiten zusammen“*). Dabei in kurzen Worten nochmals Fokussierungen vornehmen, auf die der KL dann mit entsprechenden Anweisungen, wie beispielsweise Lockerungsübungen für bestimmte Muskeln, reagiert:

- Spannung in den Muskeln (*Sind in bestimmten Muskeln verstärkt Spannungen zu spüren?*).
- Muskelarbeit (*Mit welchen Muskeln wurde besonders viel geleistet?*).
- Muskeldehnung (*Bei welchen Muskeln besteht ein besonderes „Dehnbedürfnis“?*).

5.2 Eine kleine Massageübung am Ort

Alle TN stehen so im Kreis, dass sie vor allem den Schulter- und Schulterblattbereich eines anderen TN (begleitet durch ein Lob für die in der Kurseinheit vollbrachte gute Leistung) leicht ausklopfen bzw. massieren und selbst massiert werden können. Danach führen alle Teilnehmer eine halbe Drehung aus und wiederholen die gleiche Übung bei der(m) neuen Vorderfrau(mann).

Sechste Sequenz „Kräftigung/Beweglichkeit“

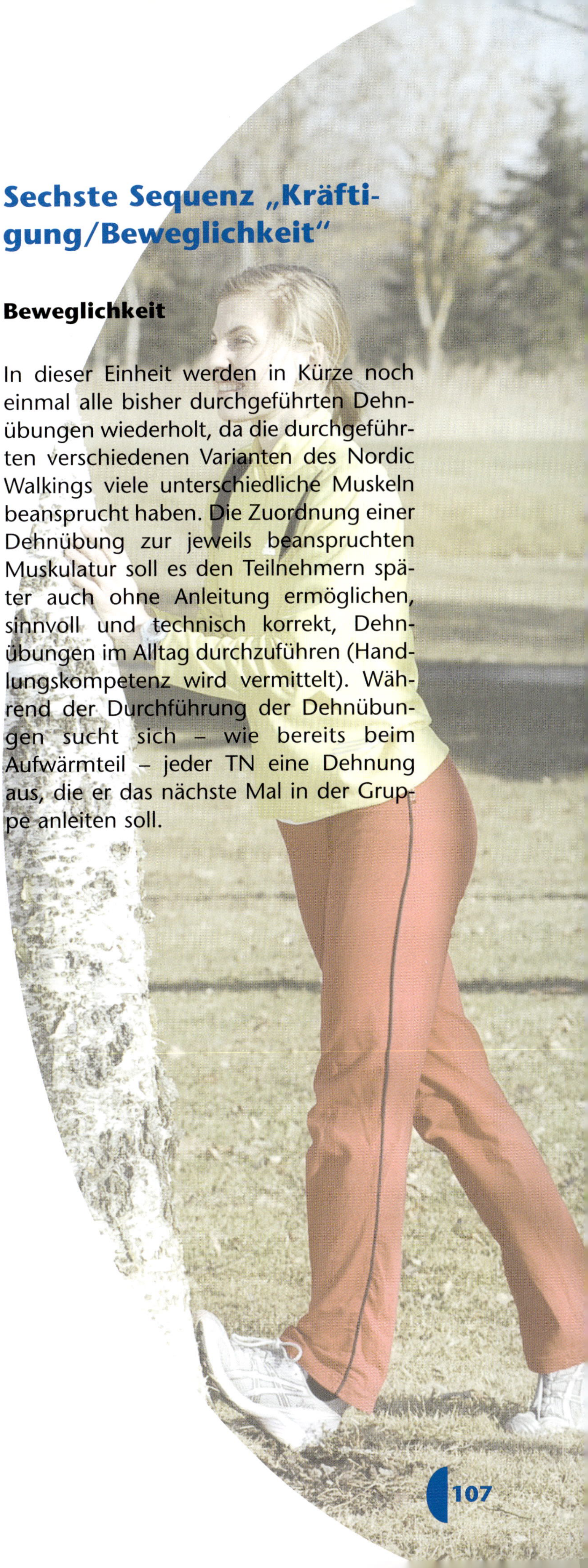

Beweglichkeit

In dieser Einheit werden in Kürze noch einmal alle bisher durchgeführten Dehnübungen wiederholt, da die durchgeführten verschiedenen Varianten des Nordic Walkings viele unterschiedliche Muskeln beansprucht haben. Die Zuordnung einer Dehnübung zur jeweils beanspruchten Muskulatur soll es den Teilnehmern später auch ohne Anleitung ermöglichen, sinnvoll und technisch korrekt, Dehnübungen im Alltag durchzuführen (Handlungskompetenz wird vermittelt). Während der Durchführung der Dehnübungen sucht sich – wie bereits beim Aufwärmteil – jeder TN eine Dehnung aus, die er das nächste Mal in der Gruppe anleiten soll.

7 ABSCHLUSS

Siebte Sequenz „Reflexion/Hausaufgabe“

7.1 Kurze Reflexion der Kurseinheit

Fragen an die Teilnehmer:

Wo wurde die meiste Beanspruchung gespürt? War man auch mental beansprucht? Welches subjektive Anstrengungsempfinden „leicht“ oder „etwas schwer“ hatte man?

7.2 Ankündigen des Themenschwerpunkts

In der nächsten Kurseinheit wird im Sinne eines umfassenden Gesundheitstrainings auf den Bereich „aktive Entspannung“ eingegangen. Was hat „Entspannung“ für eine Bedeutung im Gesundheitstraining? Kann Nordic Walking zur Entspannung beitragen? Welche Methoden der Entspannung kann man auch beim Nordic Walking anwenden?

7.3 Hausaufgaben

- Weiterhin entweder zusätzlich (Nordic) walken oder/und täglich mindestens 2 x die Treppe (20 Stufen) gehen.
- Die selbst gewählte Dehnübung und die Übungen zur Dehnung der Hüftbeuge- und Brustmuskulatur sollten mindestens jeden zweiten Tag 2-3 x 15 Sekunden lang durchgeführt werden.
- Stichwort „Storch“ und „kurzer Fuß“: Die TN sollen bei allen Gelegenheiten, bei denen sie warten müssen (z. B. an der Supermarktkasse, an der Bushaltestelle, an der Fußgängerampel) abwechselnd im „kurzen Fuß“ oder kurz auf einem Bein stehen.

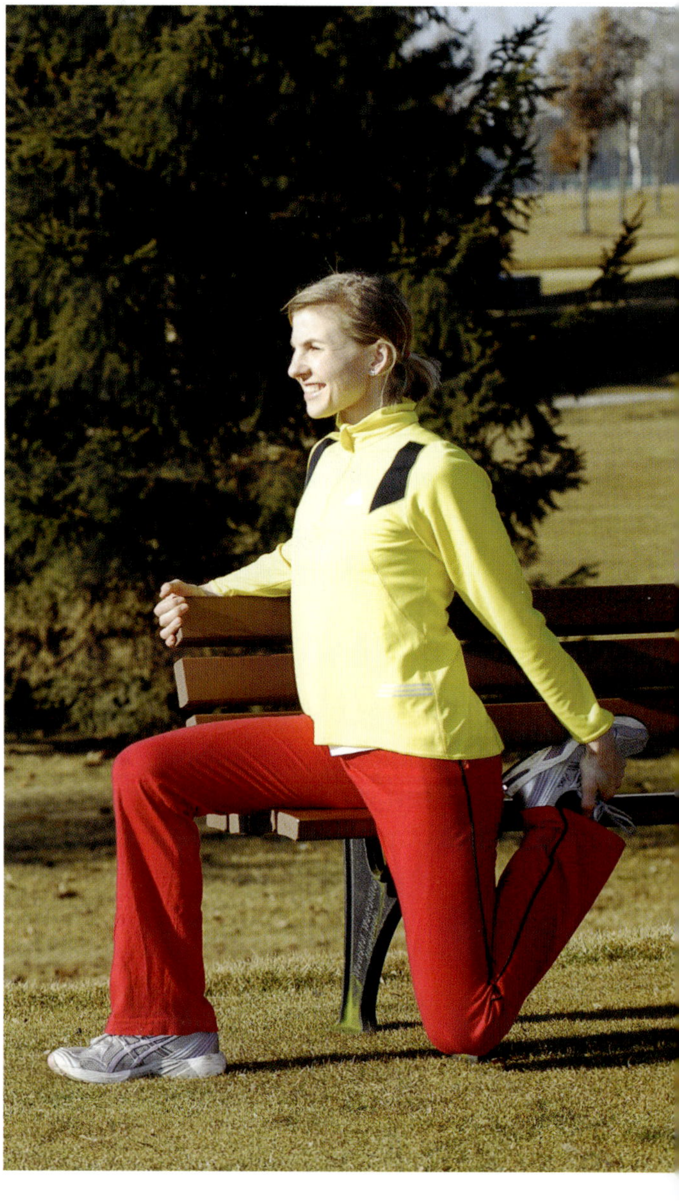

Abb. 54

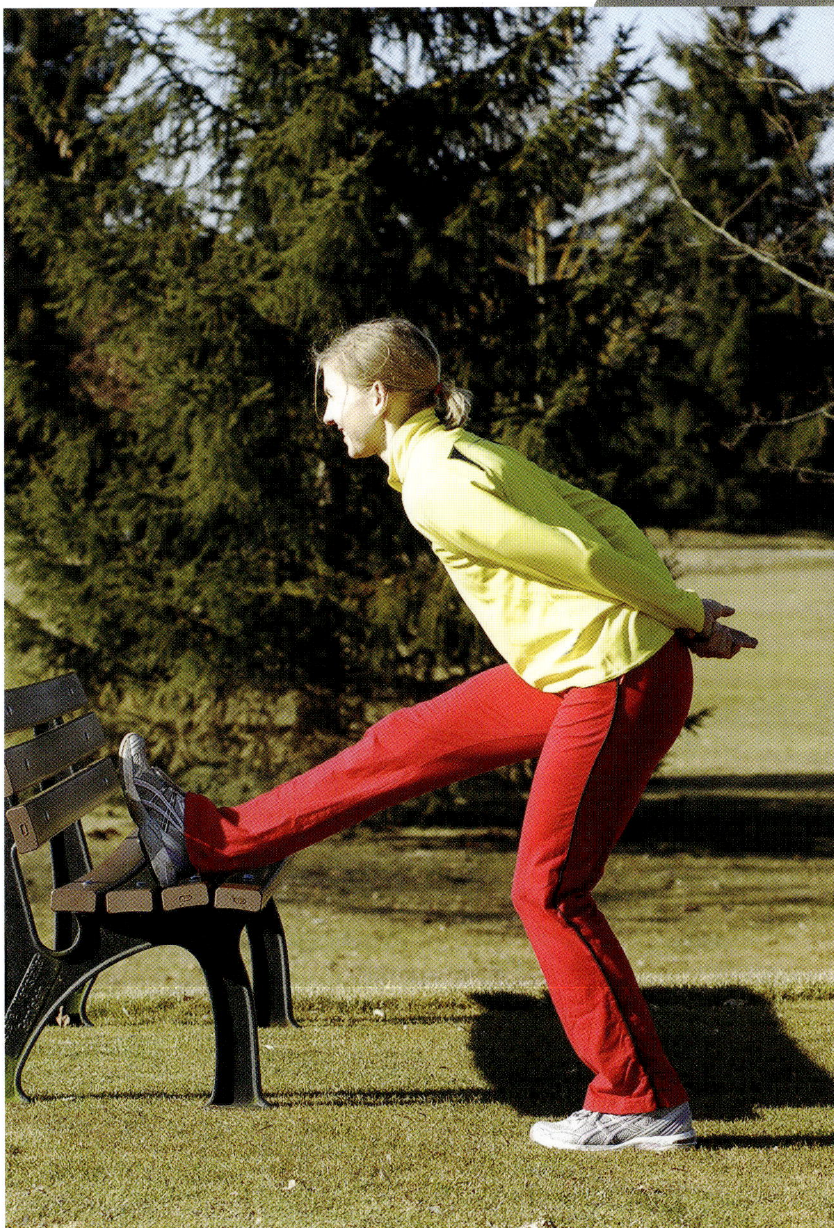

Abb. 55

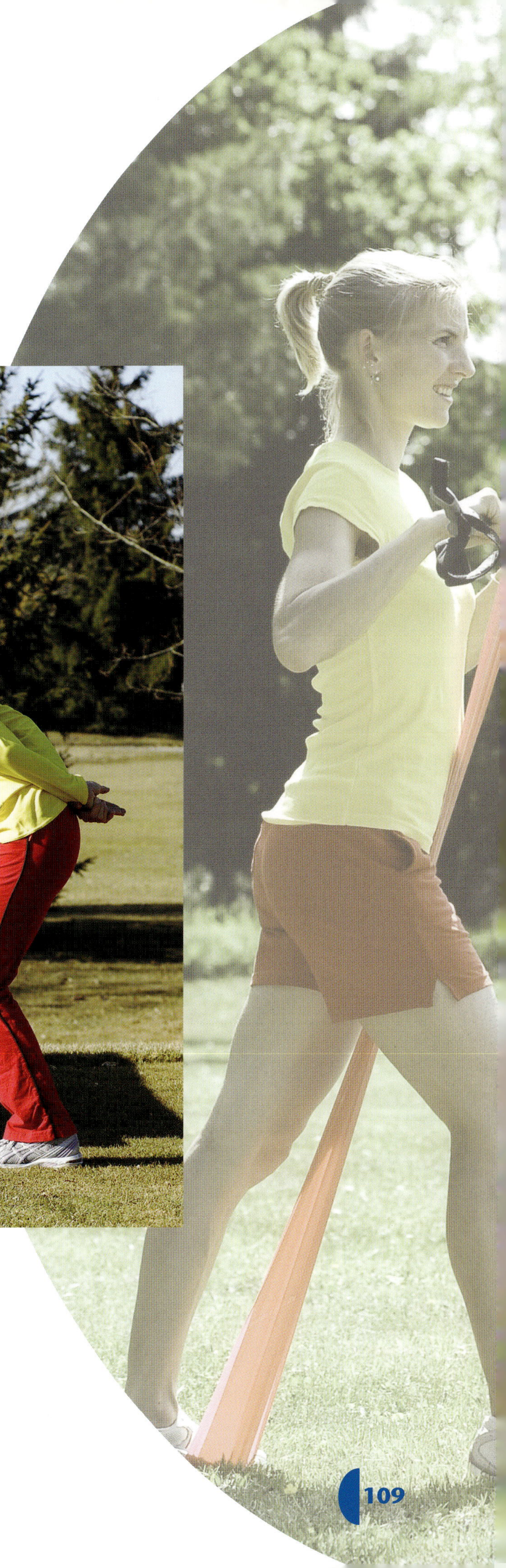

8

KURSEINHEIT 8

KURSEINHEIT 8
Nordic Walking als Gesundheitssport 1: „Zur Entspannung“

Sequenz	Inhalte	Ziele	Medien	Dauer
1. Einstieg/ Theorie	• Begrüßung • „Hausaufgaben“ abfragen • Erläuterung des Stundenthemas: „Aktives Entspannen“	Informationen zur Bedeutung und zu Möglichkeiten der Entspannung vermitteln	Igel- oder Tennisbälle	8 min
2. Erwärmung	Aufwärm- und Atemübungen in Verbindung mit Übungen zur Fokussierung von Spannung und Entspannung	• Aufbau von Handlungskompetenz • Schulung von Körperwahrnehmung		10 min
3. Technik	Individualkorrekturen und moderate Varianten üben			50 min
4. Ausdauer	Nordic Walking (50 Minuten) nach eigener Einschätzung der TN mit unterschiedlichen Intensitäten bei Einsatz moderater Technikvarianten	Gekoppeltes Herz-Kreislauf- und Entspannungstraining im gesunden Intensitätsbereich ohne Pause		
5. Regeneration/Entspannung	• Langsameres (50-60 %) und bewusstes Gehen in Verbindung mit Atem- und Lockerungsübungen der Schultern und Beine • Verschiedene Entspannungsübungen	• Schulung der Körperwahrnehmung • Lockerung • Infowiederholung • Übungen zur Integration in den Alltag erlernen (Handlungskompetenz)	Igel- oder Tennisbälle	15 min
6. Funktionelle Übungen	• Dehnungen, durch die TN angeleitet	Übungen zur Integration in den Alltag erlernen (Handlungskompetenz)		5 min
7. Abschluss/ Reflexion/ Hausaufgabe	• Kurze Reflexion der Kurseinheit • Ankündigung des zukünftigen Themenschwerpunkts • Hausaufgabe	Handlungskompetenz fördern und Selbstwirksamkeit erhöhen, Beschwerden lindern		2 min

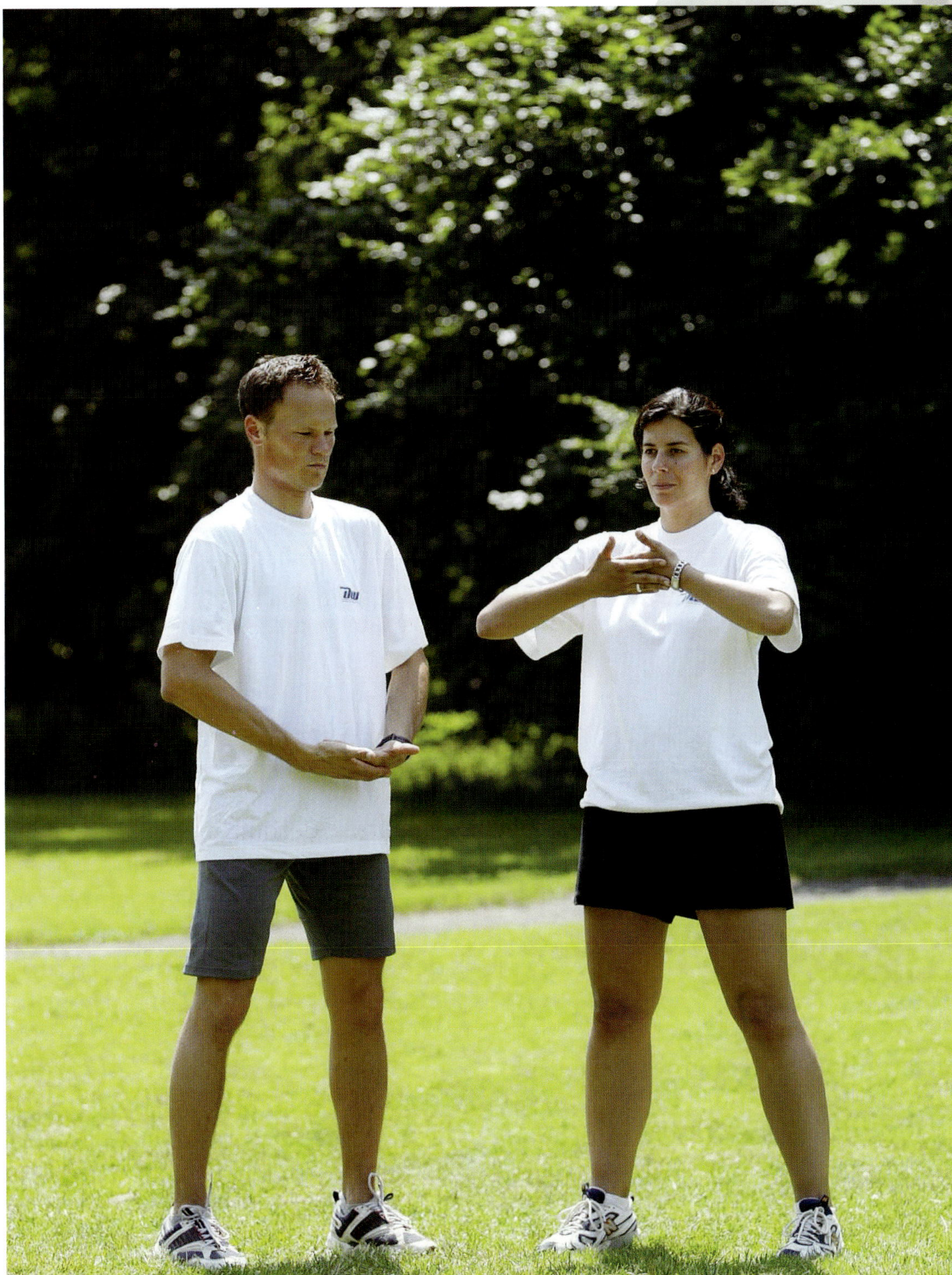

8 Weitergehende Hinweise zu den Sequenzen der achten Kurseinheit

Informationen für den Kursleiter

1 Organisationshinweise

Für die Kurseinheit „Entspannung" würde sich ein Gelände anbieten, welches vielfältige Sinnesreize ermöglicht, wie z. B.:

- Bunte Wiese.
- Vogelgezwitscher.
- Wasserläufe.
- Kneippbecken.
- Wald und Lichtungen.
- Unterschiedliche Untergründe.

Achtung! Für die neunte Kurseinheit sollten auf zwei Postern stichwortartig (siehe 9. KE) die Effekte von Ausdauertraining und die Toptenanweisungen (siehe 9. KE) aufnotiert sein, um sie in der Gruppe besprechen zu können.

2 Hintergrundinformationen

2.1 „Hausaufgaben abfragen"

Der KL spricht die Schlagwörter „Treppensteigen" und „Dehnungen" an und fragt darüber hinaus, inwieweit der „kurze Fuß" und „der Storch" im Alltag in Wartesituationen umgesetzt werden konnten oder ob und welche Schwierigkeiten aufgetreten sind. Falls die Übungen für die eigene Umsetzung noch nicht ausreichend gefestigt sind, wiederholt der KL diese in den folgenden Einheiten noch einmal.

2.2 Informationen zur Bedeutung von Nordic Walking als Entspannungstraining

In der Regel nimmt der Mensch seinen Körper erst dann bewusst wahr, wenn er sich durch Schmerzen, Verspannungen oder Unregelmäßigkeiten unangenehm bemerkbar macht. Möglicherweise ist das dann der Zeitpunkt, wo man sich entschließt, physische Defizite durch Training abzubauen. Nur jetzt kann es sein, dass man erneut vor einem Problem steht: Wer jahrelang das körperliche Training vernachlässigt hat, wird schon nach kürzester Zeit merken, dass das Training selbst auch zur Qual werden kann, nämlich dann, wenn die Belastung nicht richtig dosiert wird oder der „neue" und vor allem intensivere Bewegungsablauf technisch-funktionell nicht sofort umsetzbar ist. Jetzt wird der Körper erneut als unangenehmer Bestandteil des eigenen Ichs wahrgenommen – wenn bspw. die Schienbeine anfangen zu schmerzen, die Gesäßmuskulatur sich bemerkbar macht oder eine ungewohnte Belastung im Hals-Nacken-Bereich wahrgenommen wird. Um dieses negative und eher demotivierende Erlebnis zu vermeiden, gilt es, ein paar Grundsätze zur Schulung der Körperwahrnehmung und auch der Entspannungsfähigkeit beim Nordic Walking-Training zu beachten:

- Wenden Sie als Kursleiter beim Nordic Walking häufig das Mittel der „Fokussierung" an: Machen Sie die Teilnehmer immer wieder auf ganz bestimmte Bewegungsabläufe und/oder auf ganz bestimmte Körperteile aufmerksam.

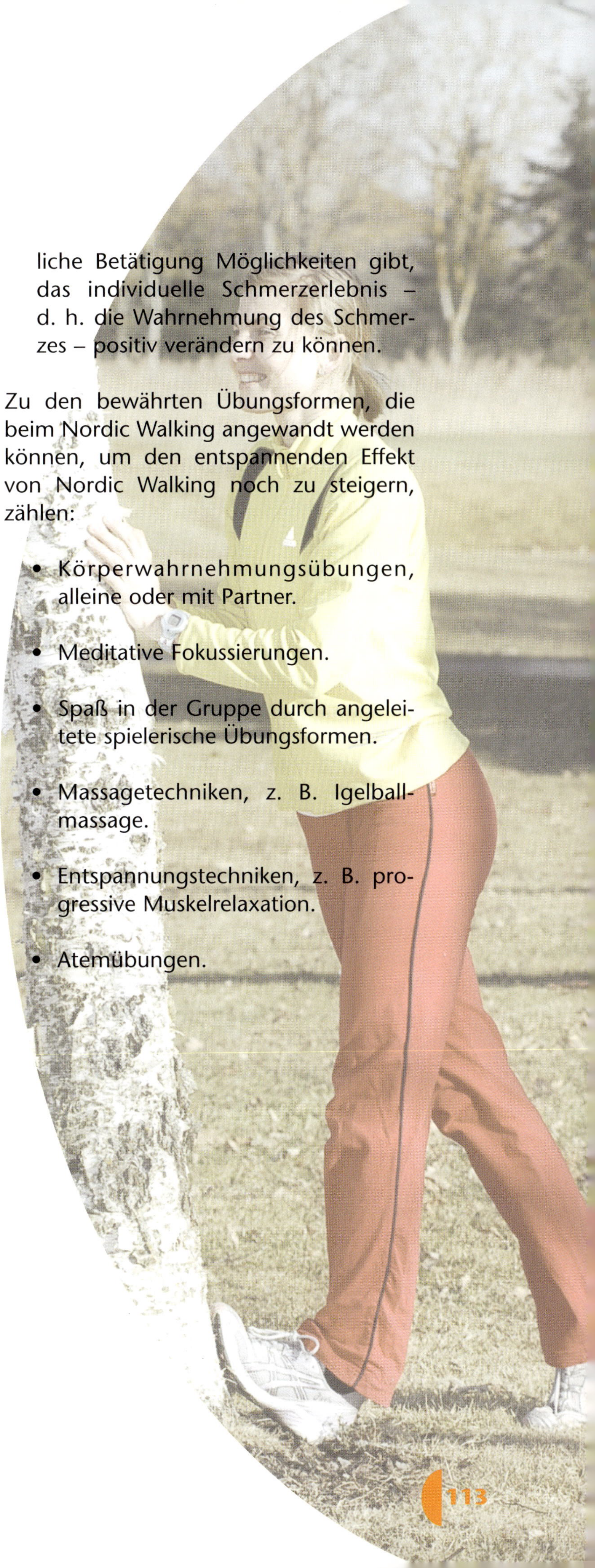

Wo spüren Sie am meisten Belastung, Spannung, Anstrengung? Achten Sie auf Ihren Puls, wenn wir jetzt bergauf gehen! Wo spüren Sie Veränderung, wenn Sie die Schultern bewusst locker lassen …?

- Scheuen Sie aber auch nicht davor zurück, die TN darauf hinzuweisen, die Umgebung bewusst wahrzunehmen (riechen, hören, sehen, schmecken).

Weisen Sie die Teilnehmer öfter auf den Zusammenhang von Atmung und Entspannung hin und motivieren Sie sie, gerade in stressigen Situationen tief und bewusst (vielleicht sogar explosiv) auszuatmen, um damit die Situation zu „entspannen".

Schmerz und Entspannung sind häufig schwer in Einklang zu bringen. Dennoch kann Nordic Walking u. a. bei Personen, die unter chronischen Schmerzen leiden, dazu beitragen, Entspannung zu finden. Dies ist auf verschiedenste Gründe zurückzuführen. Entspannung kann passieren:

- durch Ablenkung,
- durch ein sich verbesserndes Stoffwechselmilieu,
- durch die Gruppenatmosphäre und soziale Kontakte und
- durch positive Veränderungen am Bewegungsapparat usw.

Gerade chronischen Schmerzpatienten sollte der KL dahingehend Informationen geben, dass es durch sportliche Betätigung Möglichkeiten gibt, das individuelle Schmerzerlebnis – d. h. die Wahrnehmung des Schmerzes – positiv verändern zu können.

Zu den bewährten Übungsformen, die beim Nordic Walking angewandt werden können, um den entspannenden Effekt von Nordic Walking noch zu steigern, zählen:

- Körperwahrnehmungsübungen, alleine oder mit Partner.
- Meditative Fokussierungen.
- Spaß in der Gruppe durch angeleitete spielerische Übungsformen.
- Massagetechniken, z. B. Igelballmassage.
- Entspannungstechniken, z. B. progressive Muskelrelaxation.
- Atemübungen.

Erste Sequenz „Einstieg/Information"

1.1 „Hausaufgaben abfragen"

s. S. 112.

1.2 Informationen zur Bedeutung von Nordic Walking als Entspannungstraining

Viele der im Computer- bzw. Sitzzeitalter auftretenden Beschwerden haben ihre Ursache in einem Missverhältnis von Bewegungsmangel auf der einen Seite und einem Überhang an psychischen Belastungen auf der anderen Seite. Stress, Ärger, Ängste im Beruf oder privat, Termindruck usw. müssen häufig vom Körper kompensiert werden: Es kommt zu so genannten *Verspannungen* (ob physisch oder psychisch), die das Vorstadium gravierender körperlicher Beschwerden sein können oder sogar zu chronischen Beeinträchtigungen führen. Anhaltende psychische Überforderung kann nicht nur zu Nervosität, innerer Unruhe oder Kopfschmerzen, sondern auch zu Magenbeschwerden und Rückenschmerzen führen.

Gerade Nordic Walking als Ausdauersport ist prädestiniert dafür, solchen gesundheitlichen Beeinträchtigungen entgegenzuwirken und das individuelle physische und psychische Gleichgewicht und damit Wohlbefinden wiederherzustellen und zu fördern:

- Es können hormonelle Mechanismen in Gang gesetzt werden, die ein psychisches Wohlbefinden auslösen können.
- Der immer wiederkehrende, gleiche rhythmische Bewegungsablauf hat einen gewissen meditativen und autogenen Effekt.
- Es wird vermehrt eine innerliche Ruhe wahrgenommen, die auch damit in Zusammenhang steht, dass man sich beim Nordic Walking mehr der Natur und seiner Umgebung widmet.
- Die Gehirndurchblutung erhöht sich, sodass sich eine geistige Wachheit, verbunden mit Aufmerksamkeit für seinen eigenen Körper, einstellt.
- Untersuchungen zeigen, dass Walking – und es ist beim Nordic Walking Ähnliches anzunehmen –, großen Einfluss auf das habituelle Wohlbefinden hat: Die Stimmung steigt, man fühlt sich aktivierter, ruhiger und weniger energielos. Man ist weniger ärgerlich, deprimierter und weniger schnell erregbar.

Zweite Sequenz „Erwärmung"

2.1 Richtig Atmen beim Walking

- Die Teilnehmer stehen im Kreis und haben eine Hand auf dem Brustkorb und die andere Hand auf der Bauchnabelgegend aufgelegt. Der KL bittet die Teilnehmer, darauf zu achten, welche Hand sich beim Einatmen und welche sich beim Ausatmen bewegt („Feststellung des IST-Zustandes").

- Die Teilnehmer stehen im Kreis und haben beide Handflächen auf die Bauchnabelgegend aufgelegt. Der KL gibt Anweisung, mit der Einatmung in den Bauch die Hände zu beobachten („in den Bauch atmen") und mit leichtem Druck der Hände auf den Bauch das Ausatmen zu unterstützen.

- Dieselbe Übung wie oben, nur sollen die TN versuchen, die Ausatmung länger zu gestalten als die Einatmung und dabei Gerüche wahrzunehmen.

Der KL informiert die TN darüber, dass nach Möglichkeit auch beim Nordic Walking die Ausatmung zu betonen ist. Durch eine tiefere Ausatmung gelangt anschließend mit der Einatmung wieder mehr Sauerstoff in den Organismus. Ebenfalls günstig wäre zusätzlich zu einer tiefen Ausatmung das Atmen in den Bauch. Dies ist aber, je nach Intensität und Anstrengungsgrad beim Nordic Walking, häufig genauso wenig möglich wie die Nasenatmung. Um ausreichend Sauerstoff aufnehmen zu können, ist die Mundatmung gerade bei einer Ausdauersportart immer effektiver. Beim Auftreten von Seitenstechen kann ein explosives Ausatmen schnell zur Linderung beitragen.

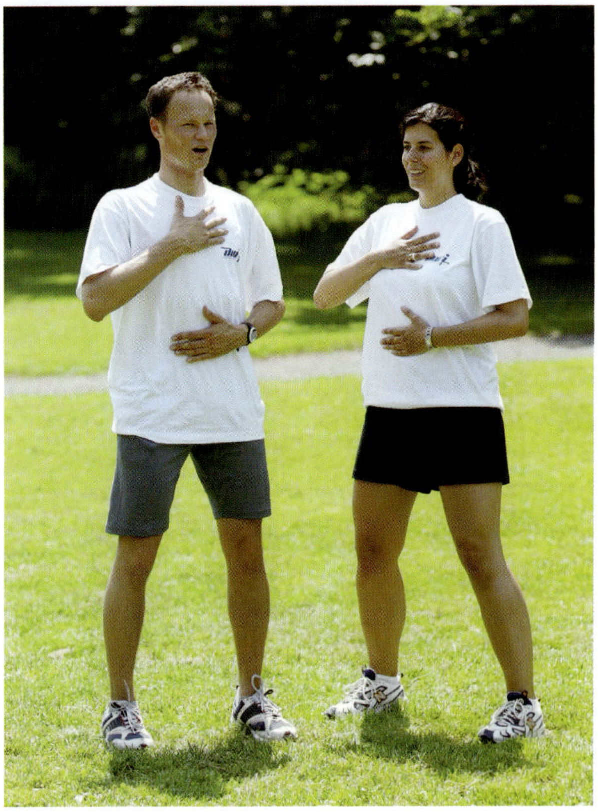

Abb. 56: *Eine Atemübung*

2.2 Aufwärmübungen in Verbindung mit Übungen zur Fokussierung von Spannung und Entspannung

Der KL bleibt mit der Gruppe am Ort und leitet Aufwärmübungen an, die kurzzeitig bestimmte Körperregionen in Spannung bringen und danach bewusst gelöst werden. Dabei stellt er den TN Fragen, um deren Aufmerksamkeit auf diese Körperregionen zu lenken:

- Auf der Stelle walken: Dabei die Schultern aktiv hoch zu den Ohren ziehen und einen kurzen Moment dort halten.

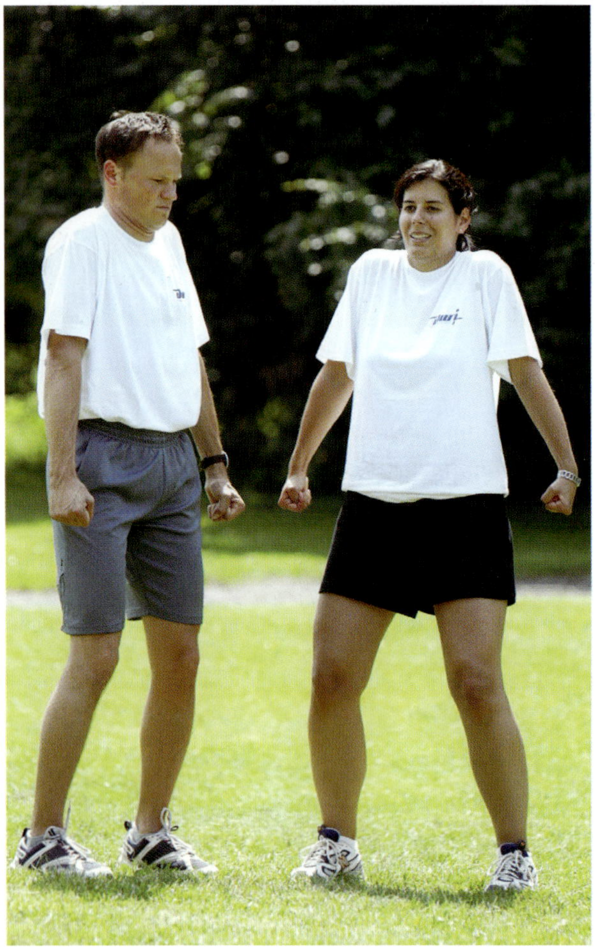

Abb. 57: *Eine Wahrnehmungsübung: Aktives Hochziehen der Schultern*

Wo fühlt sich das jetzt unangenehm an? Was passiert mit der Atmung?
Danach fallen die Schultern schwer nach unten und werden aktiv nach unten gezogen. Danach die Schultern ausschütteln und lockern.

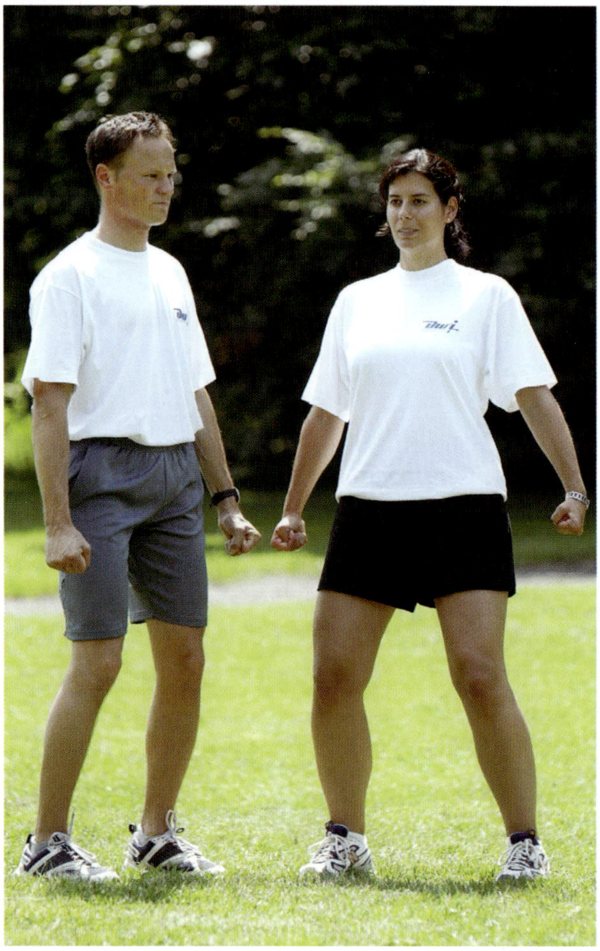

Abb. 58: *Eine Wahrnehmungsübung: Abwärtsziehen der Schultern*

- Auf der Stelle walken: Die Schultern werden zusammen mit den Armen aktiv nach innen zur Körpermitte rotiert und gezogen und dort einen Moment gehalten („Buckel machen"): *Wo fühlt sich das jetzt unangenehm an? Was passiert mit der Atmung?*
Danach werden die Schultern aktiv gelockert und schließlich nach außen rotiert, um den Unterschied zur vorherigen Haltung wahrzunehmen (aufgerichtete Haltung).

- Auf der Stelle im kurzen Fuß: Alle TN spreizen die Hände und halten die Arme gestreckt vor dem Körper schulterbreit auseinander. Jetzt sollen die TN in maximal schnellen, äußerst kurzen Bewegungen die gestreckten und gespannten Arme im Wechsel hoch- und runterbewegen („rütteln"). Zusätzlich sollen die Arme dabei langsam nach oben und die Schulterblätter nach unten bewegt werden.
Wo spüren Sie jetzt Spannung am Körper? Welche Muskeln arbeiten alle mit?
Danach die Arme locker neben den Körper fallen lassen und ebenso locker neben dem Körper mitschwingen.

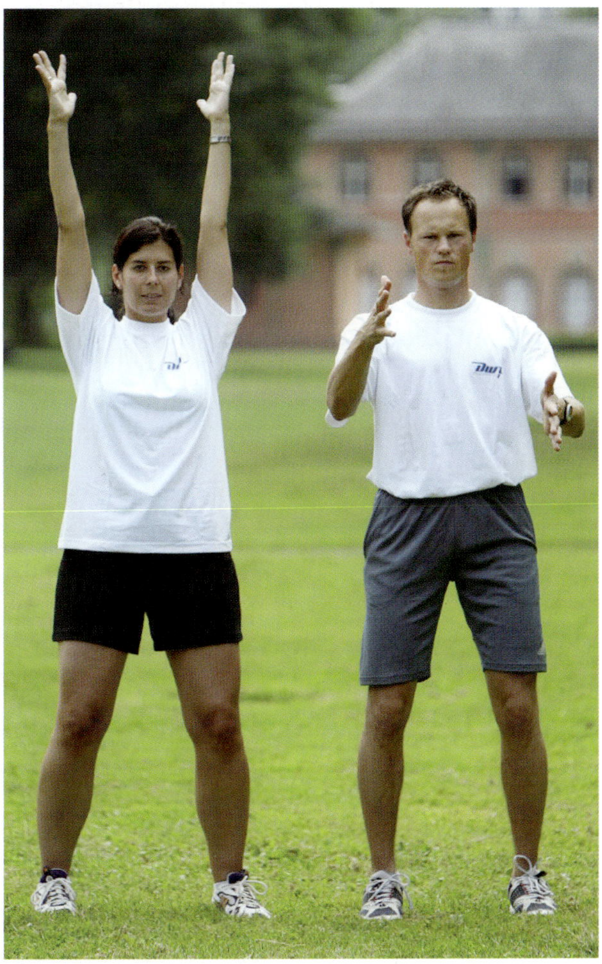

Abb. 59: *„Das Sieb" nach oben und unten schütteln („rütteln")*

- Die TN stehen paarweise nebeneinander und halten sich gegenseitig mit einem Arm an der Schulter des anderen fest. Auf dem inneren Bein stehen die TN mit leicht gebeugtem Knie. Das äußere Bein wird gestreckt vom Standbein abgespreizt und in ganz kleinen, aber schnellstmöglichen Bewegungen nach außen abgespreizt und wieder zum Standbein hin angelegt (alles ohne Bodenkontakt). Das Gleiche wird nach 30 Sekunden auf der anderen Seite gemacht.
Wo spüren Sie jetzt Spannung am Körper? Welche Muskeln arbeiten alle mit?
Anschließend werden die Beine aktiv in alle Richtungen ausgeschüttelt und das Becken ganz locker in alle Richtungen „vor/zurück", „links/rechts" bewegt.

- Die TN stemmen sich über die Fußballen nach oben und versuchen, in dieser Position wenige Sekunden auszuharren. Dabei soll die Gesäßmuskulatur angespannt und der Bauch nach innen Richtung Bauchnabel gerollt sein.
Wo spüren Sie jetzt Spannung am Körper? Welche Muskeln arbeiten alle mit?
Dann lassen sich die TN langsam wieder absinken, lockern die Wadenmuskeln, indem sie die Beine ausschütteln und sich mit ihren Händen die Waden etwas massieren.

2.3 Langsames Walken

Nach diesen Aufwärmübungen die ersten 2-3 Minuten bewusst langsam walken und noch einmal auf die Nordic Walking-Technik und auf das Lockerbleiben in den Schultern aufmerksam machen.

Dritte Sequenz „Technik"

Die drei moderaten Nordic Walking-Varianten „Doppelstockeinsatz", „Rolltraben" und „Sidesteps" in den Ausdauerteil integrieren.

Vierte Sequenz „Ausdauer"

Hinweise:

Der KL sollte speziell in dieser Einheit die TN auf das Lösen der Hand vom Griff des Stocks bei der Ausschwungbewegung des Arms nach hinten aufmerksam machen. Hier passiert Lösung, die sich auf Schultergürtel und Nacken positiv auswirkt. Grundsätzlich ist gerade beim Nordic Walking der Wechsel von Spannung und Entspannung in den verschiedenen Phasen der Bewegung besonders deutlich und sollte vom KL fokussiert werden.

Weiterhin gibt der KL den Hinweis, in dieser Kurseinheit ganz besonders auf die Natur und die Umgebung zu achten: Gerüche und Geräusche wahrzunehmen, Untergründe in ihrer Verschiedenheit bewusst zu spüren, die Vegetation fokussiert zu betrachten, um so seine Gedanken schweifen zu lassen und sich dadurch auch von der Belastung selbst abzulenken:

- *Was sticht auf diesem Weg besonders ins Auge?*
- *Welche Geräusche werden dominant wahrgenommen?*
- *Gibt es unterschiedlich warme und kalte Stellen auf dem Weg?*
- *Welcher Untergrund ist am angenehmsten, am leisesten, am anstrengendsten?*
- *Was nimmt man wahr, wenn man seine Kopfhaltung verändert?*
- *Usw.*

Aufgabenstellungen:

Der KL überlässt es heute den TN, verschiedene Intensitäten zu wählen. Motto in dieser Kurseinheit sollte sein:

50 Minuten Nordic Walking zur Entspannung.

Dabei können nach individuellem Bedarf alle Intensitätsstufen (von 50-80 % der maximalen Herzfrequenz) in Anspruch genommen werden. Weiterhin weist der KL darauf hin, dass Doppelstockeinsatz, Rolltraben und Sidesteps zu den moderaten Varianten gehören, die nach Bedarf ebenfalls eingesetzt werden können.

Nur folgende Richtlinien sind zu beachten und durch den KL anzuweisen:

1. Zu Anfang mindestens 10 Minuten mit nur moderater Intensität von ca. 60 % der maximalen Herzfrequenz (Basistechnik, Doppelstockeinsatz, Sidesteps) walken.
2. Die letzten 5 Minuten ebenfalls in sehr gemäßigter Intensität (maximal 60 % der maximalen Herzfrequenz) locker auswalken.
3. Schnellere TN lösen sich nur (mindestens) paarweise von der Gruppe und versuchen, Sichtkontakt zu halten, indem sie der Gruppe zeitweise wieder entgegenkommen.
4. Der KL weist noch einmal darauf hin, dass das Hauptaugenmerk heute darauf liegt, ein Gefühl von Entspannung spüren zu lernen und erlangen zu können: *„Sich selbst Gutes tun"*. Entsprechend sind Muskel-(-ver-)-Spannungen zu registrieren, die Atmung sollte unterstützend hinzugezogen werden und die Natur kann die mentale Entspannung unterstützen.

ABSCHLUSS

Fünfte Sequenz „Regeneration/Entspannung/Atmung"

5.1 Langsameres Auswalken

Den letzten Teil der Strecke zum langsameren Auswalken mit ca. 50-60 % der HFmax und zum bewussten Gehen nutzen. Die Stöcke hierzu wieder mittig halten und die Arme lang pendelnd neben dem Körper mitschwingen. Der Oberkörper kann bewusst übertrieben locker schwingend mitrotieren (*„linke Schulter und rechtes Hüftgelenk arbeiten zusammen"*). Dabei in kurzen Worten nochmals Fokussierungen vornehmen, auf die der KL dann mit entsprechenden Anweisungen, wie beispielsweise Lockerungsübungen für bestimmte Muskeln, reagiert:

- Spannung in den Muskeln *(Sind in bestimmten Muskeln verstärkt Spannungen zu spüren?).*
- Entspannung in den Muskeln *(Gibt es Köperregionen, in denen man sich jetzt weniger verspannt fühlt als vor der Stunde?).*
- Muskelarbeit *(Mit welchen Muskeln wurde besonders viel geleistet?).*
- Muskeldehnung *(Bei welchen Muskeln besteht ein besonderes „Dehnbedürfnis"?).*

5.2 Entspannungsübungen am Ort

Aus den folgenden Entspannungsübungen kann sich der KL die für seine Gruppe günstigen Übungen aussuchen:

Eine Atemübung: Die Teilnehmer stehen im Kreis und haben eine Hand auf dem Brustkorb und die andere Hand auf der Bauchnabelgegend aufgelegt. Abwechselnd mit der Einatmung einmal die „Brustkorbhand" und das nächste Mal die „Bauchhand" bewegen. Diese Art von Wippbewegung des Rumpfs „massiert" und versorgt die inneren Organe mit Sauerstoff.

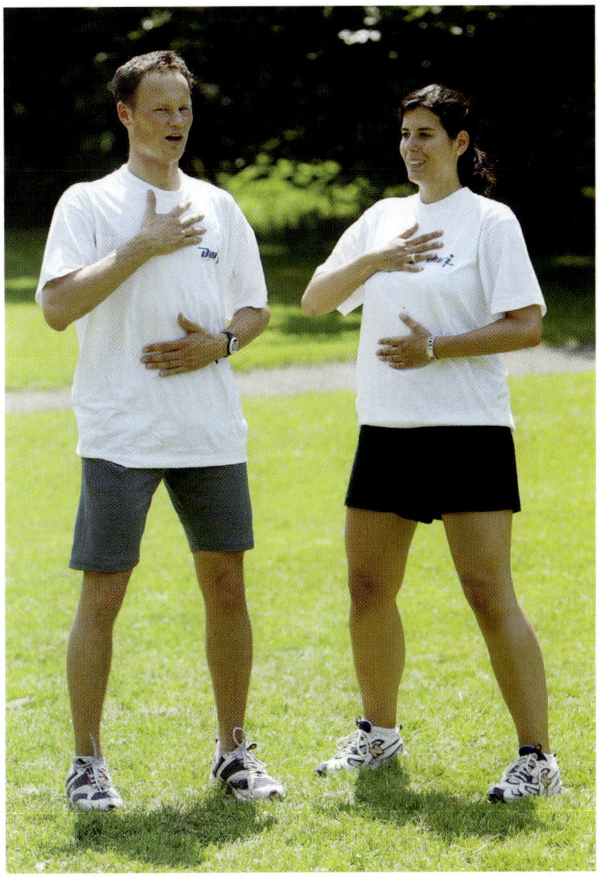

Abb. 60: *Der Wechsel von Bauch- und Brustatmung als Entspannungsübung*

Eine Qigongübung in natürlicher Umgebung: Übungen aus dem Qigong bieten sich für eine „Atementspannung" ganz besonders in der Natur, an einem schönen Platz, an. Im Folgenden wird die Brokatübung „Halte das Universum mit beiden Händen" vorgestellt (variiert nach W. Knörzer, Ganzheitliche Gesundheitsbildung in Theorie und Praxis, 1994):

Hüftbreiter, aufrechter Stand. Die Knie sind leicht gebeugt und die Hände sind fingerbreit unterhalb des Bauchnabels verschränkt; die Handflächen zeigen dabei nach oben. Nun werden die Hände (*einatmend*) vor dem Körper bis auf Brustbeinhöhe angehoben.

Gleichzeitig wird die Beugung der Knie etwas verringert. Anschließend werden die Hände um 180° gedreht und (*ausatmend*) wieder in die Ausgangsstellung gesenkt, wobei die Knie etwas stärker gebeugt werden. Dann werden die Hände (*einatmend*) im Bogen vor dem Körper bis auf Kopfhöhe geführt – wie um das Universum zu halten.

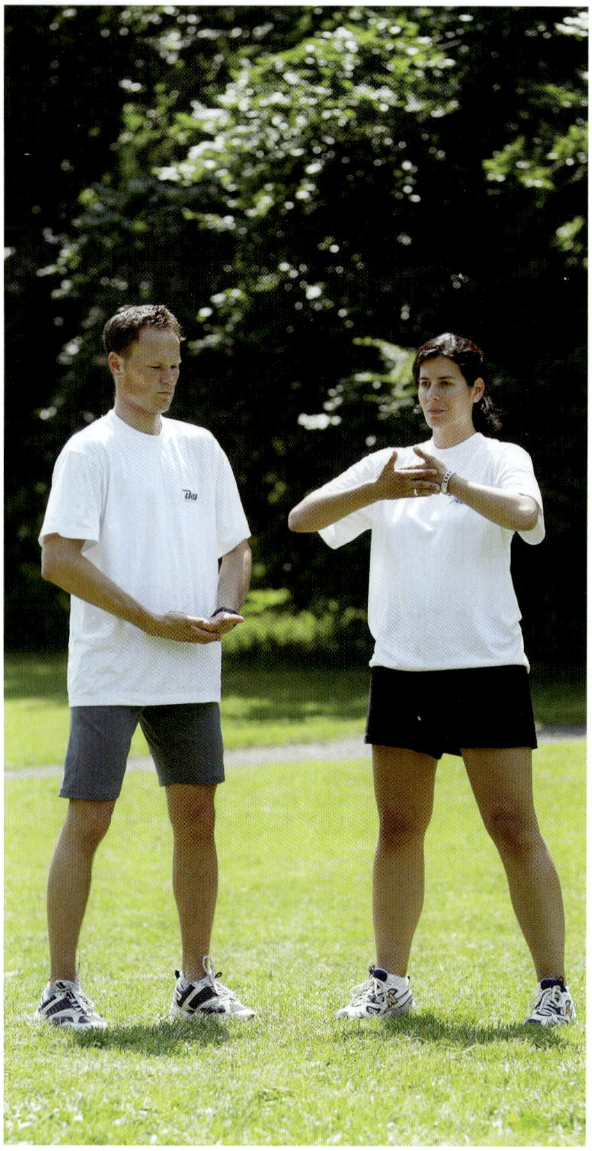

Abb. 61: *Einatmen in der Aufwärtsbewegung und Ausatmen in der Abwärtsbewegung*

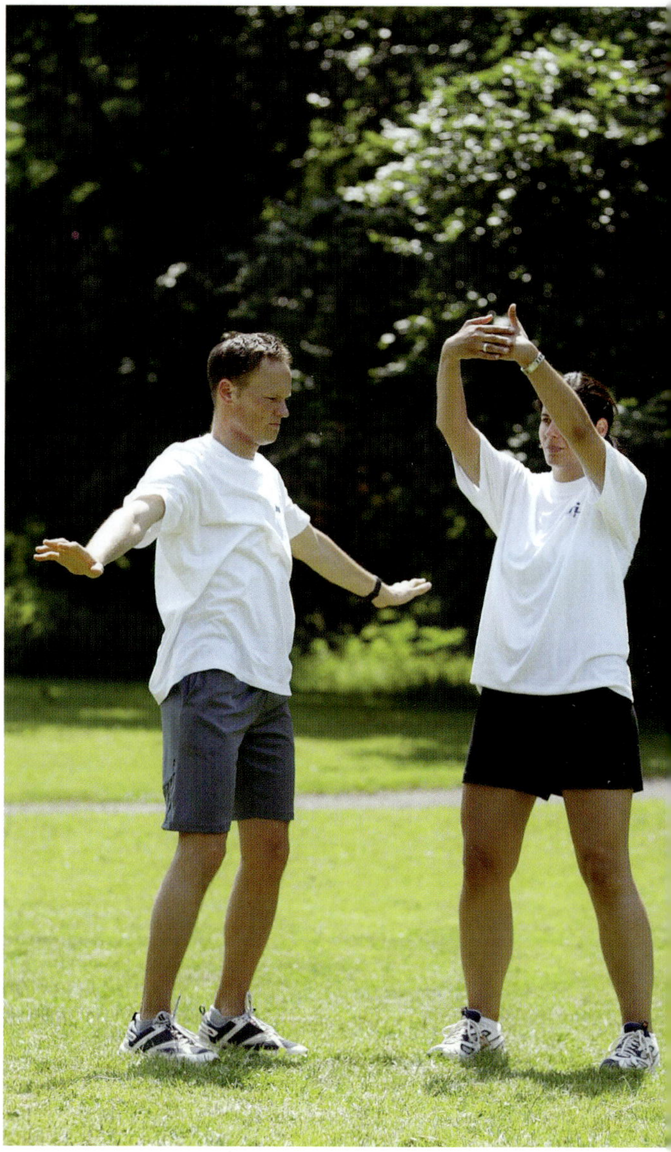

Abb. 62: *Einatmen mit dem „Stützen des Universums" und Ausatmen mit dem Loslassen*

Die Knie werden dabei etwas weniger gebeugt. Nun werden die Hände zusammen mit der Ausatmung gelöst, die Arme zur Seite geöffnet und seitlich abgespreizt.

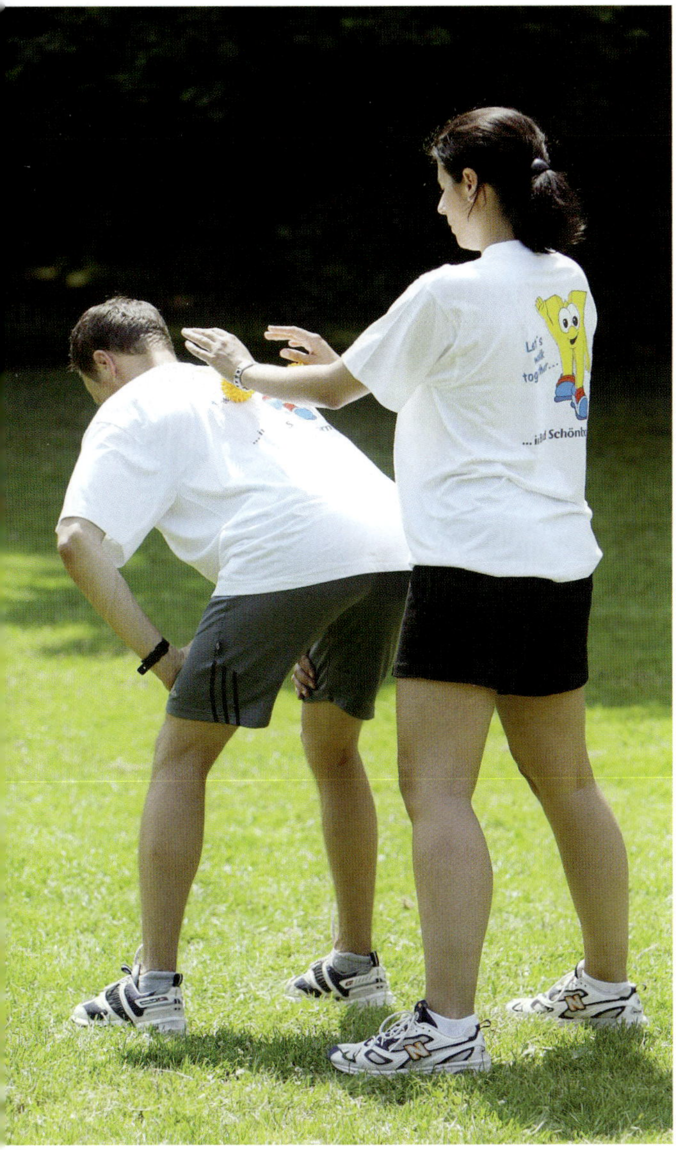

Abb. 63: *Eine Igelballmassage*

- **Eine Massageübung in spielerischer Form:** Partnerweise: Person A rollt einen oder zwei Igelbälle leicht kreisend links und rechts der Wirbelsäule über den Rücken von Person B. Variation im Kreis: Alle TN stehen hintereinander im Kreis und rollen den Tennis-/Igelball mit leichtem Druck über den Rücken ihres Partners; nach einiger Zeit drehen sich alle Teilnehmer um 180° und massieren den Rükken ihres neuen Partners.

- **Progressive Muskelrelaxation der Schultern:** Bequemer, aber aufrechter Stand. Tief einatmen und noch tiefer ausatmen und dadurch Spannungen lösen. Bei der nun folgenden Übung für die Schulterregion mit der Entspannung ganz bewusst – vielleicht sogar explosiv – ausatmen. Die TN sollen sich jetzt auf die erwähnte Körperregion und die wahrgenommenen Muskelspannungen und -entspannungen konzentrieren:
Anspannung: Schultern hochziehen, halten, anspannen.
Entspannung: Schultern fallen lassen, Spannung entweicht, entspannen.
Anspannung: Schultern nach hinten ziehen, halten, anspannen.
Entspannung: Schultern in die Normalposition zurückführen, Spannung entweicht, entspannen.
Anspannung: Schultern nach vorn ziehen, halten, anspannen.
Entspannung: Schultern in die Normalposition zurückführen, Spannung entweicht, entspannen.
Zurücknahme: Recken Sie sich nun, strecken Sie sich und schlenkern sie ihre Arme um sich herum. Genießen Sie den entspannten Zustand.

Sechste Sequenz „Kräftigung/Beweglichkeit"

Beweglichkeit

Der KL lässt die TN ihre in der letzten Kurseinheit selbst ausgewählten Dehnübungen anleiten und geht zusätzlich auf die Wünsche der TN ein, die er beim langsameren Auswalken abgefragt hatte.

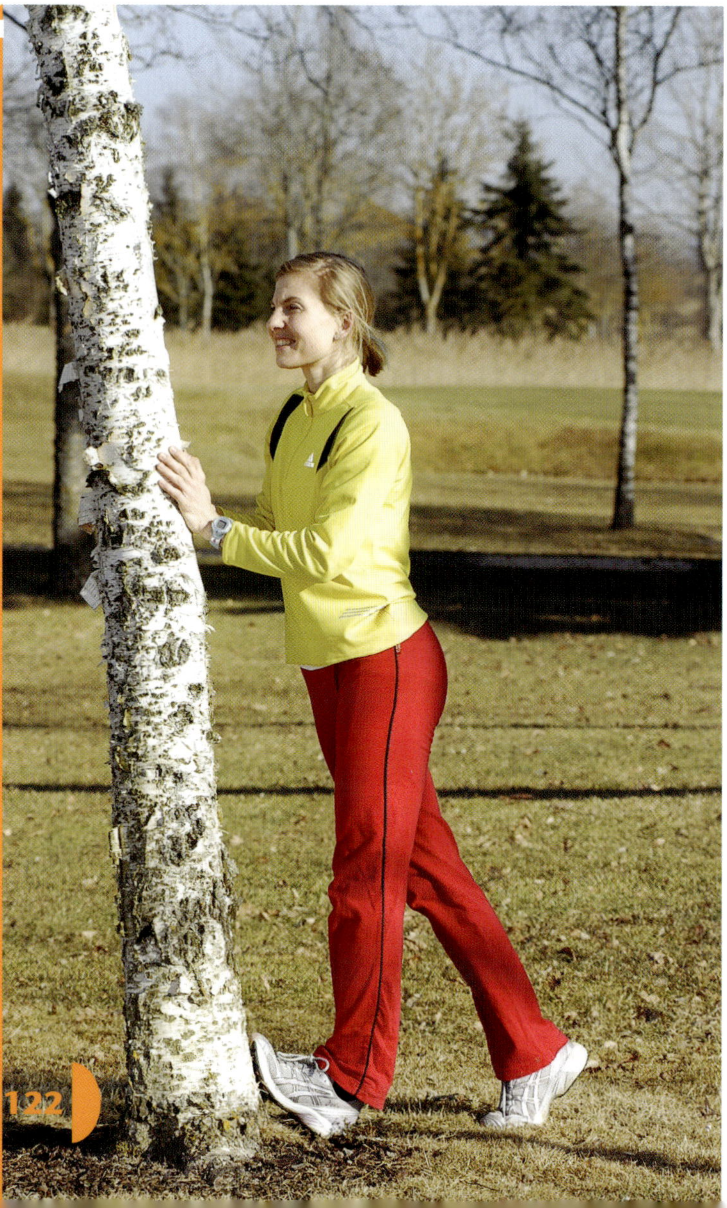

Siebte Sequenz „Reflexion/Hausaufgabe"

7.1 Kurze Reflexion der Kurseinheit

Fragen an die Teilnehmer:

Konnte die Fokussierung auf Natur/Umgebung und die Ablenkung von der eigenen Belastung umgesetzt werden? Konnten Unterschiede von Spannung und Entspannung nachempfunden und wahrgenommen werden? In welchen Muskeln war dieser Wechsel von Spannung und Entspannung am meisten spürbar?

7.2 Ankündigen des Themenschwerpunkts

In der nächsten Kurseinheit sollen allgemeine Kenntnisse zum Thema „umfassendes Gesundheitstraining und die Topten des erfolgreichen Trainings" vermittelt werden.

7.3 Hausaufgaben

- Nach wie vor gelten die Stichwörter „Treppensteigen“, „Dehnübungen“, „kurzer Fuß“ (als Stabilisationsübung) bzw. „Das Sieb schütteln“ (als Stabilisations- und Kräftigungsübung) und, wenn möglich, „(blinder) Storch“ (als propriozeptive Übung).

- Die TN sollen in den nächsten sieben Tagen beim individuellen (Nordic) Walking oder Spazierengehen bewusst Umgebung und Natur wahrnehmen und die Gedanken mehr nach außen schweifen lassen.

- Jeder der TN soll sich bis zum nächsten Mal drei gymnastische Lieblingsübungen aussuchen, die entweder in diesem Kurs vorgestellt worden sind oder die er aus anderen Veranstaltungen heraus oder aus den Medien kennt.

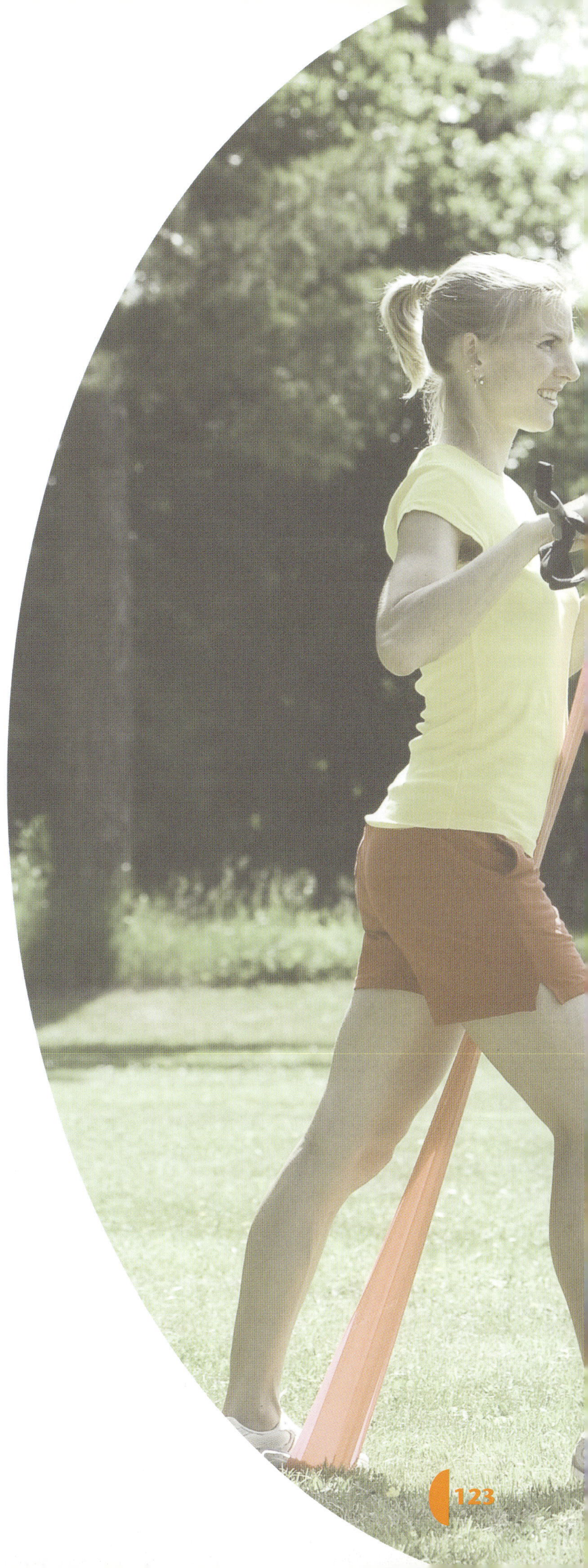

KURSEINHEIT 9

9

KURSEINHEIT 9

Nordic Walking als Gesundheitssport 2: „Die Topten des erfolgreichen Trainings"

Sequenz	Inhalte	Ziele	Dauer
1. Einstieg/ Theorie	• Begrüßung • „Hausaufgaben" • Erläuterung des Stundenthemas: „Die Bedeutung des Ausdauertrainings für die Gesundheit" • Die Topten des erfolgreichen Trainings	Informationen zum Thema „Ausdauersport und Gesundheit" und zum erfolgreichen Training. Zur Schaffung von Motivation und langfristiger Bindung	15 min
2. Erwärmung	• (Lieblings-)Aufwärmübungen, angeleitet durch die TN • Standardisiertes Aufwärmprogramm	• Aufbau von Handlungskompetenz	5 min
3. Technik	Individualkorrekturen		60 min
4. Ausdauer	Nordic Walking (60 Minuten) ohne Pause in einer Intensität zwischen 60-80 % HFmax mit integrierten Kräftigungsübungen unter Zuhilfenahme des Stocks	Gekoppeltes Herz-Kreislauf- und Kräftigungstraining im gesunden Intensitätsbereich ohne Pause	
5. Regeneration/Entspannung	• Langsameres (50-60 %) und bewusstes Gehen in Verbindung mit Atem- und Lockerungsübungen	• Schulung der Körperwahrnehmung • Lockerung • Infowiederholung	5 min
6. Funktionelle Übungen	• Dehnungen, angeleitet durch die TN • (Lieblings-) und Kräftigungsübungen, vorgestellt durch die TN	Übungen zur Integration in den Alltag erlernen (Handlungskompetenz)	3 min
7. Abschluss/ Reflexion/ Hausaufgabe	• Kurze Reflexion der Kurseinheit • Ankündigung des zukünftigen Themenschwerpunkts • Hausaufgabe	Handlungskompetenz fördern und Selbstwirksamkeit erhöhen, Beschwerden lindern	2 min

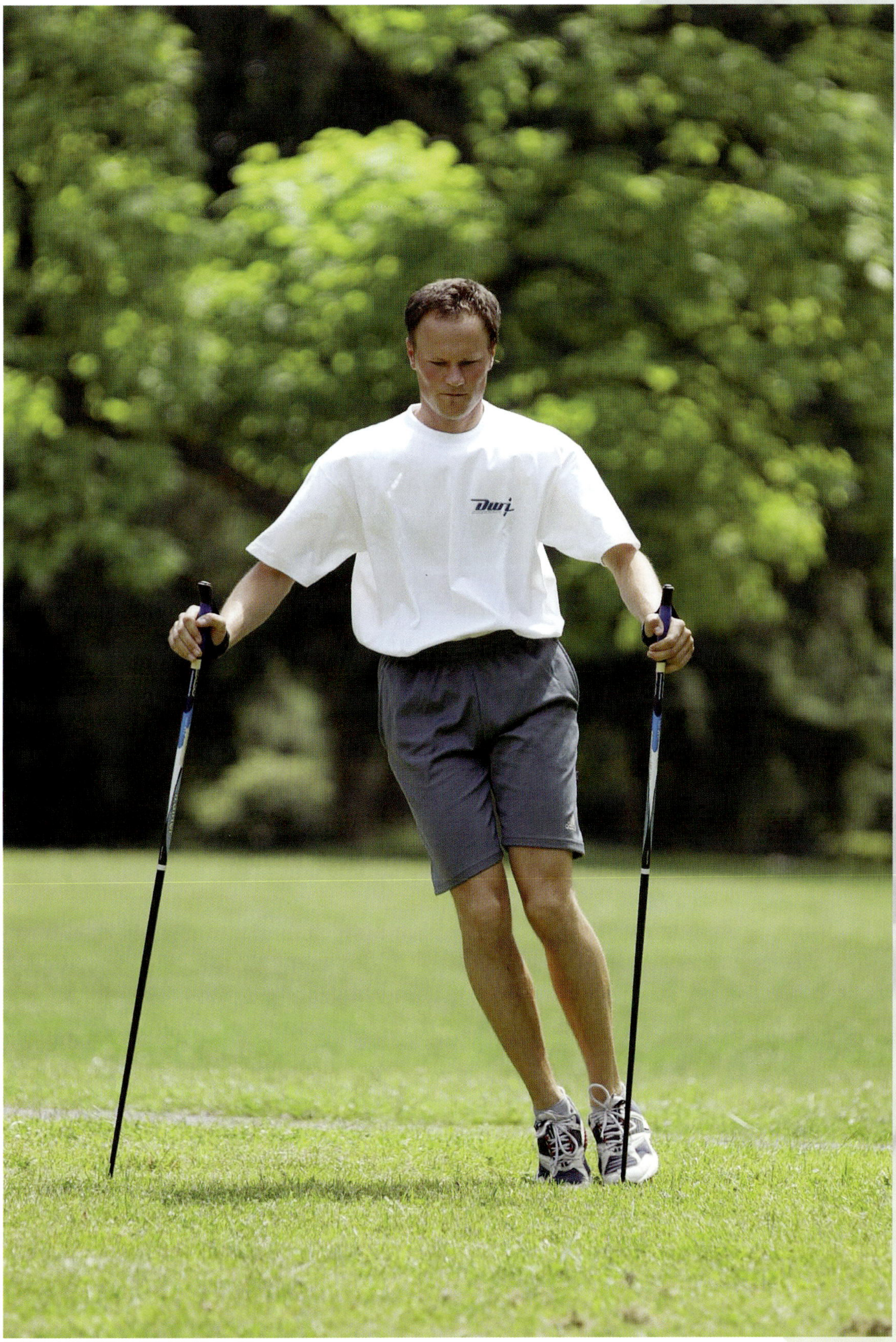

Weitergehende Hinweise zu den Sequenzen der neunten Kurseinheit

Informationen für den Kursleiter

1 Organisationshinweise

In dieser Kurseinheit werden gleich zu Anfang die für diese Stunde vorbereiteten Poster zum Gesundheitstraining und den Topten des effektiven Trainings aufgehängt bzw. ausgelegt.

Achtung! Vorbereitung für die letzte Kurseinheit: Der KL legt für jeden TN eine Karteikarte an mit folgenden Angaben:

- Namen.
- Ruhepuls (der von den TN bei der nächsten Kurseinheit neu angegeben wird).
- Individueller Belastungspuls (der in der nächsten Einheit vom KL oder dem TN selbst ausgerechnet wird).
- Optimaler Belastungspulsbereich.
- Optimale Häufigkeit/Woche.
- Optimale Dauer der Trainingseinheit (siehe 10. Kurseinheit).

Der KL bringt zur letzten Kurseinheit noch einmal die beim ersten Walking-Test registrierten Walk-Testzeiten der einzelnen TN mit, um Vergleiche zwischen Eingangs- und Retest ziehen zu können.

Achtung! Der KL bereitet für die letzte Kurseinheit das Schaubild (siehe 10. KE) zum Thema „Das optimale Nordic Walking-Training" als Poster auf, um anhand dieses Posters noch einmal auf die Belastungsparameter eingehen zu können.

2 Hintergrundinformationen

2.1 „Hausaufgaben abfragen"

Der KL fragt nach den Erfahrungen, die die TN mit dem Thema „Entspannung" – ob durch Atemübungen oder durch Naturerfahrungen – in der letzten Woche gemacht haben. Er bietet auch an, die eine oder andere Entspannungsübung heute noch einmal zu wiederholen.

Darüber hinaus fordert der KL die TN auf, ihre Lieblingsübungen entweder in der Aufwärmphase oder Regenerations- bzw. Kräftigungs-/Beweglichkeitssequenz zu demonstrieren, damit die TN bis zur letzten Kurseinheit in der Umsetzung eines individuell standardisierten Gymnastikprogramms kompetent und handlungsfähig sind.

2.2 Informationen zum Thema „Ausdauersport und Gesundheit"

Ein systematisches Ausdauertraining, z. B. in Form von (Nordic) Walking, provoziert eine Vielzahl von gesundheitlich wertvollen Anpassungserscheinungen, und das nicht nur bezogen auf die physischen Faktoren, sondern auch auf psychische Faktoren des Wohlbefindens.

Wirkungen auf das Herz:

- Reduzierung der Herzschlagfrequenz in Ruhe und bei Belastung (Senkung der Ruhe-, Belastungs- und Erholungspulsfrequenz).

- Vergrößerung des Schlagvolumens, d. h. der Blutmenge, die bei jedem Schlag vom Herzen ausgeworfen wird.
- Verlängerung der Diastolendauer, d. h. der Zeit, in der sich das Herz erholen kann.
- Stabilisierung der elektrischen Aktivität des Herzens.
- Verbesserte Versorgung des Herzens mit Sauerstoff und Nährstoffen.
- Verbesserung der Erholungsfähigkeit nach körperlichen Belastungen.
- Normalisierung des Blutdrucks.

Wirkungen auf den Stoffwechsel:

- Verbesserung des gesamten Stoffwechsels.
- Senkung der Blutfette, insbesondere des Cholesterins (Senkung des „schlechten" LDL-Cholesterins, Vermehrung des „guten" HDL-Cholesterins) und damit Vorbeugung gegen Arteriosklerose.
- Abnahme der Neutralfette (Triglyzeride).
- Beschleunigung des Abtransports von Schlackenstoffen.

Wirkungen auf die Skelettmuskulatur:

- Zunahme von Zahl und Oberfläche der Kapillaren und dadurch eine verbesserte Durchblutung und Versorgung der Skelettmuskulatur mit Nährstoffen.
- Vergrößerung der intramuskulären Gykogendepots.
- Vermehrte Verbrennung freier Fettsäuren auf submaximalen Belastungsstufen, d. h. mit zunehmendem Ausdauerleistungsniveau werden vermehrt Fette zur Energiegewinnung beansprucht.

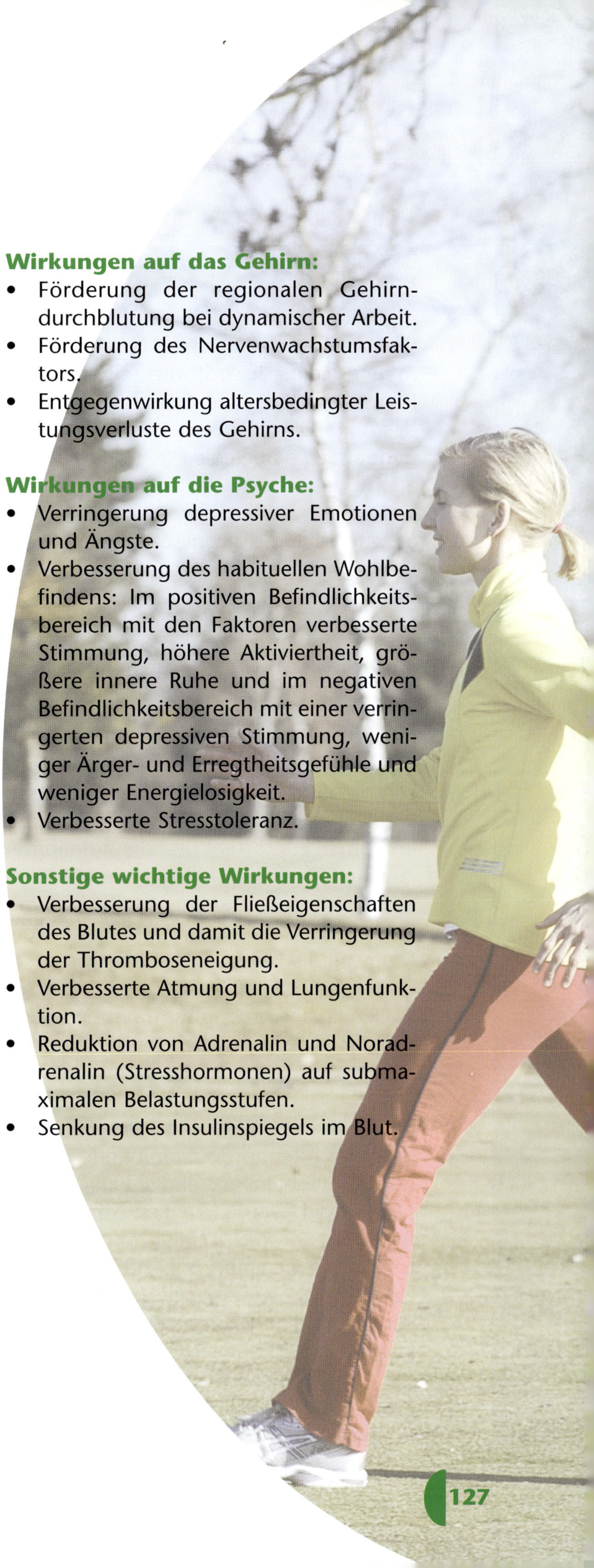

Wirkungen auf das Gehirn:

- Förderung der regionalen Gehirndurchblutung bei dynamischer Arbeit.
- Förderung des Nervenwachstumsfaktors.
- Entgegenwirkung altersbedingter Leistungsverluste des Gehirns.

Wirkungen auf die Psyche:

- Verringerung depressiver Emotionen und Ängste.
- Verbesserung des habituellen Wohlbefindens: Im positiven Befindlichkeitsbereich mit den Faktoren verbesserte Stimmung, höhere Aktiviertheit, größere innere Ruhe und im negativen Befindlichkeitsbereich mit einer verringerten depressiven Stimmung, weniger Ärger- und Erregtheitsgefühle und weniger Energielosigkeit.
- Verbesserte Stresstoleranz.

Sonstige wichtige Wirkungen:

- Verbesserung der Fließeigenschaften des Blutes und damit die Verringerung der Thromboseneigung.
- Verbesserte Atmung und Lungenfunktion.
- Reduktion von Adrenalin und Noradrenalin (Stresshormonen) auf submaximalen Belastungsstufen.
- Senkung des Insulinspiegels im Blut.

9 Informationen für den Kursleiter

Bezogen auf das Thema „Gesundheit im Salutogenesekonzept", kann regelmäßiges (Nordic) Walking sowohl eine Reduktion von Risikofaktoren des Herz-Kreislauf-Systems und des Stoffwechsels bewirken und so das Risiko eines Herzinfarkts oder des metabolischen Syndroms reduzieren. Zum anderen aber wirkt (Nordic) Walking auch direkt auf Schutzfaktoren der Gesundheit, indem bspw. die Ausdauer als physischer Schutzfaktor erarbeitet und habituelles Wohlbefinden, seelische Gesundheit und der Faktor der Selbstwirksamkeit als psychische Schutzfaktoren durch (Nordic) Walking gestärkt werden.

Diese Informationen werden den Teilnehmern bewusst erst im späteren Verlauf des Kurses gegeben, da erstens die Konzentration auf Technik und Ausführung von Nordic Walking nicht mehr prägnant im Vordergrund steht und die Aufnahmefähigkeit für diese Informationen dadurch erhöht ist. Zum anderen erhöht sich mit dem Ende des Kurses noch einmal die Motivation, weiterzumachen. Dadurch, dass entsprechende Effekte des Nordic Walkings hervorgehoben werden, kann eine Bindung an Nordic Walking geschaffen werden.

Mit den Topten des erfolgreichen Trainings und den in der kommenden Stunde ausgearbeiteten, individuellen Trainingsplänen werden konkrete Vorschläge gemacht, wie das Training ohne Kursleitung ohne Gefahren und effektiv weiterzuführen ist. Das Ziel des Kurses bestand darin, Handlungskompetenz und Eigeninitiative zu fördern. Nichtsdestotrotz ist die Gruppenatmosphäre ein wesentlicher Motivationsfaktor, der durch keine Handlungsanweisungen zu ersetzen ist.

Es spricht also nichts dagegen, diesem Basiskurs einen angeleiteten Fortgeschrittenenkurs oder Trainingskurs folgen zu lassen. Dies steht in der Entscheidung von Kursleitung und den Teilnehmern, die möglicherweise auch in Eigeninitiative den Kurs in der Gruppe fortführen können.

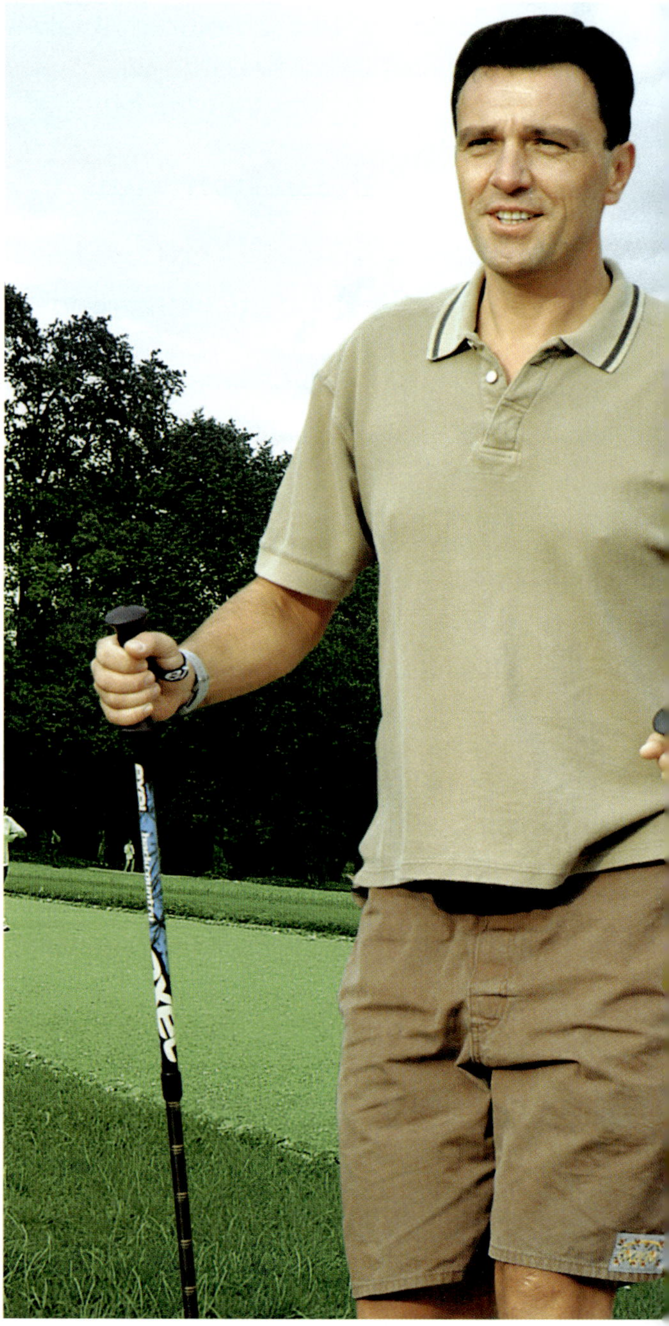

EINFÜHRUNG

Erste Sequenz „Einstieg/Information“

1.1 „Hausaufgaben abfragen“

s. S. 126.

1.2 Informationen zum Thema „Ausdauersport und Gesundheit“

Für den Teilnehmer zusammengefasst: *„Was kann sportliches Training bewirken?“*

Regelmäßige Ausdauerbelastungen wirken auch altersbedingten Leistungseinbußen von Herz, Kreislauf, Atmung und Stoffwechsel entgegen und tragen deshalb zu einer guten körperlichen Leistungsfähigkeit bis ins hohe Alter bei.

Mithilfe von Ausdauertraining, speziell durch (Nordic) Walking, kann das Risiko für viele (Zivilisations-)Krankheiten gesenkt werden oder auf schon bestehende Krankheiten und deren Verlauf positiv Einfluss genommen werden:

- Hoher Blutdruck.
- Zuckerkrankheit.
- Schlaganfall.
- Herzinfarkt/Herzgefäßerkrankungen.
- Übergewicht.
- Arthrose.
- Osteoporose.
- Depressionen/Angstzustände.
- Erhöhter Stresshormonspiegel.

Folgende Anpassungseffekte verschiedener Organsysteme erklären die positiven Auswirkungen von Ausdauersport und (Nordic) Walking:

Herz-Lungen-System
- Sauerstofftransportkapazität ⇧
- Effektivität der Atmung ⇧
- Effektivität der Herzmuskelarbeit ⇧

Stoffwechselfunktion
- Insulinempfindlichkeit ⇧
- Verbesserung des Lipoproteinprofils ⇧
- Verbrennung freier Fettsäuren ⇧

Skelettmuskulatur
- Kraft und Ausdauer ⇧
- Durchblutung ⇧
- Stoffwechselkapazität ⇧
- Kapillarisierung ⇧

Gehirn/Psyche
- Gehirndurchblutung ⇧
- Nervenbildung ⇧
- Aktiviertheit ⇧
- Innerliche Ruhe ⇧
- Stimmung ⇧
- Verringerter Leistungsverlust

1.3 Die Topten des erfolgreichen Trainings

1. Machen Sie nach längerer sportlicher Pause einen Check-up beim Arzt!

2. Fragen Sie sich: Was möchte ich erreichen? Und setzen Sie sich ein realistisches Ziel!

3. Beachten Sie beim Einstieg ins Training, aber auch bei jeder einzelnen Trainingseinheit unbedingt Ihren momentanen Leistungszustand (psychisch und physisch!): Langsam beginnen ohne falschen Ehrgeiz! Hören Sie auf Ihren Körper.

4. Führen Sie ein Trainingstagebuch! Dann haben Sie einen besseren Überblick über den Zusammenhang zwischen wahrgenommenen Effekten und dem Training.

5. Zum Training gehört auch die Pause! Lassen Sie Ihrem Körper Zeit, sich zu erholen!

6. Trainieren Sie nach den 3 LLLs: Lieber lange langsam! Das, was Sie sich langsam, aber stetig erobern, bleibt Ihnen länger und Sie trainieren gesünder!

7. Wenn Sie sich mehr fordern wollen, gehen Sie nach folgendem Schema vor: Walken Sie öfter – länger – hügeliger – intensiver (durch Intervalltraining mit Nordic Walking-Variationen)!

8. Bringen Sie Abwechslung in Ihr Training, indem Sie auch mal andere Wege gehen, mit anderen Techniken oder mit Freunden (Nordic) Walking betreiben.

9. Belohnen Sie sich selbst! Jede Woche zählt, in der Sie mindestens 1 x (Nordic) Walking durchgeführt haben. Vergessen Sie aber nicht: Zwischendurch auch mal ohne Stöcke walken (wegen der Propriozeption und Koordination)!

10. Dabeibleiben ist alles! Machen Sie mit sich selbst „Trainingstermine" aus. Auch wenn die Zeit oft knapp ist. Ihr Körper und Ihre Psyche danken es Ihnen.

Zweite Sequenz „Erwärmung"

Standardisierte (Lieblings-) Aufwärmübungen

Die TN stellen „ihre" Übungen vor und leiten sie für die Gruppe an. Der KL kommentiert und korrigiert nach Bedarf und stellt zum Schluss ein standardisiertes Übungsprogramm zur Erwärmung vor:

1. Auf der Stelle, auf beide Stöcke leicht aufgestützt: Den Fuß bewusst von der Ferse auf den Fußballen abrollen und bewusst mit dem Fußballen Druck auf den Boden ausüben: *„Als wenn man seine Fußsohlen auf einem Handtuch massieren möchte."*

2. Sich mit beiden Füßen gleichzeitig von den Fersen auf die Fußballen hochdrükken, dort einen Moment das Gleichgewicht halten und langsam wieder absenken. Bewusst die Sprunggelenke einsetzen: *„Von hinten nach vorne schaukeln."* Zu Anfang mit, danach ohne Aufstützen auf die Stöcke.

3. Auf der Stelle walken, die Stöcke werden mittig gehalten: Dabei die Schultern parallel und abwechselnd rückwärts kreisen.

4. Auf der Stelle, die Stöcke weit links und rechts aufgestellt: Sidesteps (ohne Sprung) von links nach rechts machen, mit kompletter Gewichtsverlagerung auf das linke bzw. rechte Bein. Die Knie werden dabei auf der linken bzw. rechten Seite jeweils gebeugt und während des Übergangs von links nach rechts gestreckt.

5. Für Fortgeschrittene: Zwei Variationen zu den Sidesteps:

a) Die Sidesteps werden gesprungen und nicht „gegangen".

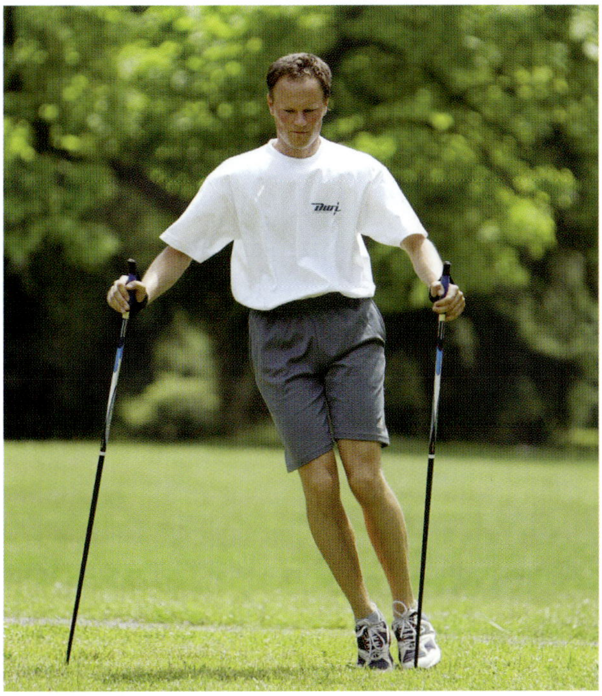

Abb. 64: *Gesprungene Sidesteps*

b) Die Sidesteps werden getwistet.

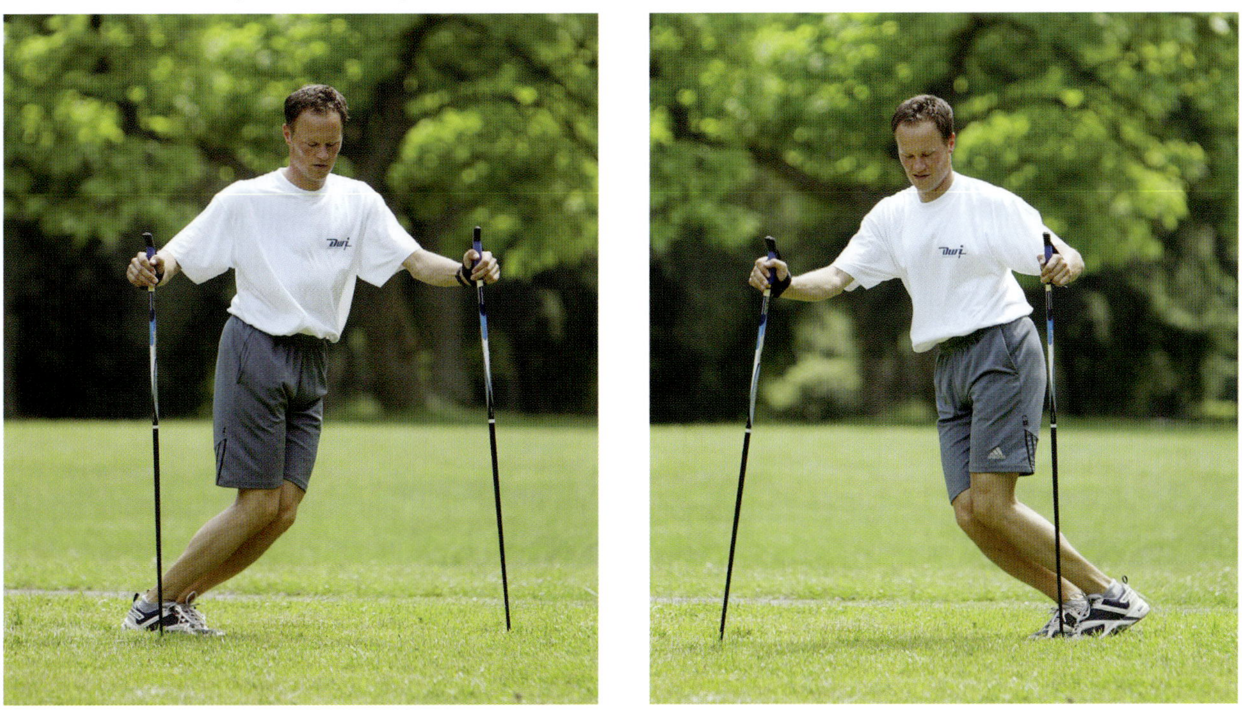

Abb. 65: *Getwistete Sidesteps*

6. „Das Sieb schütteln im kurzen Fuß": Die Bauchdecke wird von unten nach innen zur Wirbelsäule eingezogen und die Beckenbodenmuskulatur angespannt (Innervation des M. transversus). Die Hände ziehen in Brustbeinhöhe den schulterbreit gefassten Stock aktiv auseinander. Die Schulterblätter werden Richtung Becken nach unten fixiert. Jetzt den Stock mithilfe der Arme in minimalen Ausschlägen schnell hin- und her- (links und rechts) bewegen, als wenn man ein „Sieb schütteln" wollte.

Vierte Sequenz „Ausdauer"

In dieser Sequenz walken die TN über eine Dauer von 60 Minuten, möglichst ohne Pause, in einer Intensität zwischen 60-80 % HFmax. Die Intensität wird dadurch erhöht, dass intervallartig (alle 10 Minuten für 2-3 Minuten zwei Übungen) immer wieder Kräftigungs- und Koordinationsübungen unter Zuhilfenahme der Stöcke während des Nordic Walkens mit eingestreut werden. Dabei entscheidet der KL selbst, welche Übungen wie häufig für seine Gruppe umsetzbar sind. Der Puls sollte im Auge behalten werden!

Der KL erklärt den Teilnehmern:

Auch über zwischendurch ausgeführte Kräftigungs- und Koordinationsübungen während des Nordic Walkings lässt sich Belastung und Intensität steigern. Es ist gerade bei den schnell ausgeführten „Rüttelübungen" darauf zu achten, dass ganz normal weitergeatmet und die Luft nicht gepresst wird. Gelingen bestimmte Koordinationsaufgaben noch nicht, ist es sinnvoll, diese immer wieder erneut zu probieren und zu trainieren:

„Alles, was wir nicht können, ist eine Chance, etwas dazuzulernen"

(Mommert-Jauch, 2000).

Übungsbeispiel 1

Die TN halten ihre Stöcke schulterbreit vor dem Körper, sodass die Handflächen nach oben schauen. Die Hände an den Stöcken geben leicht Zug nach außen und die Schulterblätter sind nach unten Richtung Becken fixiert. Jetzt werden die Stöcke im Gehrhythmus immer wieder leicht nach oben geführt und wieder zurück in die Ausgangsposition gebracht. Je nach Walk-Geschwindigkeit und Schrittlänge und auch Belastungswunsch entstehen kleinere oder größere Schwingungen von unten nach oben.

Übungsbeispiel 2

Die TN fassen die Stöcke mittig neben dem Körper. Die Schulterblätter sind nach unten, Richtung Becken, fixiert. Beide Arme schwingen gestreckt in schnellen, kleinen Bewegungen gleichzeitig nach hinten. Der Ungeübtere wird jetzt seine Schritte verkürzen, um die Koordination zwischen Armen und Beinen in Einklang bringen zu können. Geübtere sollten versuchen, die Arme fast doppelt so schnell, dafür kürzer schwingen zu lassen, wie die Schrittfolge es vorgeben würde (also zwei Rückwärtsbewegungen der Arme auf einen Schritt nach vorne).

Übungsbeispiel 3

Die gleiche Übung wie das zweite Übungsbeispiel, nur dass die Arme gestreckt von den Außenseiten der Oberschenkel hoch bis auf Schulterhöhe, also seitlich, angehoben werden. Achtung! Auf die Fixierung der Schulterblätter nach unten achten!

Übungsbeispiel 4

Koordination zeigt sich auch in der Aufgabe, Armschwünge und Schrittlänge aufeinander abzustimmen und verschiedene Schrittlängen mit verschiedenen Geschwindigkeiten immer wieder abzuwechseln. Folgende Aufgaben sind zur Schulung der Koordination geeignet:

- Bewusst lange Armschwünge mit entsprechend langen, aber auch kurzen Schritten koppeln.
- Bewusst kurze, schnelle Armschwünge mit entsprechend kurzen, schnellen, aber auch langen, langsameren Schritten koppeln.
- Die Schrittfrequenzen häufiger wechseln und die Arme darauf reagieren lassen.
- Kurze, schnelle Schritte mit langen, gleich schnellen Schritten abwechseln.

ABSCHLUSS

Fünfte Sequenz „Regeneration/Entspannung"

5.1 Langsameres Auswalken

Der letzte Teil der Strecke wird zum langsameren Auswalken mit ca. 50-60 % der HFmax und zum bewussten Gehen genutzt. Die Stöcke werden hierzu wieder mittig gehalten und die Arme lang pendelnd neben dem Körper mitgeschwungen. Der Oberkörper kann bewusst übertrieben locker schwingend mitrotieren und auch Beine und Füße werden zwischendurch gelockert.

Der KL fragt nach:

- *Sind in bestimmten Muskeln verstärkt Spannungen zu spüren?*
- *Wie hat sich während der Übungen der Puls verhalten?*
- *Was war bei der Atmung zu beobachten?*
- *Konnten die Koordinationsübungen umgesetzt werden?*

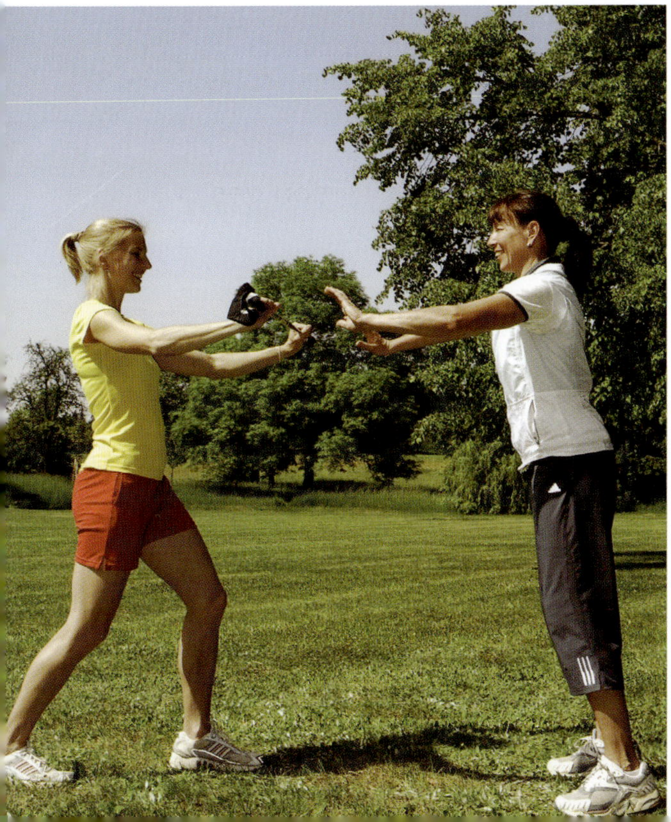

5.2 Progressive Muskelrelaxation der Beine

Bequemer, aber aufrechter Stand, wenn möglich, sogar angelehnt. Tief einatmen und ausatmen und dadurch Spannungen lösen. Beim nun folgenden Anspannen der Beinregion bewusst ganz normal weiteratmen und den Atem nicht anhalten. Die TN sollen sich jetzt auf die erwähnte Körperregion und die wahrgenommenen Muskelspannungen und -entspannungen konzentrieren:

Anspannung: Die Zehen des rechten Fußes hochziehen, die Ferse in den Boden drücken und ganz leicht zu sich herziehen und dadurch das gesamte rechte Bein anspannen.

Entspannung: Den rechten Fuß wieder locker lassen und das Bein ausschütteln. Dabei den Unterschied zwischen rechtem und linkem Bein bewusst wahrnehmen.

Diese An- und Entspannung wird pro Bein 2 x wiederholt.

Anspannung: Die Zehen des rechten Fußes hochziehen, das gesamte Bein am Boden nach außen drücken, als wenn man es abspreizen wollte (Achtung! Sprunggelenk stabil halten).

Entspannung: Siehe oben.

Zurücknahme: Beide Beine werden anschließend noch einmal gelockert und ausgeschüttelt.

Sechste Sequenz „Kräftigung/Beweglichkeit"

6.1 Beweglichkeit

Standardisierte (Lieblings-) Dehnübungen

Die TN stellen „ihre" Übungen vor und leiten sie für die Gruppe an. Der KL kommentiert und korrigiert nach Bedarf und stellt zum Schluss ein standardisiertes Dehnprogramm zur Erhaltung der Beweglichkeit vor:

1. Dehnung der Hüftbeugemuskulatur (s. KE 2).
2. Dehnung der Brustmuskulatur (mit und ohne Partner, s. KE 5).
3. Dehnung der vorderen Oberschenkelmuskulatur (s. KE 2).
4. Dehnung der hinteren Oberschenkelmuskulatur (s. KE 3).
5. Dehnung der Wadenmuskulatur (s. KE 2).

6.2 Kräftigung

Standardisierte (Lieblings-) Kräftigungsübungen

Die TN stellen „ihre" Übungen vor und leiten sie für die Gruppe an. Der KL kommentiert und korrigiert nach Bedarf und stellt zum Schluss ein standardisiertes Kräftigungsprogramm zur Stabilisation der Wirbelsäule vor:

1. „Der kurze Fuß" (s. KE 3).
2. „Das Sieb schütteln mit Stock" (s. KE 5).
3. „Der blinde Storch" (s. KE 6).
4. „Das Sieb schütteln in Längsrichtung" (s. KE 6).
5. „Stockheben" (s. KE 5).

„Der Liegestuhl":

Eine zusätzliche Kräftigungsübung für Fortgeschrittene ist „der Liegestuhl": Hier werden die Stöcke hinter dem Körper gut im Boden verankert. Die Füße stehen hüftbreit und fest im Boden. Jetzt lässt sich der TN vorsichtig nach hinten in Richtung Stöcke absinken, aber nur so weit, dass er sich über die Kraft der Arme wieder nach oben ziehen kann.

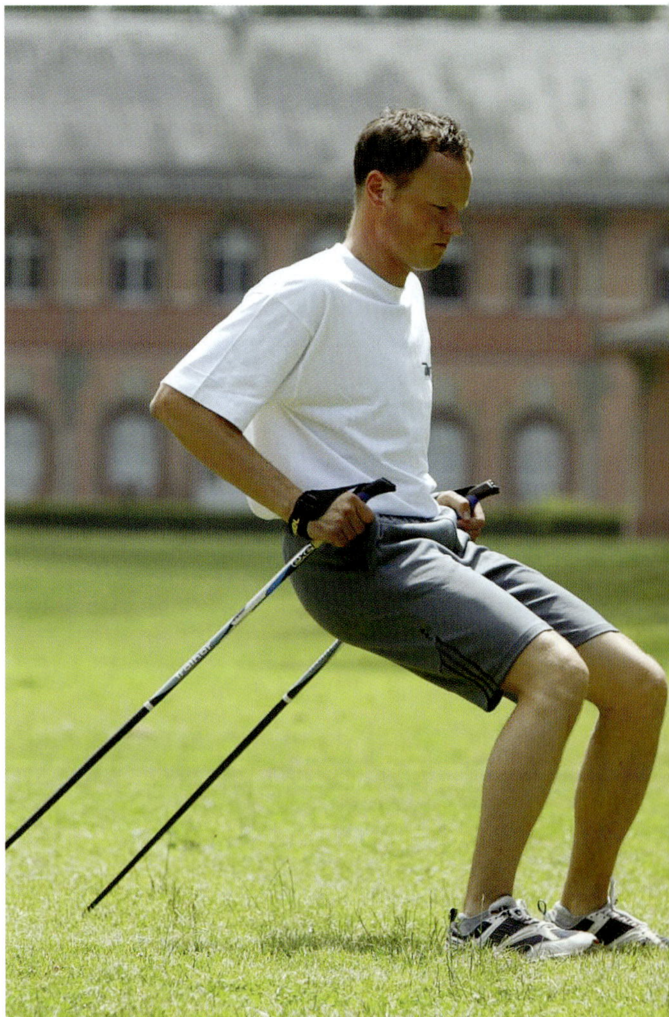

Abb. 66: *Eine Kräftigungsübung für Fortgeschrittene*

Siebte Sequenz „Reflexion/ Hausaufgabe"

7.1 Kurze Reflexion der Kurseinheit

Fragen an die Teilnehmer:
Wo wurde die meiste Beanspruchung gespürt? War man auch mental beansprucht? Welches subjektive Anstrengungsempfinden „leicht" oder „etwas schwer" hatte man?

7.2 Ankündigen des Themenschwerpunkts

In der nächsten Kurseinheit wird der Walk-Test noch einmal wiederholt und die Trainingsparameter besprochen.

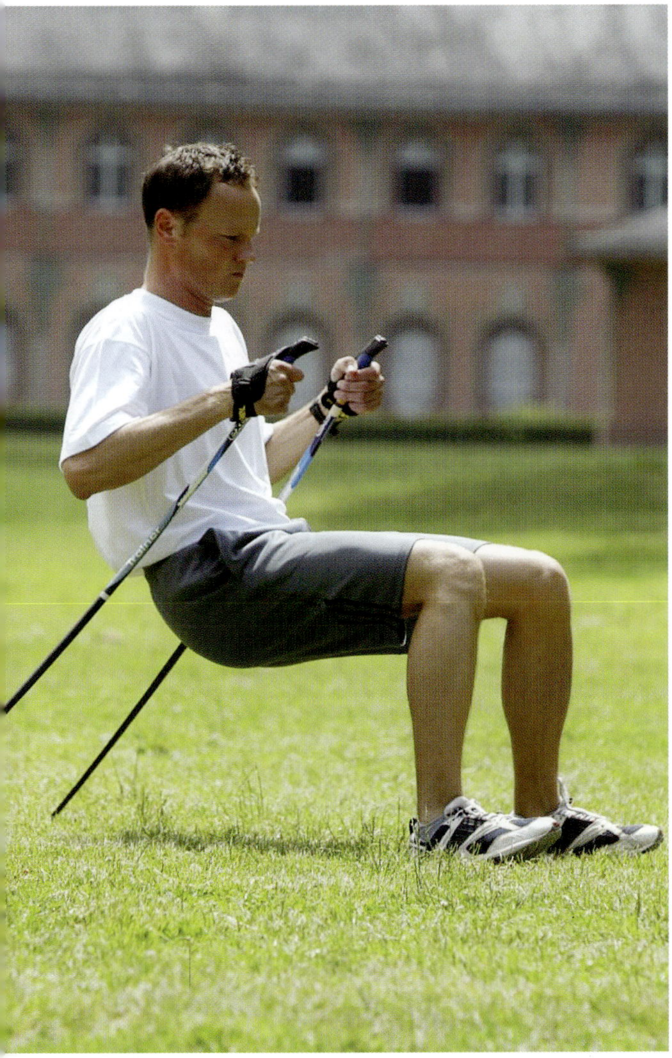

7.3 Hausaufgaben

- Die TN sollen bis zur nächsten Kurseinheit noch einmal ihren Ruhepuls messen (mindestens 3 x pro Woche und von diesen drei Messungen den Mittelwert bilden).

- Die TN sollen bei „ihrer" Treppe noch einmal den Puls messen (mindestens 3 x pro Woche und von diesen drei Messungen den Mittelwert bilden) und einen Vergleich ziehen zur ersten Messung.

- Die TN bekommen die Informationen zum Thema „Ausdauer und Gesundheit" und „die Topten des effektiven Trainings" ausgeteilt und sollen bis zur nächsten Einheit darüber reflektieren, ob sie noch Fragen zu diesen Informationen haben.

KURSEINHEIT 10

Der 2.000-m-Walking-Test: „Wie fit bin ich jetzt?"

Sequenz	Inhalte	Ziele	Medien	Dauer
1. Einstieg/ Theorie	• Begrüßung • „Hausaufgaben" • Stundenthema: „Die Trainingsparameter für mein persönliches Training"	Erstellen eines individuellen Trainingsprogramms zur Motivationsförderung, das Training fortzusetzen	Tischrechner, Karteikarten, Stift	20 min
2. Erwärmung	• Die Hitliste der Aufwärmübungen, durch die TN angeleitet • Propriozeptive Übungen in Wiederholung • Üben verschiedener Geschwindigkeiten	• Aufbau von Handlungskompetenz		15 min
3. Technik 4. Ausdauer	Individualkorrektur Walking-Test: • Messung und Eintragung von Walk-Zeit und Belastungspuls	Erfolgserlebnis vermitteln, Angst vor der Testung nehmen, Überprüfung des Trainingsprogramms	Pulsmessgeräte, Walk-Test-protokoll, Stoppuhr, Stift	30 min
5. Regeneration/Entspannung	• Auswalken im Stadion in Verbindung mit Atem- und Lockerungsübungen • Wiederholung einer Entspannungsübung nach Wunsch der TN	• Schulung der Körperwahrnehmung • Lockerung • Infowiederholung		5 min
6. Funktionelle Übungen	• Die standardisierten Kräftigungs- und Dehnprogramme zur Wiederholung	Übungen zur eigenen Umsetzung des Nordic Walking-Trainings erlernen (Handlungskompetenz)		10 min
7. Abschluss/ Reflexion/ Hausaufgabe	• Reflexion der Kurseinheit und des Kurses insgesamt • Tipps	Motivation schaffen		10 min

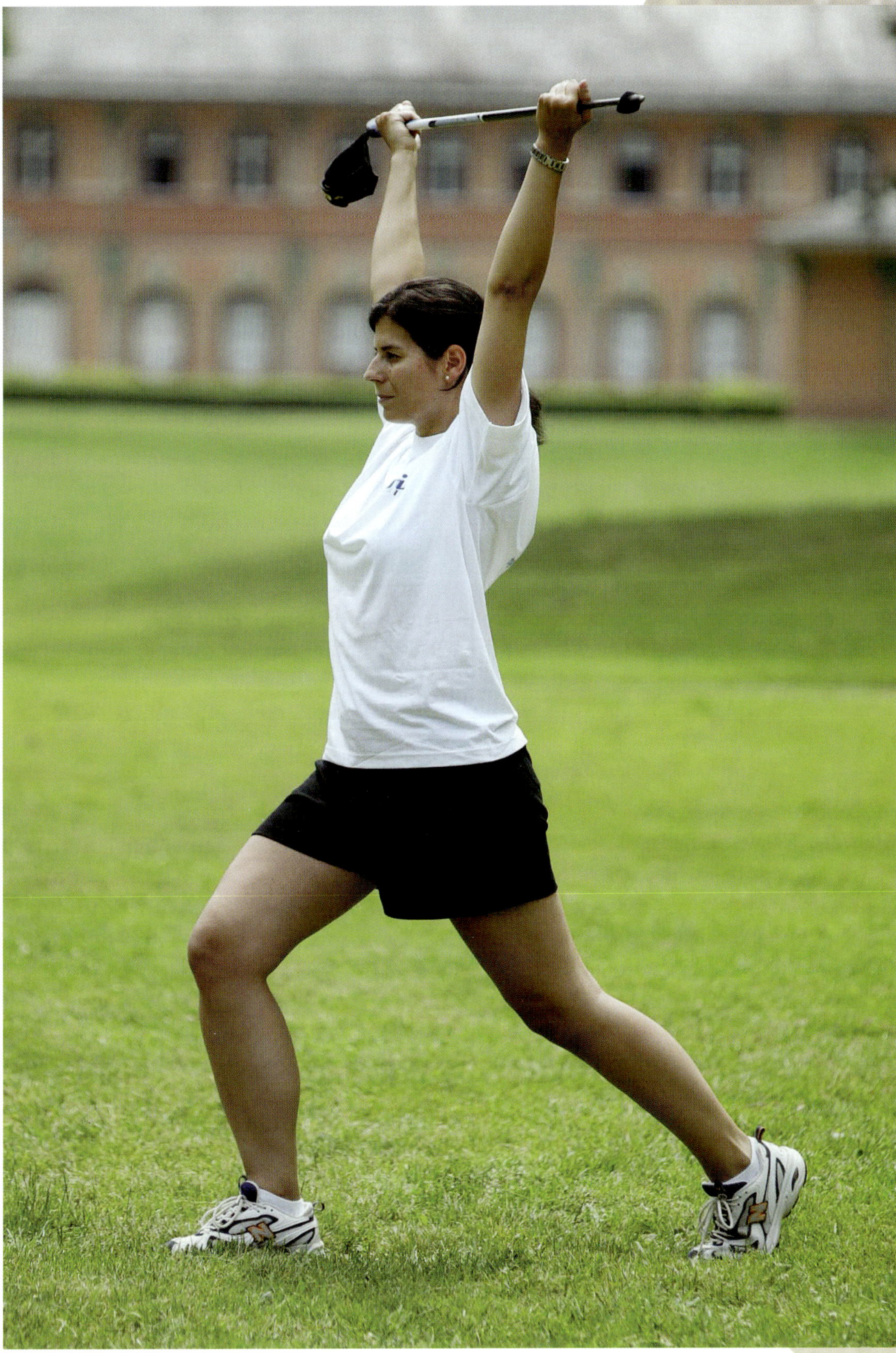

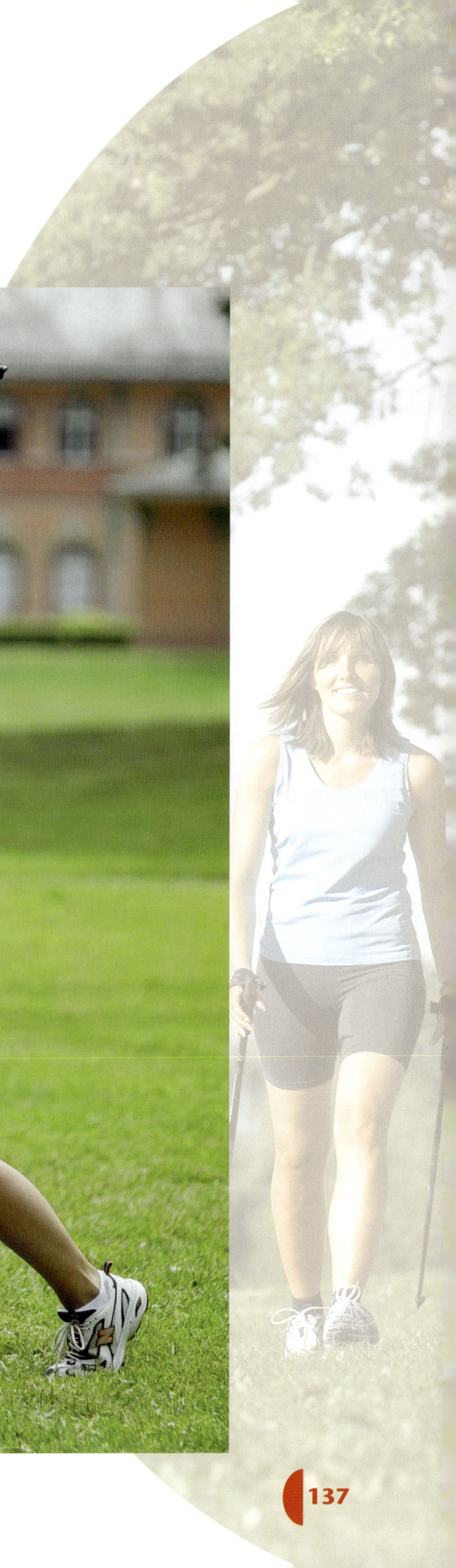

10 Weitergehende Hinweise zu den Sequenzen der zehnten Kurseinheit

Informationen für den Kursleiter

1 Organisationshinweise

Der Walking-Test wird hinsichtlich Organisation, Durchführung und Auswertung identisch ausgeführt wie in Kurseinheit 2. Auch die notwendigen Materialien sind die Gleichen.

2 Hintergrundinformationen

2.1 „Hausaufgaben abfragen"

- Die TN werden nach ihrem neu gemessenen Ruhepuls gefragt. Der TN selbst oder der KL rechnet per Tischrechner für jeden TN den „neuen" individuellen Belastungspuls anhand der Karvonen-Formel (s. zweite Kurseinheit) aus.
- Der KL fragt nach den „Treppenpulsen" und deren Veränderung vom ersten Messzeitpunkt zum zweiten Messzeitpunkt.
- Darüber hinaus erkundigt sich der KL, ob die TN noch Fragen zu den in der neunten Kurseinheit verteilten Informationen haben und geht auf diese ein.

2.2 Informationen zum Thema: „ Die Trainingsparameter für mein persönliches Training"

Neben der **Trainingsintensität (zwischen 60 und 80 % der maximalen Herzfrequenz)** ist auch noch die Frage nach der **Trainingsdauer** entscheidend. Diese beiden Belastungskomponenten stehen immer in einem ausgewogenen Verhältnis zueinander. Dabei verhalten sich die Intensität (*Wie schnell (intensiv) betreibe ich Nordic Walking?*) und die Dauer (*Wie lange walke ich?*) umgekehrt proportional zueinander. Da auf Grund der besprochenen Anpassungserscheinungen und auch im Sinne eines Fettstoffwechseltrainings besonders der Anfänger „lieber länger langsam" walken sollte, reduziert sich die Intensität zu Gunsten der Nordic Walking-Dauer: Das heißt, je länger die Strecke, die walkend zurückgelegt wurde, desto geringer wird die Walk-Geschwindigkeit sein. Ziel sollte sein, 45-90 Minuten durchwalken zu können.

Wir empfehlen für Nordic Walking mit Einsteigern eine Trainingsdauer von ca. 30-45 Minuten und empfehlen, diese Dauer auf 60-90 Minuten zu steigern.

Als letzte Komponente der Trainingsgestaltung ist die **Trainingshäufigkeit** zu betrachten. Hier gilt der Grundsatz, dass vor allem ein regelmäßiges Training einen gesundheitlichen Nutzen nach sich zieht. Nun ist nicht jeder Mensch gleichermaßen leistungsfähig. In Bezug auf die körperliche Fitness gibt es, entsprechend dem Alter und dem Geschlecht, der sportlichen Vergangenheit und der momentanen psychischen Verfassung, eine große Bandbreite.

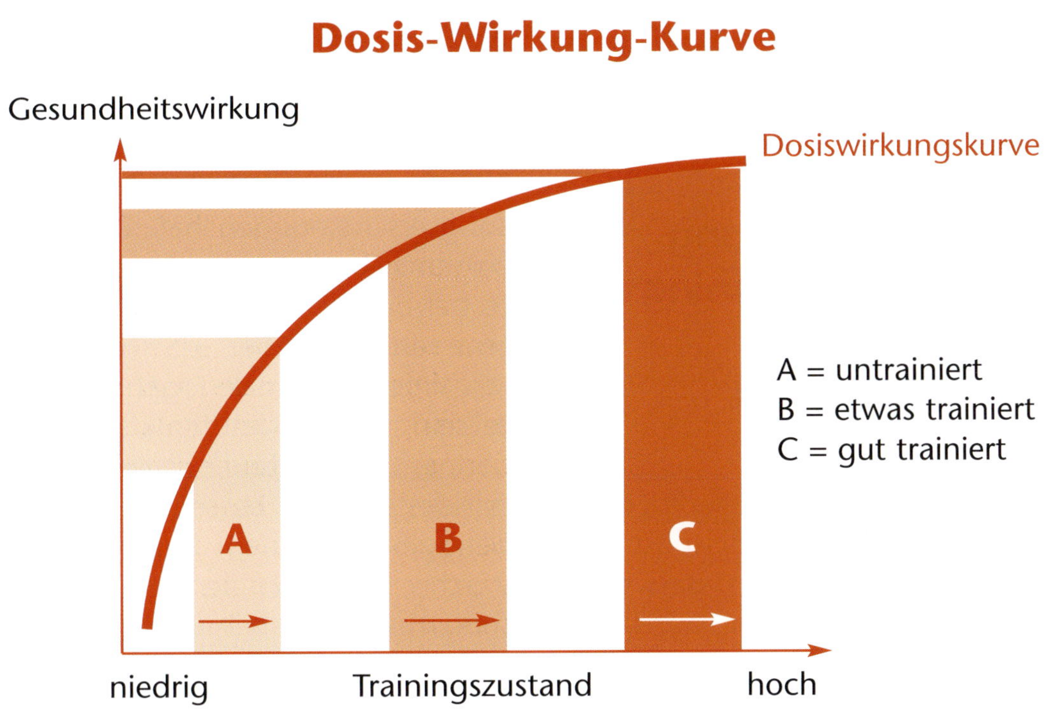

Abb. 67: *Dosis-Wirkung-Kurve. Aus Bös & Mommert-Jauch: Walking-Leitfaden (2003)*

Anhand der Dosis-Wirkungs-Kurve lässt sich der Zusammenhang zwischen körperlicher Aktivität (Dosis) und gesundheitlichem Gewinn (Wirkung) einschätzen.

Je niedriger der Trainingszustand (A) und damit die körperliche Aktivität, desto größer ist der gesundheitliche Gewinn, wenn die körperliche Aktivität anwächst. Ist ein individuelles Optimum an Trainingszustand erreicht (C), flacht die Kurve ab. Ein Mehr an körperlicher Aktivität bringt keinen gesundheitlichen Zugewinn mehr. Dies bedeutet, dass ein Mensch, der bisher gar nicht körperlich aktiv war, bereits durch ein Nordic Walking-Training, welches nur 1 x in der Woche mit einer Dauer von 20-40 Minuten durchgeführt wird, einen gesundheitlichen Effekt erzielen kann. Für die optimale Förderung der Gesundheit sollte der Umfang an wöchentlichem Training aber etwas größer sein:

Nach wissenschaftlichen Untersuchungen stellt der zusätzliche Energieverbrauch durch körperlich-sportliche Aktivität von ca. 1.000-2.000 kcal. pro Woche oder 150-300 kcal/Tag das optimale Maß zur Gesundheitsförderung dar.

Dies bedeutet einen Trainingsaufwand von mindestens 2-3 Stunden pro Woche. Optimal ist, 3 x 1 Stunde pro Woche zu walken, aus Gesundheitsgründen wäre es wünschenswert, zusätzlich pro Tag 10.000 schnelle Schritte (Treppen, kurze Wege usw.) zu machen.

Erste Sequenz „Einstieg/Information"

1.1 „Hausaufgaben abfragen"

s. S. 138.

1.2 „Zusammenfassung zum Thema „Die Trainingsparameter für mein persönliches Training"

Damit lässt sich als Fazit formulieren, dass Nordic Walking als Gesundheitssport mit mittlerer Intensität (so walken, dass eine Unterhaltung noch möglich wäre) in einer individuell zu berechnenden Herzfrequenzspanne durchgeführt werden sollte. Neue Studien zeigen, dass Walking-Training schon im niedrigen bis mittleren Intensitätsbereich einen hohen Einfluss auf gesundheitswirksame Anpassungserscheinungen hat. Bei Einsteigern zeigen sich schon positive Trainingseffekte bei einer Einheit/Woche. Fortgeschrittene erreichen bei 3-5 Trainingseinheiten/Woche optimale Ergebnisse. Ziel sollte sein, 45-90 Minuten durchwalken zu können. Die Trainingshäufigkeit sollte mindestens 2 x, besser 3-4 x pro Woche betragen. Mit einem Training nur 1 x pro Woche lässt sich der momentane Leistungszustand stabilisieren.

Intensität

- Steady State: „Walking and Talking".
- Grobe Faustregel:
  Pulsfrequenz = 180 – Lebensalter.

Dauer

- Langsam auf 45-90 min ausdehnen.

Häufigkeit

- Sporteinsteiger: Auch 1 x pro Woche zeigt bereits Trainingseffekte.
- Fortgeschrittene: 3-5 x die Woche.
- Faustregel: Auf den Körper hören und ihm Regenerationszeit gönnen.

Wohlbefinden:

- Nordic Walking ist optimal, wenn es Spaß macht (z. B. in der Gruppe).

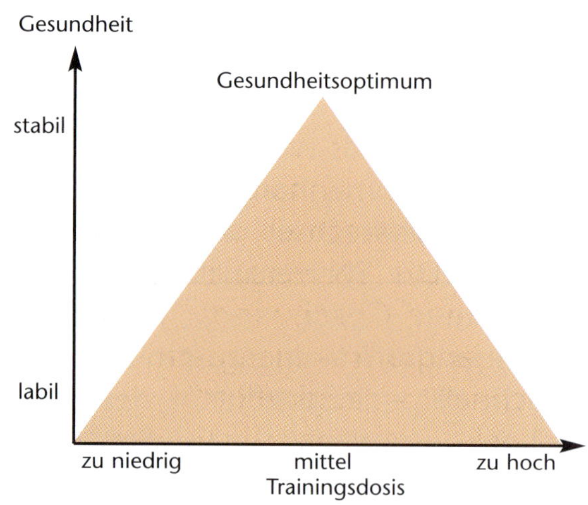

Abb. 68: *Das optimale Nordic Walking-Training*

Zweite Sequenz „Erwärmung“

Aufwärmübungen

- Die TN leiten ein letztes Mal ihre „Hitübungen zum Aufwärmen“ selbstständig (oder unter Mithilfe des KLs) an.

- Der KL wiederholt einige der in der Kurseinheit 6 eingeführten propriozeptiven Übungen, vor allem auch die Standardübung „der Storch“: Die TN stehen auf einem Bein, diesmal ohne sich am Partner festzuhalten und versuchen, mindestens 10 Sekunden stehen zu bleiben (die Geübteren schließen dabei die Augen).

- Im Anschluss daran werden, wie bereits beim Eingangstest, unterschiedliche Walk-Geschwindigkeiten (ohne Stöcke!) geübt:

  Der KL gibt per Handschlag oder per Ansage Geschwindigkeitsstufen von 1-5 vor und wechselt diese auch spontan ab. Die TN versuchen, fünf verschiedene Geschwindigkeitsstufen „sehr langsam“ – „langsam“ – „mittel – schnell“ – „zügig/flott“ – „maximal schnell“ umzusetzen und spontan auf die Ansagen des KLs zu reagieren.

  Am Ende der Übung sollten die TN etwa 1-2 Minuten maximal schnell gewalkt sein, um ein Gefühl für die Geschwindigkeit beim Walking-Test zu bekommen.

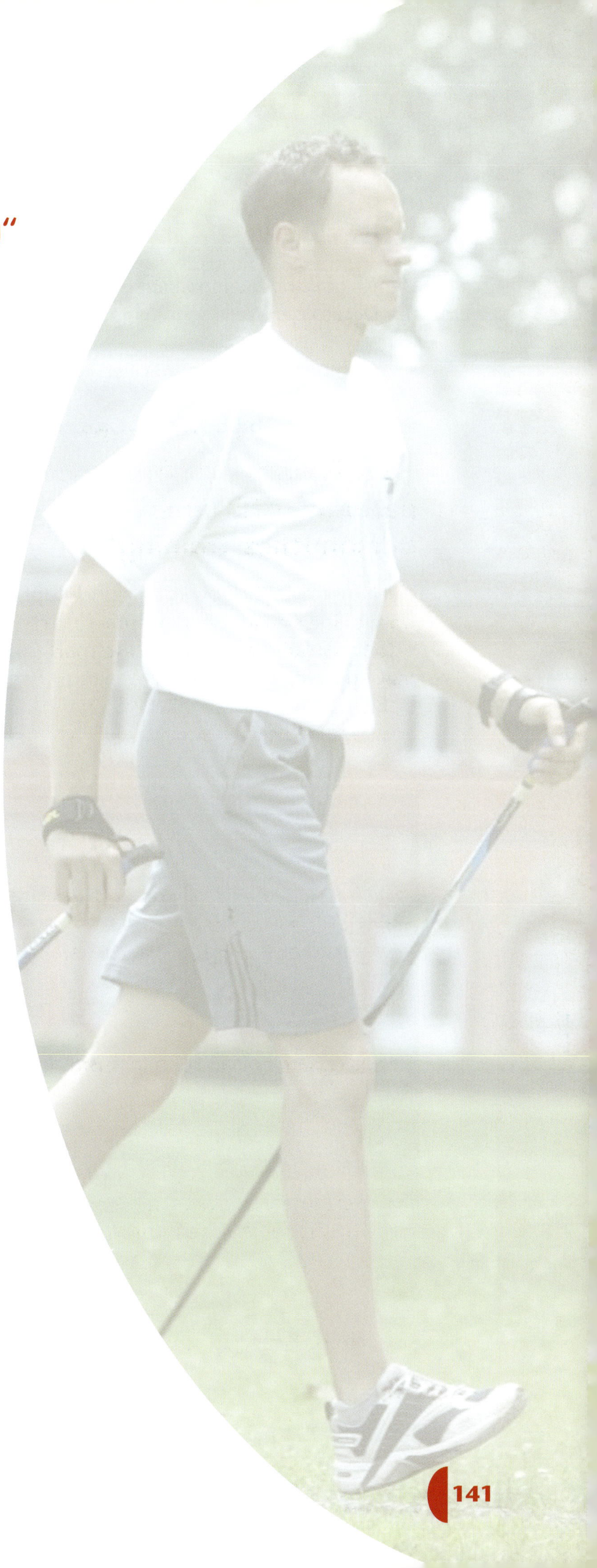

Dritte Sequenz „Technik"

Der KL geht noch einmal auf die wichtigsten Details der Walk-Schule ein:

- Flächiger Aufsatz auf der Ferse.
- Bewusster Abdruck vom Großzehenballen.
- Gebeugte Knie beim Aufsetzen des Fußes vorne.
- Aufgerichteter Oberkörper und Kopf.
- Bewusster Armeinsatz, diesmal (im Gegensatz zum Nordic Walking!) im Ellbogen ein 90°-Winkel.

Vierte Sequenz „Ausdauer"

„Der Re-Walk-Test"

Im Anschluss an den Walk-Test kommentiert der KL die registrierten Zeitdifferenzen zwischen Eingangstest und Retest (In der Regel wird es ausschließlich positive Veränderungen geben. Andernfalls werden diese selbstverständlich nicht kommentiert, aber zwischen dem entsprechenden Teilnehmer und dem KL am Ende der Stunde diskutiert!). Der KL motiviert dazu, bei fortgesetztem, regelmäßigen Training diesen Test nach sechs Monaten noch einmal für sich selbst zu wiederholen. Mithilfe der den TN ausgeteilten Auswertungstabellen kann jeder TN für sich dann weitere Fortschritte feststellen.

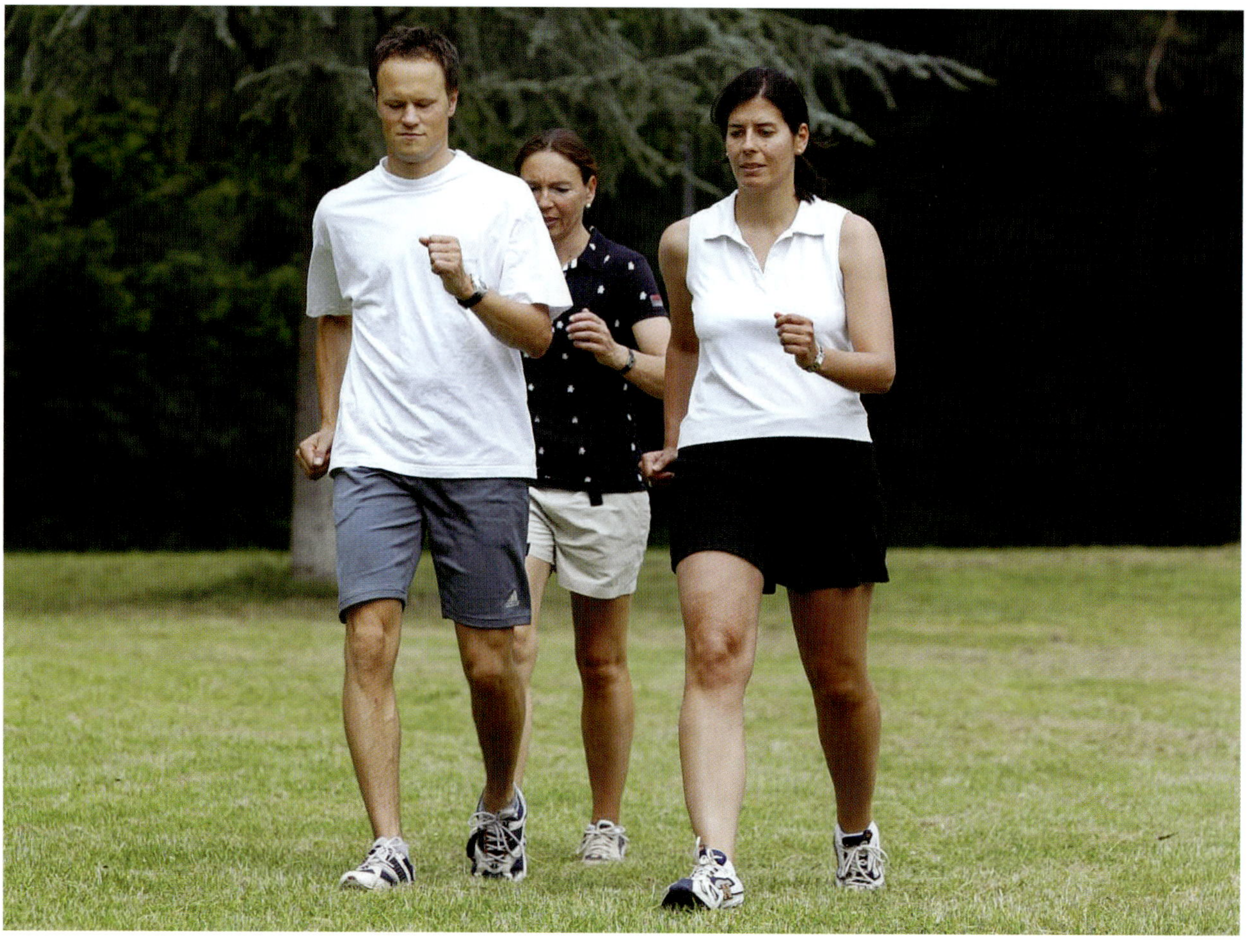

ABSCHLUSS

Fünfte Sequenz „Regeneration/ Entspannung/Atmung"

5.1 Langsameres Auswalken

Im Anschluss an den Walk-Test sollten die TN noch gemeinsam auswalken (ohne Stöcke), angeleitet durch den KL, der zu Lockerungs- und Atemübungen auffordert.

Je nach Zeitpotenzial können jetzt auch noch einmal Individualkorrekturen zur Nordic Walking-Technik vorgenommen werden. Dabei werden in kurzen Worten nochmals Fokussierungen bezüglich der Gangschulung und der Stocktechnik vorgenommen, die die wichtigsten Kriterien beim Nordic Walking zusammenfassen:

- *Wo setzt der Fuß am Boden auf?*
- *Wie rollt der Fuß ab?*
- *Was machen die Knie beim Nordic Walken?*
- *Wie arbeiten Schulter und Hüfte zusammen?*
- *Wie sieht der Armschwung aus?*
- *Was machen die Hände?*
- *Wie verhält sich der Oberkörper beim Nordic Walken?*
- *Wohin schaue ich beim Nordic Walken?*

5.2 Eine Atem-/ Entspannungsübung am Ort

Die TN äußern entweder einen Wunsch nach einer bestimmten Atem-/Entspannungsübung oder der KL leitet eine von ihm ausgewählte Übung an, die in den Alltag der TN gut und unkompliziert zu integrieren ist.

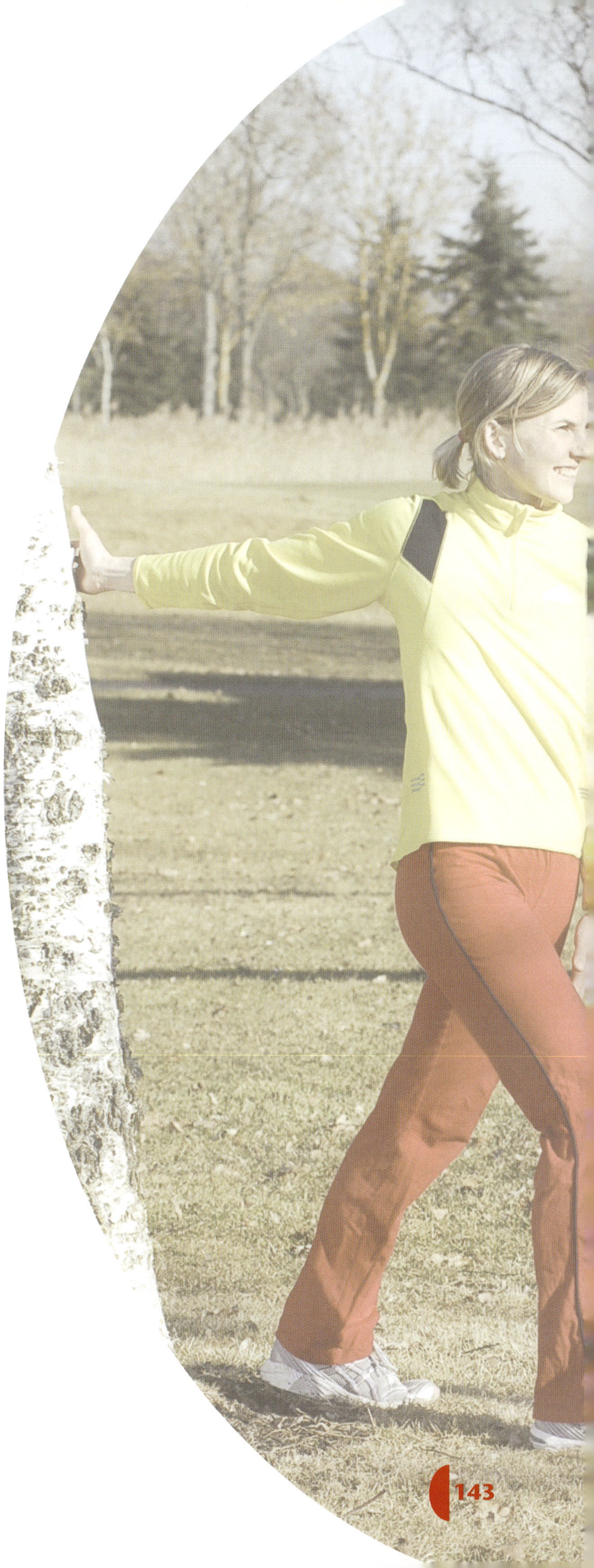

Sechste Sequenz „Kräftigung/Beweglichkeit"

6.1 Kräftigung

Der KL wiederholt das Kräftigungs- bzw. Stabilisationsprogramm der neunten Kurseinheit.

6.2 Beweglichkeit

Der KL wiederholt das standardisierte Dehnprogramm der neunten Kurseinheit und die Dehnübungen, bei denen sich die TN in der Umsetzung noch unsicher sind. Vor allem die Hüftbeuger- und Brustmuskeldehnung sollte den TN bekannt sein und umgesetzt werden können.

Eine weitere Brustmuskeldehnung:

Die TN fassen einen Stock schulterbreit so, dass die Handflächen nach vorne und die Daumen nach außen zeigen. Der Stock wird hinter dem Körper möglichst weit angehoben, ohne mit dem Oberkörper nach vorne auszuweichen.

Variante mit Kontraktion: In dieser Dehnposition wird der Stock mit beiden Händen auseinandergezogen.

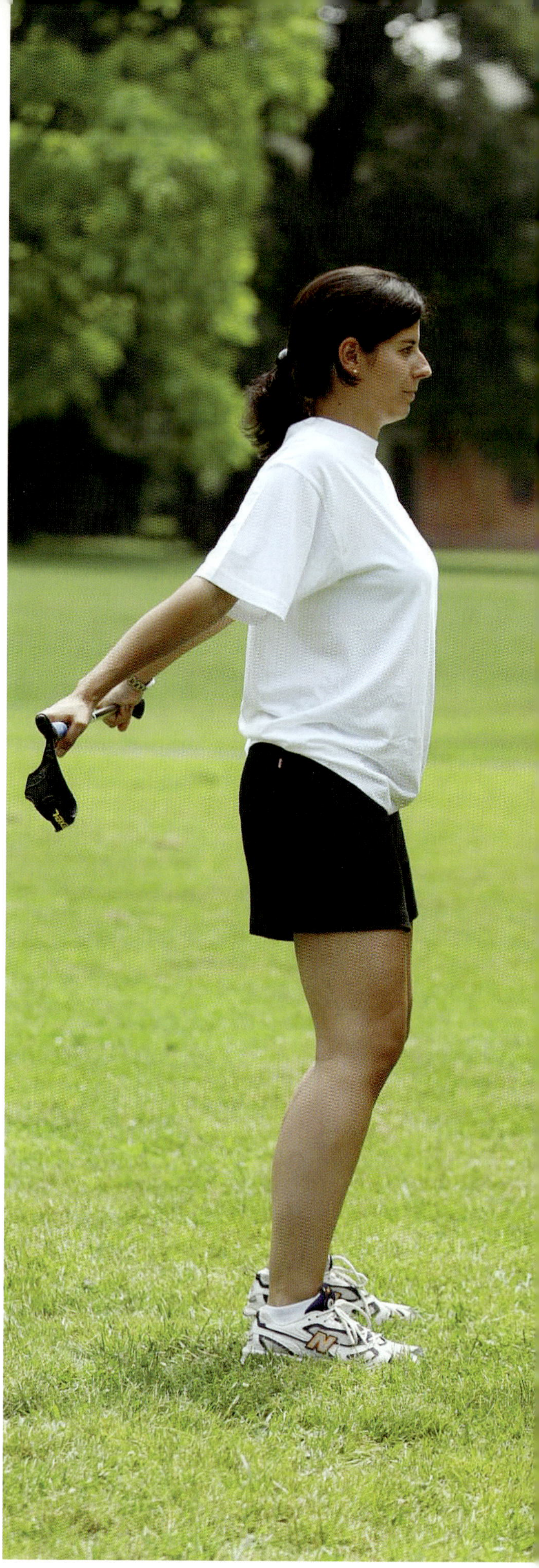

Abb. 69: *Eine Brustmuskeldehnung (rechts mit Kontraktion)*

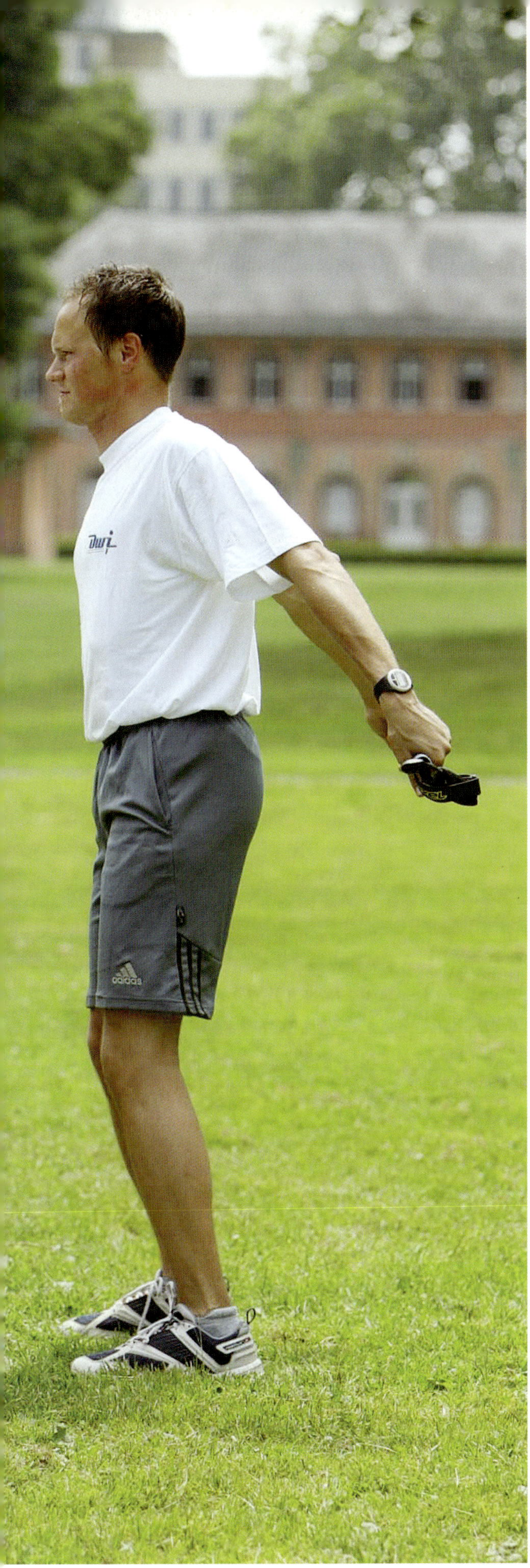

Brustmuskel- und Hüftbeugerdehnung lassen sich gut miteinander verbinden:

Zusammen mit einem großen Ausfallschritt und der intensiven Streckung einer Hüfte werden die Arme gestreckt nach hinten oben angehoben.

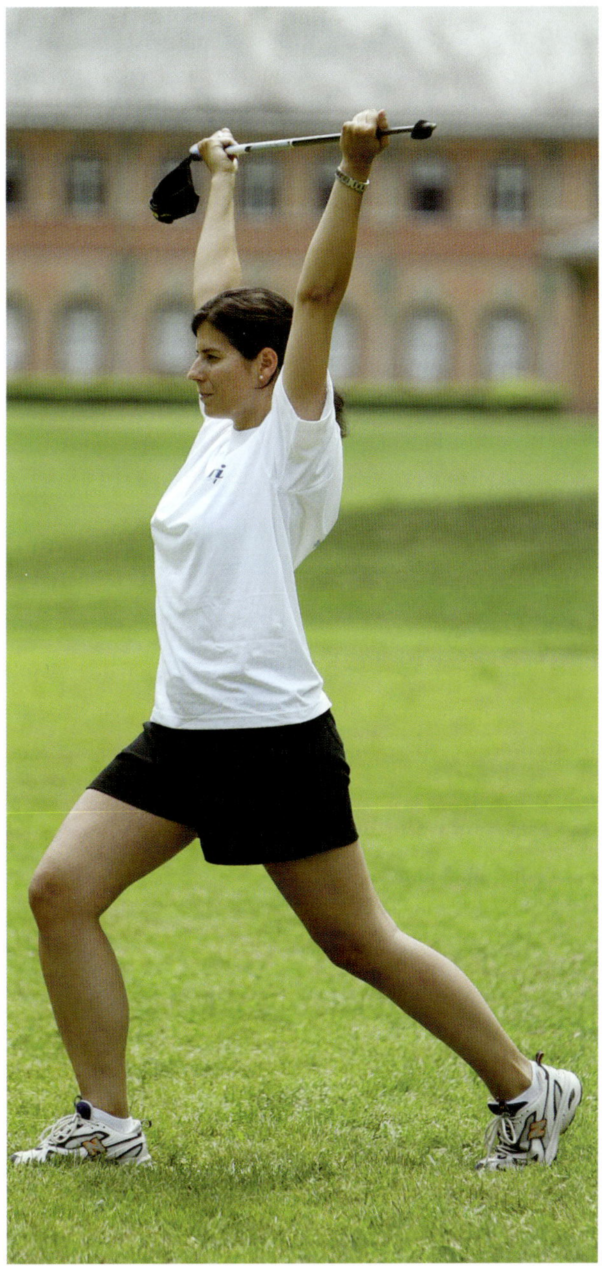

Abb. 70: *Hüftbeuger- und Brustmuskeldehnung*

Siebte Sequenz „Reflexion/Hausaufgabe"

7.1 Kurze Reflexion der Kurseinheit und des Kurses

Fragen an die Teilnehmer:

Wurde der Walking-Test als genauso „unangenehm" oder/und „anstrengend" empfunden wie beim ersten Mal? Traut man sich zu, die gelernten Übungen für sich nachvollziehen zu können? Glaubt man, diese Übungen beim eigenen Nordic Walking-Training integrieren zu können?
Sind die Erwartungen, die man zu Anfang des Kurses hatte, erfüllt worden? Welche Aspekte des Kurses haben einem am besten gefallen und haben den meisten Gewinn gebracht?

7.2 Tipps für das zukünftige Training

- Nach wie vor sollten die Stichwörter „Treppensteigen", „Hüftbeuger- und Brustmuskeldehnung" und „Storch" in den Alltag integriert bleiben. Der KL teilt die individuell ausgefüllten Karteikarten mit den Trainingsparametern aus.

- Der KL sollte die TN daran erinnern, dass es folgende Sicherheitsaspekte beim Nordic Walk-Training zu beachten gilt:
  - Man sollte immer ein Handy dabeihaben.
  - Man sollte die Strecke einigermaßen kennen und die Streckenlänge einschätzen können.
  - Man sollte bei längerer Trainingsdauer Kenntnisse bezüglich Wettervorhersage (Achtung bei Gewitter und hohen Ozonwerten!) haben.

- Falls Gelenkschmerzen (Sprunggelenk, Knie, Hüfte, Rücken) auftreten, sollte sich ein Fachmann, z. B. ein Physiotherapeut oder auch ein gut ausgebildeter Nordic Walking-Therapeut, den Gang anschauen (einzige Institution, die Nordic Walking-Fachkräfte orthopädisch bis hin zum Therapeuten ausbildet, ist das Deutsche Walking-Institut DWI (www.walking.de). Vor allem stechende Schmerzen, die beim Bewegungsablauf – ob beim Nordic Walking selbst oder beim Dehnen oder Kräftigen – auftreten, sind kontraproduktiv und als Warnsignal zu werten. Bei Schmerzen, die im Anschluss an das Nordic Walking-Training auftauchen, ist der „Muskelkater" von möglichen anderen entzündungsbedingten Gelenkschmerzen zu unterscheiden.

- Generell sind die ersten 10 Minuten eines Nordic Walking-Trainings langsam anzugehen bzw. mithilfe eines Aufwärmprogramms am Ort zu gestalten.

- Generell sind auch mindestens die letzten fünf Minuten des Nordic Walking-Trainings langsam zu gestalten. So können die gebildeten Schlackenstoffe abtransportiert werden und der Körper kann bei zusätzlicher Flüssigkeitszufuhr (große Apfelsaftschorle) am besten regenerieren.

ANHANG

LITERATUR

Bös, K., Tiemann M., Brehm, W. & Mommert-Jauch, P. (2004). *Walking und mehr. Schritt für Schritt zur Fitness.* Aachen: Meyer & Meyer Verlag.

Bös, K., Mommert-Jauch, P. & Opper, E. (2004). *Walking – you can do it.* Aachen: Meyer & Meyer Verlag.

Knörzer, W. (Hrsg.) (1994). *Ganzheitliche Gesundheitsbildung in Theorie und Praxis.* Heidelberg: Karl. F. Haug Verlag.

Mommert-Jauch, P. (2000). *Körperwahrnehmung und Schmerzbewältigung im Alltag. Ein Kurs-Manual für Rückenschullehrer und Übungsleiter.* Berlin, Heidelberg, New York: Springer Verlag.

Mommert-Jauch, P. & Regelin, P. (2005). *Nordic Walking – Programme für Frauen.* München: BLV-Verlag.

Morris, J. M. & Hardman, A. E. (1997). Walking to health. In: *Sports Med 23*, 306-332.

Regelin, P. & Mommert-Jauch, P. (2004). *Nordic Walking – aber richtig!* München: BLV-Verlag.

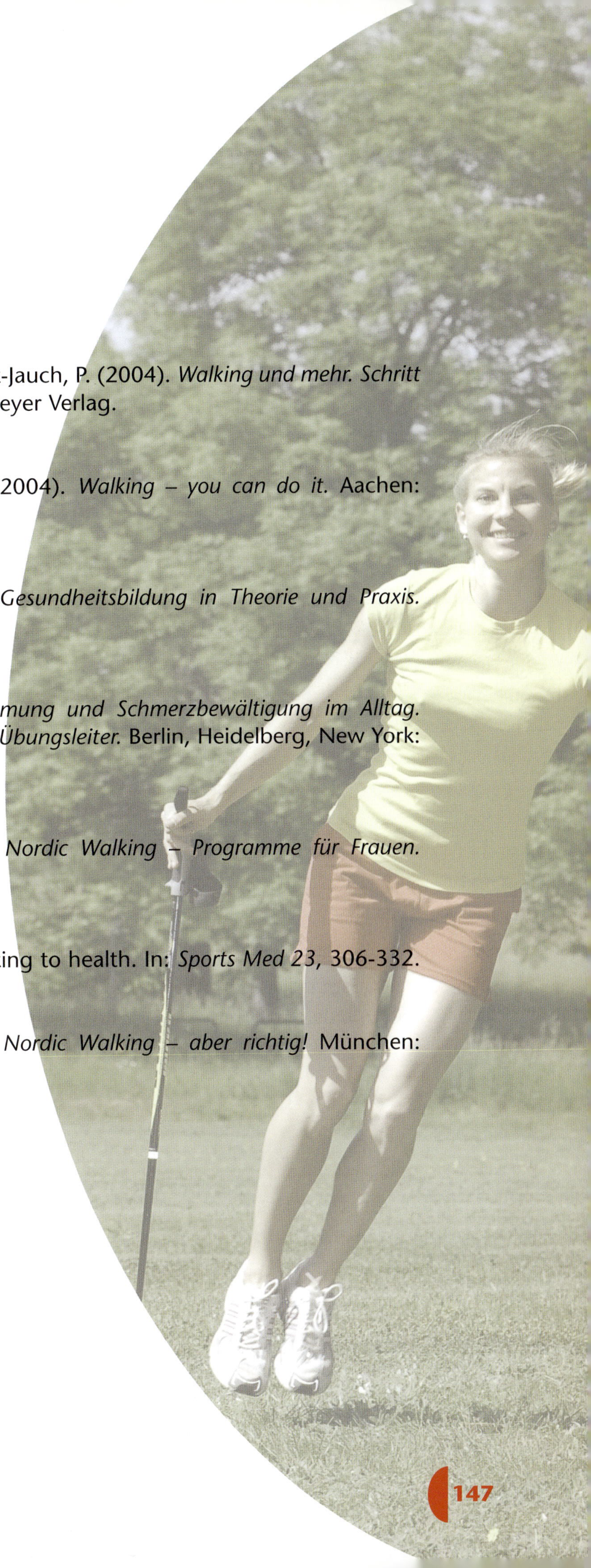

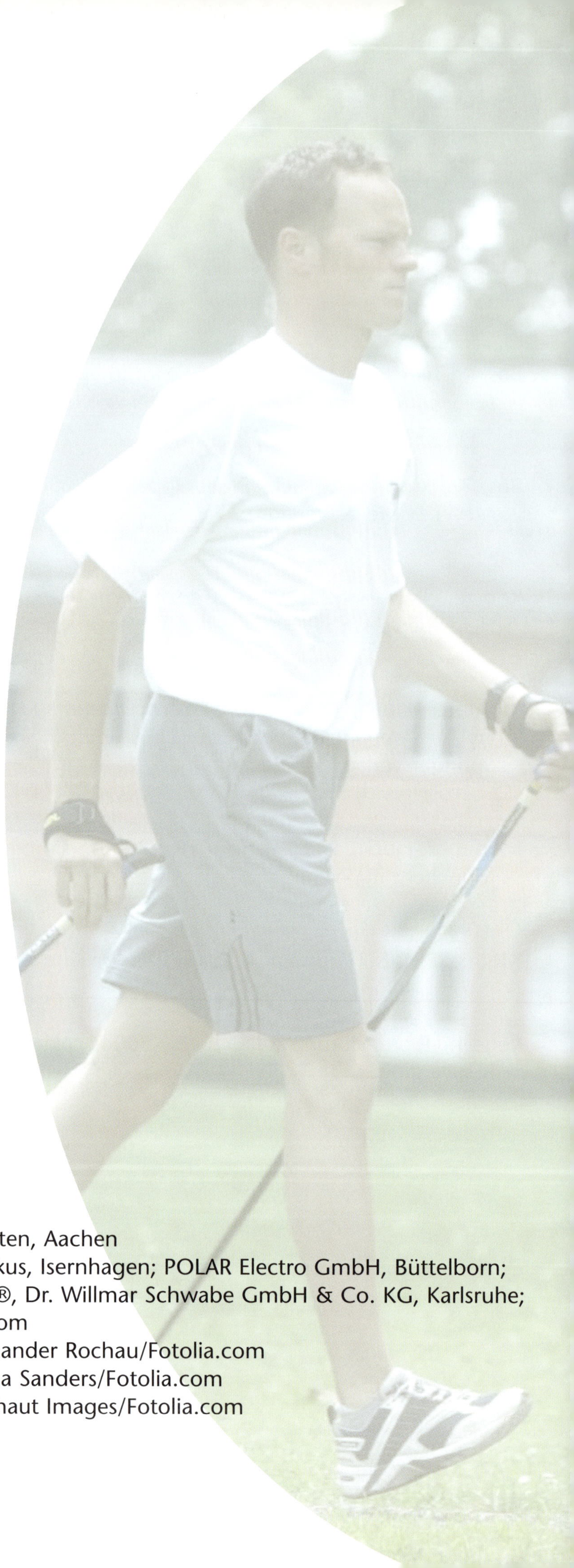

Bildnachweis

Covergestaltung	Sabine Groten, Aachen
Fotos (Innenteil):	Volker Minkus, Isernhagen; POLAR Electro GmbH, Büttelborn; Crataegutt®, Dr. Willmar Schwabe GmbH & Co. KG, Karlsruhe; © Fotolia.com
Fotos (Umschlag):	U1– © Alexander Rochau/Fotolia.com U8 – © Gina Sanders/Fotolia.com Gras – © Thaut Images/Fotolia.com

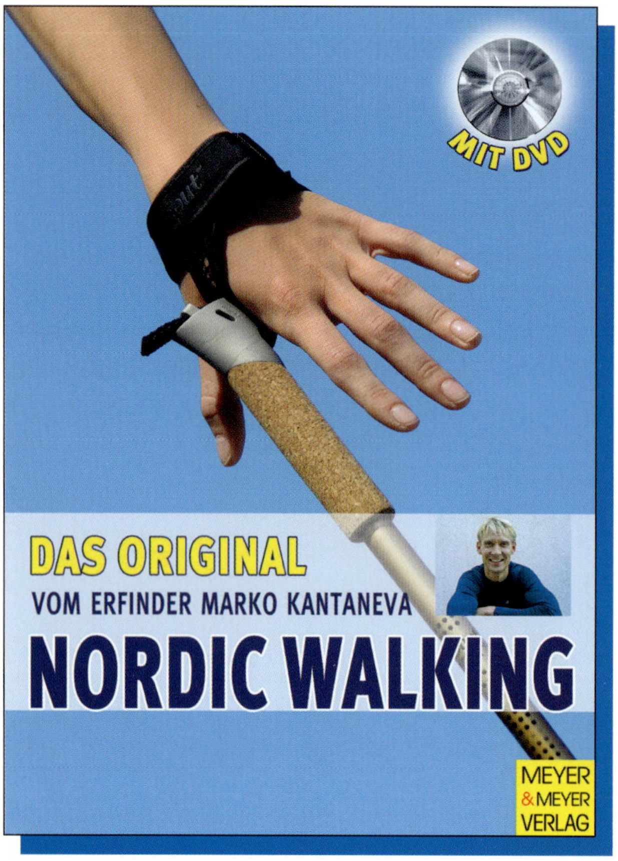

Marko Kantaneva (Erfinder des Nordic Walkings)

Nordic Walking – Das Original

Alles Wichtige zum Nordic Walking: Neben einfachen Gangübungen und der korrekten Nordic Walking-Technik enthält dieses Buch ein umfangreiches Workoutprogramm. Ergänzt wird das Buch durch die Entstehungsgeschichte, interessante Fakten und Hintergründe.

128 Seiten, in Farbe
113 Fotos, 36 Abb., 11 Tab.
Paperback mit Fadenheftung, 14,8 x 21 cm
ISBN 978-3-89899-144-5
€ [D] 16,95 / SFr 29,50*

You can do it
Johannes Roschinsky

Nordic Walking

In diesem Basisbuch werden zunächst die besonderen Vorteile und die psychischen Effekte dieser neuen Ganzkörpersportart thematisiert. Anschließend werden Ausrüstungs- und Trainingstipps gegeben und die richtige Technik des Nordic Walkings beschrieben.

2. Auflage

160 Seiten, in Farbe
50 Abb., 58 Fotos, 22 Tab.
Paperback mit Fadenheftung, 14,8 x 21 cm
ISBN 978-3-89899-020-2
€ [D] 14,95 / SFr 26,50*

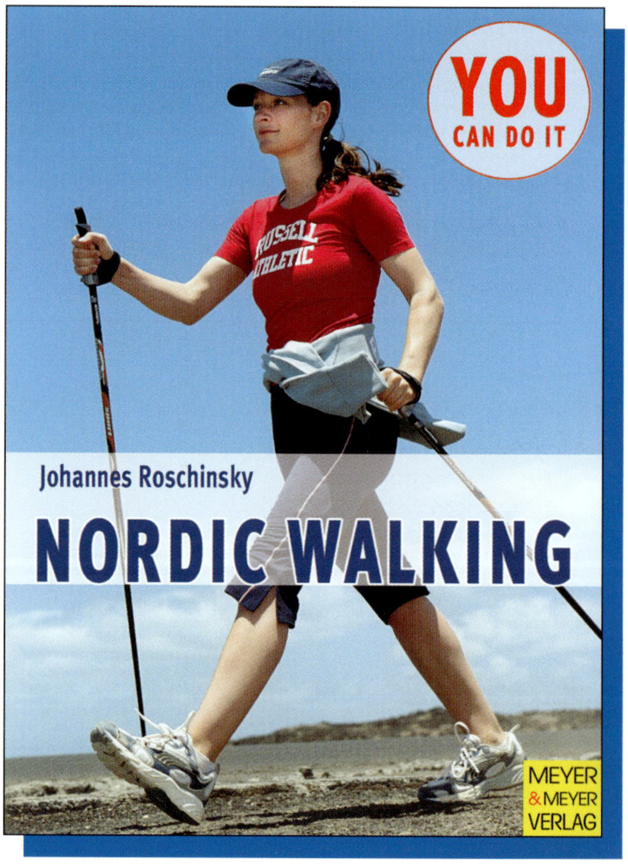